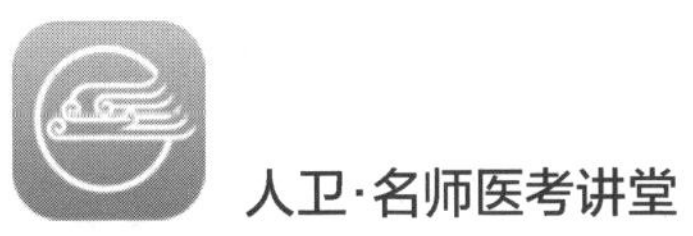

临床执业助理医师
医学综合

第二分册 / 女性生殖系统
儿科疾病

人卫医考名师专家组　编写

人民卫生出版社
·北　京·

图书在版编目（CIP）数据

人卫·名师医考讲堂. 临床执业助理医师医学综合/人卫医考名师专家组编写. —北京：人民卫生出版社，2022. 2

ISBN 978-7-117-32276-8

Ⅰ. ①人… Ⅱ. ①人… Ⅲ. ①临床医学-资格考试-自学参考资料 Ⅳ. ①R4

中国版本图书馆 CIP 数据核字(2021)第 210727 号

人卫·名师医考讲堂

临床执业助理医师医学综合

Renwei Mingshi Yikao Jiangtang

Linchuang Zhiye Zhuli Yishi Yixue Zonghe

编　　写：人卫医考名师专家组
出版发行：人民卫生出版社(中继线 010-59780011)
地　　址：北京市朝阳区潘家园南里 19 号
邮　　编：100021
E - mail：pmph @ pmph. com
购书热线：010-59787592　010-59787584　010-65264830
印　　刷：廊坊一二〇六印刷厂
经　　销：新华书店
开　　本：787×1092　1/32　**总印张**：52. 5　**总字数**：1035 千字
版　　次：2022 年 2 月第 1 版
印　　次：2022 年 3 月第 1 次印刷
标准书号：ISBN 978-7-117-32276-8
定价(全 5 册)：159. 00 元

打击盗版举报电话：010-59787491　E-mail：WQ @pmph. com
质量问题联系电话：010-59787234　E-mail：zhiliang @pmph. com

出版说明

为贯彻医师资格考试相关文件精神，帮助广大考生更好地了解考试内容，准确把握考试重点，有针对性地做好考前复习，我们专门组织国内一线培训名师，结合最新考试大纲的要求，参考历年考点分布情况，组织编写本套丛书，并由人民卫生出版社出版发行。

本套丛书打破目前大部分医师资格考试类用书内容覆盖考纲全部内容的模式，分为实践技能和医学综合两本，其中医学综合又按照考试科目、临床专业、系统分类等内容维度，结合考点分值占比分为五个分册。全书设置五个板块：【考情分析】帮助考生直面高频考点，科学安排复习时间；【名师精讲】以最新考纲为准，以具体考点为基，简明扼要，总结提示，考点内容纵横联系，对比记忆，并配合赠送精讲视频供考生同步学习；【名师助记】将难记知识点总结成口诀，帮助考生轻松记忆；【自测摸底】与【仿真自测】方便考生进行学习前后的自测，举一反三，强化记忆。本套丛书突出特色体现在以下三个方面：

1. **重点突出，内容精练** 本套丛书内容虽然不覆盖考纲所有内容，但**覆盖所有高频考点**，即“身材小，胸怀广”,可以帮助考生用最短的时间集中精力复习**80%以上**的重点内容,取舍得当,高效备考。此外,“实践技能”按照最新考试三站式的内容顺序编排,方便考生沉浸式复习,在备考过程中逐步适应考试流程,熟悉考试方式。

2. **名师指点,数据支持** 本套丛书将**名师指导、线上课程、指导用书**三者捆绑在一起,方便考生线上、线下双线复习,随时随地与名师“面对面”交流。重要考点搭配相应视频内容,名师讲解均在15分钟以内,考生可利用碎片时间随时随地观看短视频。本套丛书的考情分析均来源于“人卫智网——考试”题库的数据分析,实时追踪,内容原创,科学可靠。

3. **考练结合,使用方便** 本套丛书**搭配刷题线上平台**,复习之后扫码练习,随学随测,及时有效地考查和反馈复习成果,强化记忆。同时,我们深知考生日常临床工作繁忙,复习时间零散,故本套丛书采用**“多留白、小开本”**的设计思路,方便考生将本书放入白大衣口袋中,随时随地学习记录、归纳整理。聚沙成塔,集腋成裘,通过考试,指日可待。

最后,我们希望本套丛书能够成为广大考生复习备考的得力助手,也诚恳地希望广大考生及时反馈在阅读中发现的问题(yszgbooks@pmph.com),以使本套丛书不断完善,更好地为考生服务。

前言

医师资格考试是医师获得从业资格的“独木桥”，是临床工作者必须要面对的“准入性”考试。虽然所有考生都经过了系统的理论学习与临床实践，但是整体考试通过率并不理想。对于医学综合考试，考生普遍反映面临的主要问题是备考时间短、复习内容多，如何合理规划时间、把握重点成为解决这一难题的关键。为此，我们特组织具有丰富培训经验的名师编写了《人卫·名师医考讲堂——临床执业助理医师医学综合》，旨在帮助考生在有限的复习时间内抓重点、得高分。

在本书的编写过程中，编者基于考试大纲，对“人卫智网——考试”题库数据进行了翔实的分析，确定各考点的考频，并按考频确定了各章的内容。考生在准备复习之前首先要研读【考情分析】，明确各章的重点节和关键知识点，同时也确定复习时间的分配。编者希望这些基于数据的可靠分析可以帮助考生做到有的放矢、心中有数。【名师精讲】的内容是对考点的全面梳理。在编写过程中，编者尽可能摒弃传统辅导书中大段的文字，以更为精练的内容、更为醒目的表格为框架，去除“水文”，只留“干货”。【名师助记】是编者对相关重、难点的归纳总结，或是利用一些口诀、歌诀来帮助考生记忆。每节首、尾的【自测摸底】和【仿真自测】中的试题虽然少，但贵在精，都是编者从众多实际考试题目中优选出来的。这些试题既能帮助考生巩固重要知识点,也有利于考生进行实战练习。

本书按知识点分为五个分册。第一分册包括消化系统和其他疾病;第二分册包括女性生殖系统和儿科疾病;第三分册包括呼吸系统、心血管系统、内分泌系统和血液系统;第四分册包括泌尿系统,运动系统,精神、神经系统,风湿免疫性疾病和传染病;第五分册包括基础医学、预防医学和医学人文。本书简洁精练,携带方便,随学随记,实用高效。

在本书的编写过程中,编者以实战为出发点,旨在帮助考生明确"考什么""怎么考""如何记"。建议考生在使用本书时同步学习人民卫生出版社"人卫医学考试"资深辅导专家的课程,互为补充,让备考更全面、更细致。

由于编写时间有限,本书难免存在疏漏和不足之处,恳请广大读者及时反馈发现的问题,以使本书能日臻完善。

人卫医考名师专家组

2021 年 11 月

第二分册目录

第一章

女性生殖系统

【考情分析】

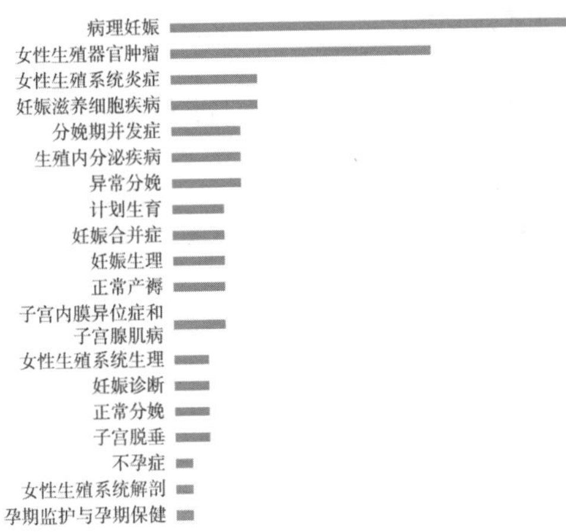

第一节 女性生殖系统解剖

【自测摸底】

下列关于阴道形态的叙述正确的是

A. 上端窄,下端宽

B. 可经阴道后穹窿穿刺引流

C. 黏膜层覆盖单层鳞状上皮

D. 阴道有腺体

E. 月经周期中不受性激素的影响

【名师精讲】

一、外生殖器

1. 概念 外生殖器指生殖器官的外露部分,称为外阴。

2. 组成 外阴位于两股内侧间,前为耻骨联合,后为会阴。由阴阜、大阴唇、小阴唇、阴蒂和阴道前庭组成(表 1-1)。

表 1-1 外阴的组成及重要考点

外阴组成	解剖学特点	重要考点
阴阜	为耻骨联合前方的皮肤隆起	青春期开始生长呈倒三角形分布的阴毛
大阴唇	大阴唇外侧面为皮肤,有阴毛,内含皮脂腺和汗腺;大阴唇内侧面湿润,似黏膜	皮下为疏松结缔组织和脂肪组织,含丰富的血管、淋巴管和神经,外伤后容易形成血肿
小阴唇	位于两侧大阴唇内侧的一对薄皮肤皱襞	表面湿润,无毛,富含神经末梢
阴蒂	位于两小阴唇顶端下方,部分被阴蒂包皮围绕,由海绵体构成,可勃起	阴蒂头富含神经末梢,为性反应器官

续表

外阴组成	解剖学特点	重要考点
阴道前庭	为菱形区域，前为阴蒂，后为阴唇系带，两侧为小阴唇。阴道前庭区域有前庭球、前庭大腺、尿道口、阴道口及处女膜	前庭大腺向内侧开口于阴道前庭后方小阴唇与处女膜之间的沟内。阴道口位于尿道外口后方的前庭后部

二、内生殖器

女性内生殖器位于真骨盆内，包括阴道、子宫、输卵管和卵巢。

（一）阴道

阴道是性交器官，也是月经血排出和胎儿娩出的通道。

1. 阴道位于真骨盆下部中央，为上宽下窄的管道。前壁长7~9cm，与膀胱和尿道相邻；后壁长10~12cm，与直肠贴近。上端包绕子宫颈阴道部，下端开口于阴道前庭后部。

2. 子宫颈与阴道间的圆周状隐窝称为阴道穹窿，分前、后、左、右四部分，后穹窿最深，与直肠子宫陷凹紧密相邻，临床上常经此处穿刺或引流。

3. 阴道壁自内向外由黏膜、肌层和纤维组织膜构成。黏膜由非角化复层鳞状上皮覆盖，无腺体；有许多横行皱襞，伸展性较大；受性激素影响有周期性变化。肌层由内环、外纵两层平滑肌构成。纤维组织膜与肌层紧密粘贴。

4. 阴道壁富含静脉丛，损伤后易出血或形成血肿。

【名师助记】

阴道后穹窿为重点考查内容。后穹窿紧邻直肠子宫陷凹，当腹腔内大出血时，血液最先积聚在此处，通过后穹窿穿刺抽出不凝血可确诊。妇产科常用此法诊断异位妊娠破裂或流产。

（二）子宫

1. 位置 位于盆腔中央，前为膀胱，后为直肠，下端接阴道，两侧有输卵管和卵巢。子宫底位于骨盆入口平面以下，子宫颈外口位于坐骨棘水平稍上方。当膀胱空虚时，成人子宫的正常位置呈轻度前倾前屈位，主要靠子宫韧带及骨盆底肌和筋膜的支托维持。

2. 形态

（1）大小：重 50～70g，长 7～8cm，宽 4～5cm，厚 2～3cm，容量约 5ml。

（2）子宫颈和子宫体之比：青春期前为 1∶2，成年女性为 2∶1，老年女性为 1∶1。

（3）子宫峡部（图 1-1）：是子宫体与子宫颈之间最狭窄的部分。非孕期长约 1cm。

解剖学内口——峡部的上端；组织学内口——峡部的下端。

关于妊娠期间子宫峡部的变化、子宫下段的形成、黑加征、生理性缩复环、病理性缩复环的相关内容参见本章第四节、第六节和第十一节内容。

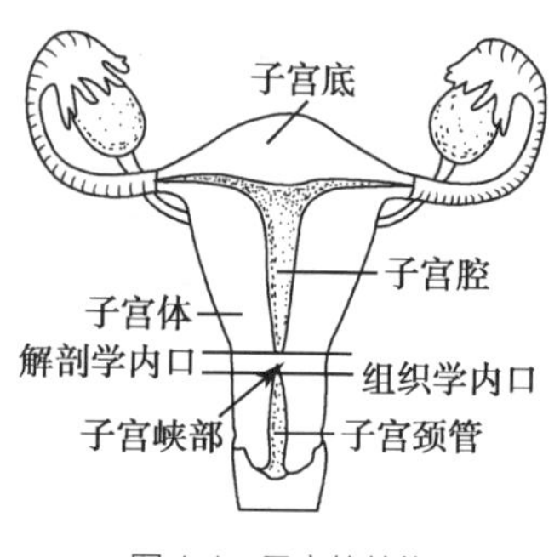

图 1-1 子宫的结构

【名师助记】

1. 子宫是妈妈身上的一两肉(50g),容积 5ml。厚宽长数值是 234 578(中间没有 6)。

2. 姐姐在上面(解剖学内口在上)。

(4) 子宫颈管:子宫颈内腔为梭形管,称为子宫颈管。宫颈下部伸入阴道,称为子宫颈阴道部。

3. 组织结构

(1) 子宫体:子宫体壁由内向外依次为内膜层、肌层和浆膜层。

1) 内膜层:分为致密层、海绵层和基底层。

功能层:内膜表面 2/3 为致密层和海绵层,统称为功能层,受卵巢性激素影响发生周期性脱落。

基底层:靠近子宫肌层的 1/3 内膜为基底层,不受卵巢性激素影响。

2) 肌层:分为内层(肌纤维环行排列)、中层(肌纤维交叉排列)、外层(肌纤维纵行排列)共三层。

关于子宫肌层与产力、产后止血的关系见本章第六节。

【名师助记】

子宫体肌层——内环外纵中交叉。

(2) 子宫颈管:子宫颈管黏膜为单层高柱状上皮,黏膜内腺体分泌碱性黏液,形成黏液栓堵塞子宫颈管。黏液栓成分及性状受性激素影响发生周期性变化。

子宫颈阴道部由复层鳞状上皮覆盖,表面光滑。

子宫颈外口柱状上皮与鳞状上皮交接处是宫颈癌的好发部位。

4. 子宫韧带　固定子宫的韧带有 4 对。

(1) 子宫圆韧带:起自子宫角前面,经腹股沟管止于大阴唇前端,有维持子宫呈前倾位置的作用。

(2) 子宫阔韧带:有前、后两叶。在子宫体两侧的子宫阔韧带中有丰富的血管、神经、淋巴管和大量疏松结缔组织,称为子宫旁组织。子宫动、静脉和输尿管均从子宫阔韧带基底部穿过。

(3) 子宫主韧带:在子宫阔韧带下部,横行于子宫颈两侧和骨盆侧壁之间,为一对坚韧的平滑肌和结缔组织纤维束,是固定子宫颈位置、防止子宫下垂的主要结构。

(4) 子宫骶韧带:含平滑肌和结缔组织,短厚有力,向后、向上牵引子宫颈,维持子宫前倾位置。

【名师助记】

维持子宫前倾前屈位的韧带——子宫圆韧带、子宫骶韧带;维持子宫在盆腔正中位置的韧带——子宫阔韧带;防止子宫下垂的韧带——子宫主韧带。

(三) 输卵管

输卵管是精子和卵子相遇受精的场所,也是向子宫腔运送受精卵的通道。输卵管全长8~14cm,黏膜层由单层高柱状上皮覆盖。上皮细胞分为纤毛细胞、无纤毛细胞、楔形细胞和未分化细胞。

输卵管由内向外分为四部分。①间质部:最窄;②峡部:细而直,是输卵管结扎的首选部位;③壶腹部:最宽,是受精、输卵管妊娠最常见的部位;④伞部:“拾卵”作用。

(四) 卵巢

1. 形态 一对扁椭圆形性腺,性成熟期约为4cm×3cm×1cm,5~6g,灰白色。

2. 组织结构 卵巢表面无腹膜,由表面上皮覆盖;上皮深面有一层致密纤维组织,称为卵巢白膜。皮质是卵巢的主体,包含各级卵泡、黄体等;髓质主要由血管、神经、淋巴组成。

3. 固定卵巢的2对韧带

(1) 骨盆漏斗韧带(卵巢悬韧带):悬挂卵巢于骨盆壁,其内有卵巢动、静脉通过。

（2）卵巢固有韧带：卵巢内侧与子宫角之间的阔韧带。

【名师助记】

子宫全切不切卵巢时，6对韧带中无须切除的是骨盆漏斗韧带；子宫全切加双附件切除时，无须切除的是卵巢固有韧带。

三、生殖器官的血管和淋巴

（一）血管及其分支

女性内、外生殖器官的动脉供应主要来自卵巢动脉、子宫动脉、阴道动脉及阴部内动脉。

1. 卵巢动脉自腹主动脉发出。卵巢静脉与同名动脉伴行，右侧汇入下腔静脉，左侧汇入左肾静脉。

2. 子宫动脉、阴道动脉及阴部内动脉自髂内动脉发出。

（二）淋巴

内、外生殖器官发生感染或肿瘤时，多沿各部回流的淋巴管扩散，引起相应的淋巴结肿大。

1. 外生殖器淋巴

（1）腹股沟浅淋巴结：①收纳外生殖器、阴道下段、会阴及肛门部的淋巴；②收纳会阴及下肢的淋巴。

（2）腹股沟深淋巴结：收纳阴蒂、腹股沟浅淋巴。

2. 盆腔淋巴　分为三组。①髂淋巴组：由髂内、髂外及髂总淋巴结组成；②骶前淋巴组；③腰淋巴组。

【名师助记】

外生殖器、会阴、肛门、阴道下段的淋巴（低）→主要汇入腹股沟浅淋巴结。

阴道上段淋巴与子宫颈淋巴回流相同（中）→大部分汇入髂内及闭孔淋巴结，小部分汇入髂外淋巴结→经髂总淋巴结汇入腰淋巴结和/或骶前淋巴结。

子宫体、子宫底、输卵管、卵巢淋巴（高）→汇入腰淋巴结，小部分汇入髂外淋巴结。

子宫体两侧淋巴→沿子宫圆韧带汇入腹股沟浅淋巴结。

四、骨盆

（一）骨盆的组成

1. 骨骼 由骶骨、尾骨和左右两块髋骨（由髂骨、坐骨和耻骨融合而成）组成。

2. 关节 包括耻骨联合、骶髂关节和骶尾关节。

3. 韧带 ①骶结节韧带：是骶骨、尾骨与坐骨结节之间的韧带；②骶棘韧带：是骶骨、尾骨与坐骨棘之间的韧带，其宽度即为坐骨切迹宽度，是判断中骨盆是否狭窄的重要指标。

（二）骨盆的分界

骨盆以耻骨联合上缘、髂耻缘及骶岬上缘的连线为界分为假骨盆和真骨盆。其中真骨盆是胎儿娩出的骨产道，有上、下两口，上口为骨盆入口，下口为骨盆出口，两口之间为骨盆腔。

（三）骨盆径线与骨盆测量

1. 骨盆入口平面 前方为耻骨联合上缘，两侧为髂耻缘，后方为骶岬上缘。

（1）骨盆入口平面径线：有4条。

1）入口前后径：又称真结合径。耻骨联合上缘中点至骶岬上缘正中间的距离，正常值平均为11cm，是胎先露进入骨盆入口的重要径线，其长短与分娩的关系密切。

2）入口横径：左右髂耻缘间的最大距离，正常值平均为13cm。

3）入口斜径：左骶髂关节至右髂耻隆起间的距离为左斜径；右骶髂关节至左髂耻隆起间的距离为右斜径。正常值平均为12.75cm。

（2）骨盆入口平面径线测量：骨盆入口平面最短径线为入口前后径，位于真骨盆，难以直接测量，可用骶耻外径和对角径来判断其大小。

1）骶耻外径：第5腰椎棘突下至耻骨联合上缘中点的距离，正常值为18~20cm。第5腰椎棘突下相当于米氏菱形窝上角。

2）对角径：对角径为骶岬上缘中点至耻骨联合下缘的距离，正常值为12.5~13cm，此值减去1.5~2cm为骨盆入口前后径长度，正常值平均为11cm。对角径测量以妊娠24~36周、阴道较松软时为宜。

2. 中骨盆平面　为骨盆腔最狭窄的部分。前方为耻骨联合下缘，两侧为坐骨棘，后方为骶骨下端。有3条径线。

（1）中骨盆前后径：正常值平均为11.5cm。

（2）中骨盆横径（坐骨棘间径）：两坐骨棘间的距离，正常值平均为10cm，是胎先露通过中骨盆的重要径线，其长短与分娩关系密切。

（3）坐骨切迹宽度：代表中骨盆后矢状径，其宽度为坐骨棘与骶骨下部间的距离，即骶棘韧带宽度。能容纳3横指（5.5~6cm）为正常，否则为中骨盆狭窄。

3. 骨盆出口平面　由两个共用一条底边的等边三角形组成，底边为出口横径（坐骨结节间径）。

（1）坐骨结节间径：或称出口横径，为两坐骨结节内侧缘的距离，正常值为8.5~9.5cm。若此径<8cm，应加测出口后矢状径。

（2）出口前矢状径：为耻骨联合下缘中点到坐骨结节间径中点的距离，正常值平均为6cm。

（3）出口后矢状径：为坐骨结节间径中点至骶骨尖端的距离。正常值为8~9cm。出口后矢状径与坐骨结节间径值之和>15cm，表示骨盆出口狭窄不明显。

（4）耻骨弓角度：正常值为90°，小于80°为不正常。此角度反映骨盆出口横径宽度。

4. 骨盆轴与骨盆倾斜度

（1）骨盆轴：连接骨盆各平面中点的假想曲线为

骨盆轴。此轴上段向下后方，中段向下，下段向下前方。

（2）骨盆倾斜度：指女性站立时，骨盆入口平面与地平面所形成的角度，一般为60°。骨盆倾斜度过大，影响胎头衔接和娩出。

【名师助记】

骨盆三个平面的重点测量总结见表1-2。

表1-2 骨盆三个平面的重点测量

骨盆平面	重点测定（正常值）
骨盆入口平面	入口前后径（11cm） 对角径（12.5~13cm） 骶耻外径（18~20cm）
中骨盆平面	坐骨棘间径（10cm） 坐骨切迹宽度（容纳3横指）
骨盆出口平面	坐骨结节间径（8.5~9.5cm） 耻骨弓角度（90°） 出口后矢状径+坐骨结节间径（>15cm）

（四）骨盆类型

1. 女型　为女性正常骨盆，最常见。

2. 扁平型　较常见。入口呈扁椭圆形，横径大于前后径。

3. 类人猿型　骨盆入口呈长椭圆形，前后径大于横径。

4. 男型　少见。入口略呈三角形，两侧壁内聚，坐骨棘突出，耻骨弓较窄，坐骨切迹窄，呈高弓形，骶骨较直而前倾，出口后矢状径较短。骨盆腔呈漏斗形。

五、骨盆底

（一）骨盆底的组成

骨盆底由多层肌肉和筋膜构成，封闭骨盆出口，承托并保持盆腔脏器于正常位置。骨盆底由外向内分为三层。

1. 外层　由会阴浅筋膜及其深面的三对肌肉（球海绵体肌、坐骨海绵体肌、会阴浅横肌）和一个括约肌（肛门外括约肌）组成。球海绵体肌收缩时能紧缩阴道，又称阴道括约肌。

2. 中层　为泌尿生殖膈。由上、下两层筋膜及其间的会阴深横肌和尿道括约肌（环绕尿道，控制排尿）组成，其中有尿道和阴道穿过。

3. 内层　为盆膈，是骨盆底最坚韧的一层，由肛提肌及其内、外面各覆一层筋膜组成，有尿道、阴道和直肠穿过。

【名师助记】

骨盆底的组成肌肉见表1-3。

表1-3　骨盆底的组成肌肉

骨盆底	组成肌肉
外层	球海绵体肌、坐骨海绵体肌、会阴浅横肌、肛门外括约肌
中层（泌尿生殖膈）	会阴深横肌、尿道括约肌
内层（盆膈）	肛提肌

外层肌肉组成的记忆技巧：特殊描述“海绵”“外”“浅”。

（二）会阴

会阴是指位于阴道口和肛门之间的楔形软组织，厚3~4cm，由外向内为皮肤、皮下脂肪、筋膜、部分肛提肌和会阴中心腱。妊娠后期会阴组织变软、变薄（2~3mm），有利于分娩。分娩时要保护会阴，避免发生裂伤。

六、邻近器官

女性生殖器官病变可能累及邻近器官。

1. 尿道　女性尿道短（4~5cm）而直，与阴道邻近，容易引起泌尿系统感染。

2. 膀胱　骨盆底肌肉及其筋膜受损时，膀胱与尿道可随子宫颈及阴道前壁一并脱出。

3. 输尿管　于子宫动脉下方穿过，穿越输尿管隧道进入膀胱。在高位结扎卵巢血管、结扎子宫动脉及打开输尿管隧道时,应避免损伤输尿管。

4. 直肠、肛管 阴道分娩时应保护会阴,避免损伤肛管。

5. 阑尾 阑尾炎时有可能累及右侧附件及子宫,应注意鉴别。妊娠期增大的子宫能使阑尾向外上方移位。

【仿真自测】

1. 下列关于女性外生殖器解剖的叙述正确的是
   A. 女性外生殖器即为外阴
   B. 女性阴毛呈菱形分布
   C. 双侧小阴唇前端为腹股沟韧带
   D. 前庭大腺开口于阴道内
   E. 阴道前庭为双侧大阴唇之间的菱形区
2. 受精常发生于输卵管的
   A. 子宫部 B. 间质部
   C. 峡部 D. 壶腹部
   E. 伞部
3. 我国妇女最常见的骨盆类型是
   A. 女型 B. 扁平型
   C. 类人猿型 D. 男型
   E. 漏斗型

(4~5 题共用备选答案)
   A. 大阴唇 B. 小阴唇
   C. 阴阜 D. 阴蒂
   E. 前庭大腺

4. 当外阴发生炎症时,最易形成囊肿的部位是
5. 当外阴受损伤时,最易形成血肿的部位是

[答案] 1. A 2. D 3. A 4. E 5. A

第二节　女性生殖系统生理

【自测摸底】

女,51 岁。月经周期紊乱 3 年,现停经 50 天。基础体温呈单相型,宫颈黏液涂片镜检见典型羊齿植物叶状结晶。相应的子宫内膜最可能为

A. 分泌早期图像　　B. 分泌中期图像
C. 分泌晚期图像　　D. 增殖期图像
E. 萎缩型图像

【名师精讲】

一、女性一生各阶段的生理特点

(一)胎儿期

受精卵是由父系和母系来源的 23 对(46 条)染色体组成的新个体,其中一对性染色体(XX 或 XY)决定胎儿性别。XX 为女性,因无雄激素,无副中肾管抑制因子,两条副中肾管发育成为女性生殖道,中肾管退化。

(二)新生儿期

出生后 4 周内称为新生儿期。新生儿期有些特殊生理现象,短期内能自然消退。

假泌乳:女性胎儿在母体内受到胎盘及母体卵巢产生的女性激素影响,出生时新生儿外阴较丰满,乳房略隆起或有少许泌乳。

假月经:出生后新生儿血中女性激素水平因脱离母体迅速下降,可出现少量阴道流血。

(三)儿童期

从出生后 4 周至 12 岁左右称为儿童期。

儿童期早期(8 岁前):下丘脑-垂体-卵巢轴功能处于抑制状态,卵泡无雌激素分泌。生殖器呈幼稚型。

儿童期后期(8 岁后):垂体开始分泌促性腺激素,卵巢有一定发育并分泌少量性激素。

(四)青春期

世界卫生组织(WHO)规定青春期为 10~19 岁。此期的生理特点如下:

1. 第一性征发育,即生殖器官发育。

2. 第二性征出现,包括音调变高、乳房发育、骨盆宽大等,形成女性特有体态。

乳房萌发:接近 10 岁时乳房开始逐渐发育,是女性第二性征的最初特征,为女性青春期发动的标志。

肾上腺功能初现:青春期肾上腺雄激素分泌增加,开始生长阴毛及腋毛,称为肾上腺功能初现。

3. 月经初潮是指女性第一次月经来潮,为青春期的重要标志。通常发生于乳房发育 2.5 年后,此时月经周期常不规则。

(五)性成熟期

性成熟期从 18 岁开始,历时约 30 年。此期卵巢功能成熟,出现周期性排卵。

性成熟期是卵巢生殖功能与内分泌功能最旺盛的时期。生殖器官各部及乳房在卵巢分泌的性激素作用下发生周期性变化。

【名师助记】

性成熟的标志是卵巢周期性排卵或规律月经。

(六)绝经过渡期

绝经过渡期是指卵巢功能开始衰退直至最后一次月经的时期。始于 40 岁后,历时短为 1~2 年,长则 10~20 年。

妇女一生中最后一次月经称为绝经。

WHO 将卵巢功能开始衰退直至绝经后 1 年内的时期称为围绝经期。围绝经期由于雌激素水平降低,可出现血管舒缩障碍和神经精神症状,称为绝经综合征。

（七）绝经后期

绝经后期是指绝经后的生命时期。绝经后，初期卵巢内卵泡耗竭，分泌雌激素功能停止，卵巢间质有分泌雄激素功能，雄激素在外周组织转化为雌酮（E_1），成为绝经后期血液循环中的主要雌激素。妇女 60 岁以后称为老年期。

二、卵巢功能与卵巢周期性变化

（一）卵巢的功能

卵巢是女性的性腺，其主要功能包括：①生殖功能，产生卵子并排卵；②内分泌功能，产生性激素（雌激素、孕激素和少量雄激素）。

（二）卵巢生殖功能的周期性变化

1. 卵泡的发育及成熟　自月经第 1 天至卵泡发育成熟，称为卵泡期，需 10～14 天。

（1）卵泡发育的过程：始基卵泡→窦前卵泡→窦状卵泡→排卵前卵泡。始基卵泡为基本生殖单位。排卵前卵泡即成熟卵泡，也称格拉夫卵泡，为卵泡发育的最后阶段，直径达 18～23mm。

（2）卵泡颗粒细胞和内膜细胞合成并分泌雌激素。

（3）妇女一生中一般只有 400～500 个卵泡发育成熟并排卵。一般情况下，每个月经周期两侧卵巢共排一个卵。

2. 排卵　是卵细胞及其周围的卵丘颗粒细胞一起被排出的过程。排卵多发生在下次月经来潮前 14 天左右。排卵需要黄体生成素（LH）和卵泡刺激素（FSH）排卵峰与孕酮协同作用，激活卵泡液内蛋白溶酶活性，溶解卵泡壁隆起的尖端部分，形成排卵孔。

3. 黄体形成及退化　排卵日至月经来潮为黄体期，一般为 14 天。黄体于排卵后 7～8 天达高峰，若卵子未受精，黄体在排卵后 9～10 天开始退化。此期由黄体细胞分泌雌激素和孕激素。

（三）卵巢性激素的生理作用

1. 激素分泌的特点 在整个周期中，雌激素在排卵前和排卵后（黄体期7~8天）各有一个高峰，排卵前高峰大于排卵后高峰。孕激素只有一个高峰，出现在排卵后（黄体期7~8天）。排卵后高峰孕激素大于雌激素。

2. 雌、孕激素的生理作用（表1-4）。

表1-4 雌、孕激素的生理作用

<table>
<tr><th colspan="2">生理作用</th><th>雌激素</th><th>孕激素</th></tr>
<tr><td rowspan="7">拮抗作用</td><td>阴道上皮</td><td>增生、角化、富含糖原</td><td>加快阴道上皮细胞脱落</td></tr>
<tr><td>子宫颈口</td><td>使子宫颈口松弛、扩张</td><td>使子宫颈口闭合</td></tr>
<tr><td>宫颈黏液</td><td>量多、稀薄、易拉丝；镜下呈“羊齿植物状”</td><td>量少、黏稠、不易拉丝；镜下呈“成行排列的椭圆体”</td></tr>
<tr><td>子宫内膜</td><td>使子宫内膜腺体和间质增殖</td><td>从增殖期转化为分泌期</td></tr>
<tr><td>子宫肌</td><td>促进子宫肌细胞增生和肥大，肌层增厚；增进血运，促使和维持子宫发育；增加子宫平滑肌对缩宫素的敏感性</td><td>降低子宫平滑肌兴奋性及其对缩宫素的敏感性；抑制子宫收缩</td></tr>
<tr><td>输卵管</td><td>促进输卵管肌层发育，加强输卵管平滑肌节律性收缩振幅</td><td>抑制输卵管平滑肌节律性收缩频率和振幅</td></tr>
<tr><td colspan="2">乳腺（协同作用）</td><td>促使乳腺管增殖，乳头、乳晕着色</td><td>促进乳腺小叶及腺泡发育</td></tr>
<tr><td colspan="2">代谢（拮抗作用）</td><td>促进水钠潴留；促进高密度脂蛋白合成；促进骨钙沉积；促进小血管扩张</td><td>促进水钠排泄</td></tr>
</table>

续表

生理作用	雌激素	孕激素
体温		排卵后升高 0.3~0.5℃
下丘脑	负反馈、正反馈调节;协同 FSH 促进卵泡发育	负反馈调节

【名师助记】

拮抗作用的记忆方法:雌激素的主要作用是促进精子与卵子相遇、受精卵形成;孕激素的主要作用是保胎。

乳腺发育的记忆方法:雌激素(E)促进腺管发育,孕激素(P)促进腺泡发育。

3. 雄激素的生理作用　青春期开始,雄激素分泌增加,促使阴蒂、阴唇和阴阜发育,促进阴毛、腋毛生长。雄激素能促进蛋白质合成,促进肌肉生长,并刺激骨髓中红细胞增生。

三、子宫内膜的周期性变化与月经

(一) 子宫内膜的组织学变化

月经周期以 28 天为例,其组织形态的周期性变化分为三期:月经期→增殖期→分泌期。

1. 月经期　月经周期第 1~4 天,子宫内膜功能层从基底层崩解脱离形成月经。此期对应的是卵巢周期中的卵泡早期。卵泡发育初期,雌、孕激素水平降到最低。

2. 增殖期　月经周期第 5~14 天,相当于卵泡发育成熟阶段。在雌激素作用下,子宫内膜腺体和间质细胞呈增殖状态。增殖期分早、中、晚三期。

(1) 增殖期早期:月经周期第 5~7 天。

(2) 增殖期中期:月经周期第 8~10 天。

(3) 增殖期晚期:月经周期第 11~14 天。

【名师助记】

增殖期三期时间记忆为“334”。

3. 分泌期　月经周期第15~28天,相当于黄体期。此期起主要作用的是孕激素,子宫内膜呈分泌反应。分泌期分早、中、晚三期。

(1) 分泌期早期:月经周期第15~19天。腺上皮基底部出现含糖原小泡。

(2) 分泌期中期:月经周期第20~23天。顶浆分泌。

(3) 分泌期晚期:月经周期第24~28天。腺体口有糖原等分泌物溢出。

【名师助记】

分泌期三期时间记忆为“545”。

(二) 月经

月经是指伴随卵巢周期性排卵而出现的子宫内膜周期性脱落及出血。月经初潮年龄多在13~14岁,可早至11岁,迟至15岁。15岁后仍未月经来潮者应引起临床重视。规律月经的出现是生殖功能成熟的标志之一。

1. 月经血的特征　月经血呈暗红色,成分包括血液、子宫内膜碎片、宫颈黏液及脱落的阴道上皮细胞。月经血中含有前列腺素及来自子宫内膜的大量纤溶酶。由于纤溶酶对纤维蛋白的溶解作用,月经血不凝,出血多时可出现血凝块。

2. 正常月经的临床表现

(1) 月经周期:出血的第1天为月经周期的开始,相邻两次月经第1天的间隔时间称一个月经周期。月经周期一般为21~35天,平均为28天。

(2) 经期:每次月经持续时间为经期。经期一般为2~8天,多为4~6天。

(3) 经量:为一次月经的总失血量。正常月经量为 20~60ml，超过 80ml 为月经过多。

四、生殖器其他部位的周期性变化

（一）输卵管的周期性变化

雌激素影响：促进输卵管发育及输卵管肌层节律性收缩。

孕激素影响：抑制输卵管平滑肌节律性收缩频率和振幅。

（二）宫颈黏液周期性变化

雌激素影响：宫颈黏液分泌增加，至排卵期变得稀薄、透明，拉丝度达 10cm。这时子宫颈外口变圆呈“瞳孔”样。黏液涂片检查干燥后，镜下见羊齿植物叶状结晶。

孕激素影响：黏液分泌减少，变黏稠、混浊。涂片发现结晶至月经周期第 22 天左右完全消失，代之以排列成行的椭圆体。

（三）阴道黏膜周期性变化

雌激素影响：阴道上皮增厚，表层细胞角化，上皮细胞内富含糖原。

孕激素影响：阴道表层细胞脱落。

（四）乳房的周期性变化

雌激素促进乳腺管增生，而孕激素促进乳腺小叶及腺泡生长。

五、月经周期的调节

（一）激素分泌

1. 下丘脑　分泌促性腺激素释放激素（GnRH）。

2. 腺垂体　分泌卵泡刺激素（FSH）和黄体生成素（LH）。

3. 卵巢　分泌雌激素和孕激素。

（二）调控

下丘脑分泌 GnRH→腺垂体分泌 FSH→卵巢→卵泡发育→雌激素分泌增加（<200pg/ml）→此期雌激素

抑制下丘脑和腺垂体激素分泌(负反馈)→卵泡发育成熟时雌激素达到第一个高峰(≥200pg/ml)→雌激素刺激下丘脑和腺垂体激素分泌(正反馈)→腺垂体分泌 LH→排卵→黄体生成→雌激素和孕激素分泌增加→抑制下丘脑和腺垂体激素分泌(负反馈)(图 1-2)。

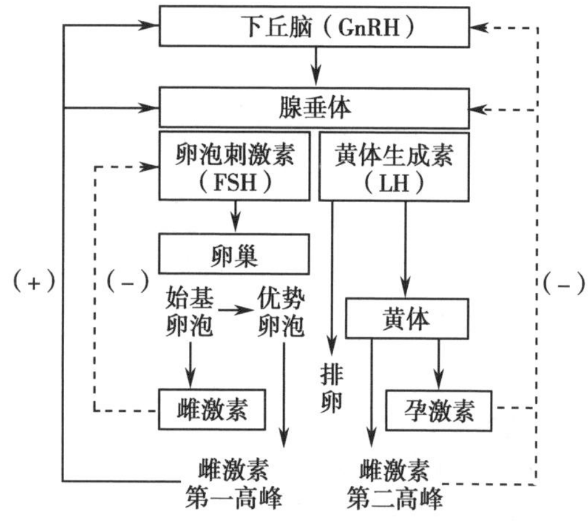

图 1-2 激素对月经周期的调节

【名师助记】

雌激素(E):两高峰、两反馈。

孕激素(P):一高峰、一反馈。

出现 LH 高峰——将要排卵;出现孕激素——已经排卵。

排卵机制:卵泡不成熟——不能排卵(如绝经过渡期无排卵性功能失调性子宫出血);卵泡成熟,无 LH 分泌高峰——不能排卵(如青春期无排卵性功能失调性子宫出血)。

【仿真自测】

1. 女性第二性征的最初特征是
   A. 月经初潮　　B. 乳房发育
   C. 骨盆变化　　D. 卵泡发育
   E. 阴毛和腋毛生长
2. 下列关于排卵的说法正确的是
   A. 排卵多发生在下次月经来潮前 14 天左右
   B. 妇女自青春期开始出现周期性规律排卵
   C. 在 FSH 作用下形成黄体
   D. 每个月经周期,每个卵巢排出一个卵子
   E. 卵巢排出卵子直接进入输卵管
3. 育龄期女性一次月经周期中出现两次高峰的激素是
   A. 雌激素　　B. 孕激素
   C. 雄激素　　D. FSH
   E. LH
4. 雌激素和孕激素作用的相同点是
   A. 促进乳腺导管增生
   B. 使子宫内膜变厚
   C. 使子宫、输卵管平滑肌活动减弱
   D. 减少宫颈黏液的分泌
   E. 使宫颈黏液变黏稠
5. 育龄期女性子宫内膜腺上皮细胞出现顶浆分泌,表明子宫内膜处于
   A. 增殖早期　　B. 增殖中期
   C. 增殖晚期　　D. 分泌早期
   E. 分泌中期

[答案] 1. B　2. A　3. A　4. B　5. E

第三节 妊娠生理

【自测摸底】

绒毛膜促性腺激素的主要作用是

A. 促进绒毛发生水泡样变

B. 促进乳腺发育

C. 促进雌激素分泌

D. 促进胎儿生长发育

E. 维持妊娠黄体

【名师精讲】

一、受精及受精卵的发育、输送与着床

（一）受精卵形成

1. 受精发生在排卵后 12 小时内。

2. 卵巢排出的卵子在输卵管壶腹部与峡部连接处与精子结合的过程称为受精,整个过程约需 24 小时。

3. 受精卵形成过程　获能→顶体反应→透明带反应→受精开始→受精完成。

（1）获能:精子在向输卵管壶腹部移动的过程中,其顶体表面的糖蛋白被女性生殖道中的 α、β 淀粉酶降解,顶体膜稳定性降低,为接下来的顶体反应做好准备,此过程称为获能。

（2）顶体反应:获能的精子头部顶体释放出顶体酶,溶解卵子外围的放射冠和透明带,称为顶体反应。

（3）透明带反应:精子头部与卵子表面接触时,引起透明带结构改变,阻止其他精子进入透明带。透明带反应保证人类单卵子受精。

（4）精子穿过次级卵母细胞透明带为受精过程开始。精子穿过放射冠和透明带与次级卵母细胞融合,完成受精。

（二）受精卵发育与输送

受精后第3天：分裂为16个细胞的桑葚胚。

受精后第4天：进入子宫腔形成早期囊胚。

受精后第5～6天：早期胚泡透明带消失，继续分裂发育形成晚期囊胚。

受精后第6～7天：晚期囊胚埋入子宫内膜，称为受精卵着床（植入）。

（三）受精卵着床

1. 受精卵着床过程

（1）着床过程：定位→黏附→侵入。

（2）着床条件：①透明带消失（发育至晚期胚泡）；②囊胚细胞滋养细胞分化出合体滋养细胞；③囊胚和子宫内膜同步发育且功能协调；④孕妇体内有足量的孕酮。

2. 受精卵着床后子宫内膜的变化　受精卵着床后，子宫内膜迅速发生蜕膜变。按蜕膜与胚泡的部位关系，蜕膜可分为三部分，即底蜕膜、真蜕膜和包脱膜。

二、胎儿附属物的形成及其功能

胎儿附属物包括胎盘、胎膜、脐带和羊水。

（一）胎盘的构成及其功能

1. 胎盘的构成

（1）羊膜：构成胎盘的胎儿部分，在胎盘最内层。

（2）叶状绒毛膜：构成胎盘的胎儿部分，占胎盘主要部分。

（3）底蜕膜：构成胎盘的母体部分，占胎盘很小部分。

2. 胎盘的功能

（1）物质交换：气体交换、营养物质供应及排出废物。

（2）防御功能：胎儿血与母体血之间由胎盘屏障相隔，对胎儿具有保护功能，但这种屏障作用极为有限。

（3）合成功能：胎盘具有合成激素和酶的能力。

蛋白激素有人绒毛膜促性腺激素(HCG)、人胎盘催乳素(HPL)等;甾体激素有雌激素、孕激素等。酶有缩宫素酶、耐热性碱性磷酸酶等。

1) 人绒毛膜促性腺激素(HCG)

A. 分泌特点:由合体滋养细胞合成的糖蛋白激素。妊娠8~10周血清HCG浓度达高峰,持续约10天迅速下降,以峰值10%的血清浓度持续至分娩。产后2周内消失。

B. 临床应用:最早能在受精后第7天的孕妇血清和尿中测出。可用于诊断早期妊娠。

C. 功能:①维持妊娠黄体寿命;②促进雄激素转化为雌激素,同时能刺激孕酮的形成;③HCG能吸附于滋养细胞表面,以免胚胎滋养层被母体淋巴细胞攻击;④刺激胎儿睾丸分泌睾酮,促进男性性分化;⑤能与母体甲状腺细胞的促甲状腺激素(TSH)受体结合,刺激甲状腺活性;⑥促卵泡成熟,与人绝经期促性腺激素(尿促性素,HMG)合用诱发排卵。

2) 人胎盘催乳素(HPL)

A. 分泌特点:妊娠5~6周用放射免疫测定法在母血中测出,至妊娠34~36周达高峰并维持至分娩,产后迅速下降,产后7小时即检测不到。

B. 临床应用:妊娠中、晚期反映胎盘功能。

3) 雌激素

A. 分泌特点:孕早期由卵巢黄体产生。妊娠10周后主要由胎儿-胎盘单位合成。以雌三醇(E_3)为主。

B. 临床应用:测定孕妇血或尿中雌三醇水平、尿中雌激素与肌酐比值(E/C),可反映胎盘功能。

4) 孕激素:孕早期由卵巢妊娠黄体产生,妊娠8~10周后胎盘合体滋养细胞是产生孕激素的主要来源。随妊娠进展,母血中孕酮含量逐渐升高。

(二)胎膜的构成及其功能

1. 胎膜的构成 胎膜由绒毛膜和羊膜组成。

2. 胎膜的功能　①胎膜参与羊水平衡的维持；②胎膜在分娩发动中有一定作用。

（三）脐带的构成及其功能

1. 脐带的构成　妊娠足月胎儿的脐带长 30~100cm，平均约 55cm，直径 0.8~2.0cm。脐带断面中央有 1 条脐静脉，两侧有 2 条脐动脉。

2. 脐带的功能　血管周围为华通胶，有保护脐血管的作用。胎儿通过脐带血液循环与母体进行营养和代谢物质的交换。

（四）羊水的来源及其功能

1. 羊水的来源　妊娠早期羊水主要来自母体血清经胎膜进入羊膜腔的透析液。妊娠中期以后主要是胎儿尿液。妊娠晚期胎儿肺参与羊水的生成。

2. 正常羊水量　妊娠 38 周约为 1 000ml，妊娠 40 周约为 800ml。

3. 羊水的功能

（1）保护胎儿：压力均匀分布，避免胎儿局部受压，保持羊膜腔内恒温。

（2）保护母体：减少胎动的不适感，前羊膜囊借助楔形水压扩张宫口及阴道，破膜后羊水滑润和冲洗阴道减少感染。

三、妊娠期母体变化

（一）生殖系统的变化

1. 子宫

（1）子宫大小、容积及形态：子宫增大、变软，各部增长速度不一。子宫大小由 3cm×5cm×7cm 增大到 35cm×25cm×22cm；容积由 5ml 增至 5 000ml，增长近 1 000 倍；重量由 50g 增至 1 000g，增长近 20 倍。妊娠 12 周末子宫超出盆腔，在耻骨联合上方可触及。妊娠晚期子宫右旋。

Braxton Hicks 收缩：自妊娠 12~14 周起，子宫出现不规律无痛性收缩，特点为宫缩稀发、不规律和不对称，无疼痛感觉，称 Braxton Hicks 收缩。

（2）子宫峡部：非孕时长约 1cm，临产时其长度可达 7~10cm，是产科手术的重要解剖结构。

（3）子宫颈：妊娠早期宫颈黏膜充血及组织水肿，致使宫颈肥大，呈紫蓝色。宫颈黏液分泌增多，形成黏稠的黏液栓，有防止细菌侵入的作用。

2. 卵巢　略增大，一侧卵巢可见妊娠黄体。黄体功能于妊娠 10 周后由胎盘完全取代。

3. 输卵管　伸长。

4. 阴道　软，充血、水肿，呈紫蓝色，分泌物增多，pH 降低。

5. 外阴　充血，大、小阴唇色素沉着。

【名师助记】

妊娠期子宫颈、阴道、外阴充血，子宫颈、阴道呈紫蓝色。

（二）乳房的变化

乳房增大，乳晕色深，有蒙氏结节。在接近分娩期挤压乳房时，可有少量淡黄色稀薄液体溢出，称为初乳。

（三）循环系统的变化

1. 心脏　妊娠后期因膈肌升高，心脏向左、上、前方移位，心脏沿纵轴顺时针方向扭转，心浊音界稍扩大，心尖搏动左移 1~2cm。心脏容量至妊娠末期约增加 10%。心尖可听到 1/6~2/6 级柔和吹风样收缩期杂音。心率于妊娠晚期休息时每分钟增加 10~15 次。

2. 心排血量　心排血量自妊娠 10 周逐渐增加，至妊娠 32~34 周达高峰。临产后在第二产程心排血量显著增加。产褥期前 3 天回心血量显著增加。

【名师助记】

妊娠 32~34 周、第二产程、产褥期前 3 天最易发生心力衰竭。

（四）血液系统的变化

1. 血容量　于妊娠第 6 周开始增加，至妊娠 32~

34 周达高峰。血容量增加 40% ~ 45%，平均约增加 1 450ml，血浆增加 1 000ml，红细胞增加 450ml，血液稀释，出现生理性血液稀释。

2. 血液成分

（1）红细胞：网织红细胞轻度增多。由于血液稀释，红细胞计数约为 3.6×10^{12}/L，血红蛋白约为 110g/L，血细胞比容降至 0.31~0.34。容易缺铁，应在妊娠中、晚期开始补充铁剂，以防血红蛋白明显降低。

（2）白细胞：从妊娠第 7~8 周起轻度增加，至妊娠 30 周达高峰。妊娠期白细胞计数为 $(5\sim12)\times10^9$/L，分娩时及产褥期为 $(14\sim16)\times10^9$/L，主要为中性粒细胞增多。

（3）凝血因子：妊娠期血液处于高凝状态。纤维蛋白原显著增加，纤溶活性降低，血沉加快。

（4）血浆蛋白：妊娠早期开始降低，主要是白蛋白减少，以后持续此水平直至分娩。

【名师助记】

血液成分基本均增加，只有白蛋白减少。

（五）泌尿系统的变化

1. 肾脏　略增大，肾血浆流量（RPF）及肾小球滤过率（GFR）在整个妊娠期间维持高水平。与非妊娠期相比，RPF、GFR 分别约增加 35%、50%。

2. 代谢产物　尿素、肌酐等的排泄增多。

3. 肾小管对葡萄糖再吸收能力不能相应增加，孕妇饭后出现妊娠生理性糖尿。

4. 受孕激素影响，输尿管平滑肌张力降低，尿流缓慢，再加上右旋子宫压迫，致肾盂积水。孕妇易患急性肾盂肾炎，以右侧居多。

（六）呼吸系统的变化

1. 肺活量无明显改变。

2. 每分通气量约增加 40%，潮气量约增加 39%。

3. 残气量约减少 20%。

4. 肺泡换气量约增加65%。

5. 上呼吸道(鼻、咽、气管)黏膜增厚,轻度充血、水肿,易发生上呼吸道感染。

（七）消化系统的变化

1. 齿龈肥厚,易充血、水肿、出血。

2. 胃内酸性内容物易逆流至食管下部产生胃烧灼感。胃液游离盐酸及胃蛋白酶分泌减少,胃排空时间延长,易出现上腹部饱满感。

3. 肠蠕动减弱,易出现便秘;常引起痔疮或使原有痔疮加重。

4. 胆道平滑肌松弛,胆囊排空时间延长;胆汁稍黏稠,使胆汁淤积。妊娠期间容易诱发胆囊炎及胆石症。

（八）内分泌系统的变化

1. 垂体　腺垂体增大明显,嗜酸细胞肥大增多,形成“妊娠细胞”。

(1) 促性腺激素(Gn):FSH及LH分泌减少,妊娠期间卵巢内的卵泡不再发育成熟,也无排卵。

(2) 催乳素(PRL):妊娠7周开始增多,随妊娠进展渐增加,妊娠足月分娩前达高峰,为非妊娠妇女的10倍。分娩后不哺乳者,于产后3周内降至非妊娠时水平;哺乳者多在产后80天以后降至非妊娠时水平。

2. 肾上腺皮质

(1) 皮质醇:为糖皮质激素。妊娠期分泌皮质醇增多3倍,但具有活性作用的游离皮质醇仅为10%,故孕妇无肾上腺皮质功能亢进表现。

(2) 醛固酮:为盐皮质激素。妊娠期分泌醛固酮增多4倍,但具有活性作用的游离醛固酮仅为30%~40%,不致引起过多的水钠潴留。

(3) 睾酮:妊娠期分泌睾酮增加,孕妇阴毛、腋毛增多、增粗。

3. 甲状腺　妊娠期甲状腺呈中度增大。血中甲状腺激素虽增多,但游离甲状腺激素并未增多,孕妇无甲状腺功能亢进表现。

4. 甲状旁腺　妊娠早期孕妇血中甲状旁腺激素水平降低,导致血钙降低。妊娠中、晚期甲状旁腺激素水平逐渐升高,有利于为胎儿提供钙。

【名师助记】

激素分泌增多,但游离激素增多不明显,故妊娠期不会出现亢进的表现。

（九）新陈代谢的变化

1. 基础代谢率　妊娠早期稍下降,妊娠中期渐升高,至妊娠晚期升高 15% ~20% 。

2. 体重　妊娠 12 周前体重无变化。妊娠 13 周起体重平均每周增加不超过 350g,直至妊娠足月时体重平均增加 12. 5kg。

【仿真自测】

1. 受精卵着床的必备条件不包括
   A. 透明带消失
   B. 囊胚和子宫内膜同步发育
   C. 孕妇体内有足量的孕酮
   D. 孕妇体内有足量的 HCG
   E. 囊胚细胞滋养细胞分化出合体滋养细胞
2. 胎盘不能合成的激素或酶是
   A. 缩宫素酶　　B. 雌激素
   C. 孕激素　　D. 黄体生成素
   E. 绒毛膜促性腺激素

［答案］1. D　2. D

3. 关于妊娠晚期心血管系统生理功能变化的描述错误的是
   A. 心率加快而有心悸
   B. 心脏容量增加 10% 左右
   C. 叩诊心浊音界稍扩大
   D. 心尖部可闻及柔和吹风样收缩期杂音
   E. 增大的子宫压迫下腔静脉使血液回流受阻，心排血量减少
4. 妊娠期母体肾血浆流量和肾小球滤过率比非妊娠期分别增加约
   A. 25% 和 25%
   B. 20% 和 30%
   C. 30% 和 35%
   D. 35% 和 50%
   E. 50% 和 30%

第四节 妊娠诊断

【自测摸底】

临床上推算孕周较准确的方法是
   A. 血清 HCG 测定
   B. 尿 HCG 测定
   C. 子宫底高度测定
   D. 腹围测定
   E. B 超测定双顶径

【名师精讲】

一、妊娠分期

1. 妊娠期全过程　从末次月经第一天开始计算，平均为 280 天，即 40 周。

2. 妊娠临床分期　①早期妊娠：从末次月经第一天至妊娠 13 周末；②中期妊娠：妊娠 14 周至妊娠 27

［答案］3. E　4. D

周末；③晚期妊娠：妊娠28周至分娩。

二、早期妊娠的诊断

（一）症状和体征

1. 停经　是早期妊娠最早及最重要的症状。有性生活的妇女，平时月经规则，一旦月经过期10天以上应首先考虑妊娠。

2. 早孕反应　停经6周左右出现，多在停经12周左右自行消失。

3. 尿频　为妊娠早期增大的前倾子宫在盆腔内压迫膀胱所致，妊娠早期可有，妊娠12周自然消失。

4. 乳房变化　①乳房增大，乳晕色深，可见蒙氏结节；②哺乳期妇女妊娠可见乳汁减少。

5. 妇科检查　①阴道、子宫颈充血，呈紫蓝色，外阴充血，大、小阴唇色素沉着；②子宫：增大、变软，停经12周时为非妊娠时的3倍，在耻骨联合上方可触及；③黑加征：停经6~8周双合诊检查子宫峡部极软，感觉子宫颈与子宫体之间似不相连。

（二）辅助检查

1. 妊娠试验　受精卵着床后7天即可测出受检者血β-HCG升高。临床上多用早早孕试纸法检测受检者尿液，阳性结果结合临床表现可诊断妊娠。极少出现假阳性。

2. 超声检查

（1）超声检查的目的：①确定宫内妊娠；②判断多胎妊娠的绒毛膜性；③估计孕龄；④排除异位妊娠、滋养细胞疾病、盆腔肿块或子宫异常。

（2）B超检查：最早在妊娠第5周时可见子宫腔内圆形妊娠囊。停经6周时，妊娠囊内见胚芽和原始心管搏动，可确诊宫内妊娠活胎。

3. 宫颈黏液检查　宫颈黏液量少、黏稠，涂片干燥后光镜下见排列成行的椭圆体，早期妊娠的可能性大。

4. 基础体温测定　双相型体温的妇女，高温相持续 18 天不降，早期妊娠的可能性大。

三、中、晚期妊娠的诊断

（一）体征与检查

1. 子宫增大　根据手测子宫底高度或尺测耻上子宫长度，可以估计胎儿大小及孕周（表 1-5）。

表 1-5　不同妊娠周数的子宫底高度及子宫长度

妊娠周期	手测子宫底高度	尺测子宫长度/cm
12 周末	耻骨联合上 2~3 横指	
16 周末	脐耻之间	
20 周末	脐下 1 横指	18(15.3~21.4)
24 周末	脐上 1 横指	24(22.0~25.1)
28 周末	脐上 3 横指	26(22.4~29.0)
32 周末	脐与剑突之间	29(25.3~32.0)
36 周末	剑突下 2 横指	32(29.8~34.5)
40 周末	脐与剑突之间或略高	33(30.0~35.3)

【名师助记】

三月联合上二三（12 周），脐耻（16 周）脐下（20 周）脐上（24 周）一，脐三（28 周）脐突（32 周）剑下二（36 周）。

2. 胎动　孕妇于妊娠 20 周后开始自觉胎动。正常胎动≥10 次/2h。

3. 胎体　妊娠 20 周可触及胎体。妊娠 24 周时，触诊时已能区分胎头、胎背、胎臀和胎儿肢体。

4. 胎心音　妊娠 18~20 周用听诊器经孕妇腹壁能听到胎心音，正常为 110~160 次/min。

（1）听诊胎心音的位置：妊娠 24 周前胎心音在脐

下正中或偏左(右)听到;妊娠24周后胎心音在胎背侧听得最清楚。胎心音在头先露、臀先露和肩先露时分别在脐下、脐上和脐周围听得最清楚。

(2) 杂音鉴别:子宫杂音和腹主动脉杂音与孕妇脉搏一致;脐带杂音为与胎心率一致的吹风样低音响。

(二) 辅助检查

1. 超声检查 ①可全面反映胎儿宫内状况;②在妊娠18~24周,可采用超声进行胎儿系统检查,筛查胎儿结构畸形。

2. 彩色多普勒超声 可检测脐动脉血流。

【名师助记】

除异位妊娠外,产科首选和确诊的检查大多是B超。

四、胎产式、胎先露、胎方位

1. 胎产式 胎体纵轴与母体纵轴的关系称为胎产式。胎体纵轴与母体纵轴平行称为纵产式;胎体纵轴与母体纵轴垂直称为横产式;胎体纵轴与母体纵轴交叉称为斜产式。纵产式多见。

2. 胎先露 最先进入骨盆入口的胎儿部分称为胎先露。纵产式有头先露和臀先露,横产式为肩先露。

3. 胎方位 胎儿先露部的指示点与母体骨盆的关系称胎方位(简称胎位)(表1-6)。矢状缝和囟门是确定胎位的重要标志。

胎产式、胎先露和胎方位的种类见表1-7。

表1-6 不同胎方位的指示点

胎方位	枕先露	面先露	臀先露	肩先露
指示点	枕骨	颏骨	骶骨	肩胛骨
英文缩写	O	M	S	Sc

表 1-7 胎产式、胎先露和胎方位的种类

胎产式	胎先露		胎方位		
纵产式(99.75%)	头先露(95.75%~97.75%)	枕先露(95.55%~97.55%)	枕左前(LOA) 枕右前(ROA)	枕左横(LOT) 枕右横(ROT)	枕左后(LOP) 枕右后(ROP)
		面先露(0.2%)	颏左前(LMA) 颏右前(RMA)	颏左横(LMT) 颏右横(RMT)	颏左后(LMP) 颏右后(RMP)
	臀先露(2%~4%)		骶左前(LSA) 骶右前(RSA)	骶左横(LST) 骶右横(RST)	骶左后(LSP) 骶右后(RSP)
横产式(0.25%)	肩先露(0.25%)		肩左前(LScA) 肩右前(RScA)		肩左后(LSsP) 肩右后(RSsP)

【名师助记】

胎方位只有枕左前和枕右前是正常的。

【仿真自测】

1. 关于早期妊娠诊断，下列描述错误的是
   A. 阴道壁和子宫颈呈紫蓝色
   B. 黑加征阳性
   C. 子宫增大、变软，呈球形
   D. 检测尿 HCG 阳性
   E. 黄体酮试验阳性
2. 早期妊娠最早、最重要的症状是
   A. 乳房胀痛　　B. 停经
   C. 恶心、呕吐　　D. 尿频
   E. 腹痛
3. 初孕妇，29 岁。末次月经记不清，自觉 5 周前出现胎动，检查子宫长度为 25cm。估计实际孕周为
   A. 16~18 周　　B. 18~20 周
   C. 20~22 周　　D. 22~24 周
   E. 24~26 周

（4~5 题共用备选答案）
   A. ROP　　B. LOP
   C. ROA　　D. LOA
   E. ROT
4. 胎头矢状缝在骨盆入口左斜径上，大囟门在骨盆的右前方，其胎方位为
5. 胎头矢状缝在骨盆入口横径上，小囟门在骨盆正右方，其胎方位为

［答案］1. E　2. B　3. E　4. B　5. E

第五节 产前检查与孕期保健

【自测摸底】

（1~3 题共用备选答案）

A. 髂棘间径

B. 骶耻外径

C. 坐骨棘间径

D. 坐骨结节间径

E. 出口后矢状径

1. 反映骨盆入口狭窄最重要的径线是
2. 反映中骨盆狭窄最重要的径线是
3. 反映骨盆出口狭窄最重要的径线是

【名师精讲】

一、围产医学的概念

围产期指从妊娠满 28 周(即胎儿体重≥1 000g 或身长≥35cm)至产后 1 周。

二、产前检查

（一）产前检查的时间

从确诊早期妊娠开始,共进行 9~11 次例行产前检查。

高危孕妇应酌情增加产前检查次数。

（二）首次产前检查

1. 预产期推算　末次月经(LMP)第 1 天起,月份 -3/+9,日期+7。

预产期(月)= LMP(月)-3(或+9)

预产期(日)= LMP(日)+7

实际预产期与推算预产期可相差 1~2 周。

【名师助记】

月份计算:小于 3 的加 9,大于 3 的减 3,减 3 之后年份要加1。

日期计算：日期为31天的月份为1月、3月、5月、7月、8月、10月及12月。记忆技巧：2月还需算闰月，年份能被4整除的2月为29天，其余都是28天。

2. 骨盆测量　骨盆三个平面的重点测量见表1-2。

三、孕妇管理

（一）实行孕产期系统保健的三级管理

1. 城市

（1）医院三级分工：市、区、街道。

（2）妇幼保健机构三级分工：市、区、基层卫生院。

2. 农村　三级分工：县医院和县妇幼保健站、乡卫生院、村妇幼保健人员。

（二）使用孕产妇系统保健手册

从确诊早期妊娠开始直至产褥期结束（产后满6周）都须使用孕产妇系统保健手册，目的是降低孕产妇死亡率、围产儿死亡率和病残儿出生率。

在医院住院分娩时必须交出保健手册，出院时医院需将住院分娩及产后母婴情况填写完整后将手册交还给产妇，由产妇交至居住地的基层医疗保健组织，以便进行产后访视。

产后访视共3次，出院3天内、产后14天和28天。

【名师助记】

产后访视时间——324（3天、2周、4周）。

（三）对高危妊娠进行筛查、监护和管理

通过系统的产前检查，尽早筛查出具有高危因素的孕妇，及早给予诊治，提高高危妊娠管理的“三率”（高危妊娠检出率、高危妊娠随诊率、高危妊娠住院分娩率），降低孕产妇死亡率、围产儿死亡率和病残儿出生率。

四、胎儿监护

高危孕妇应于妊娠 32~34 周开始评估胎儿健康状况;合并严重并发症的孕妇应于妊娠 26~28 周开始监测。

(一)胎儿宫内状况的监护

1. 高危儿 胎儿出生后,出现下列情况之一者,为高危儿:①孕龄<37 周或≥42 周;②出生体重<2 500g;③巨大儿(≥4 000g);④双胎或多胎儿;⑤出生后 1 分钟 Apgar 评分≤4 分;⑥产时感染;⑦手术产儿(剖宫产、阴道助产);⑧新生儿的兄、姐有过新生儿期死亡;⑨高危孕妇所生的新生儿。

2. 妊娠早期监护。

3. 妊娠中期监护。

4. 妊娠晚期监护

(1) 胎动计数:是确定胎儿安危最简便而较准确的方法。胎动计数≥10 次/2h 为正常,<10 次/2h 或减少 50%者提示胎儿缺氧可能。

(2) 胎儿电子监护:能够连续观察和记录胎心率的动态变化,也可了解胎心率与胎动及宫缩之间的关系,评估胎儿宫内安危。监护可在妊娠 34 周开始,高危妊娠孕妇酌情提前。

1) 监测胎心率

A. 胎心率基线(BFHR):是指在无胎动和无宫缩影响时 10 分钟胎心率的平均值。

胎心率(FHR):a. 正常 FHR 为 110~160 次/min;b. 心动过速指 FHR>160 次/min,历时 10 分钟;c. 心动过缓指 FHR<110 次/min,历时 10 分钟。

胎心率基线变异:a. 正常。胎心率基线摆动,有小的周期性波动(6~25 次/min)。b. 异常。胎心率基线变平,即变异消失(≤5 次/min),提示胎儿储备能力丧失。

B. 一过性胎心率变化:是指受胎动、宫缩等刺激,胎心率发生暂时性加快或减慢,随后又能恢复到基线水平。一过性胎心率变化是判断胎儿安危的重要指标。

加速:指宫缩时暂时性胎心率加快>15 次/min,持续时间>15 秒,是胎儿良好的表现。

减速:指随宫缩出现的暂时性胎心率减慢,分三种。a. 早期减速:是宫缩时胎头受压的表现。其特点是胎心率曲线下降与宫缩曲线上升同时开始,胎心率曲线最低点与宫缩曲线高峰相一致,持续时间短,恢复快,宫缩后迅速恢复正常。b. 变异减速:是宫缩时脐带受压兴奋迷走神经的表现。其特点是胎心率减速与宫缩无固定关系,下降快,幅度大,恢复快。c. 晚期减速:是胎盘功能不良、胎儿缺氧的表现。其特点是胎心率减速多在宫缩高峰后开始出现,持续时间长,胎心率恢复慢。

【名师助记】

一过性胎心率变化的类型、特点及其临床意义见表 1-8。

表 1-8　一过性胎心率变化的类型、特点及其临床意义

类型	胎心率曲线特点	临床意义
早期减速	胎心率曲线下降与宫缩曲线上升同时开始,胎心率曲线最低点与宫缩曲线高峰一致,持续时间短,恢复快	胎头受压
变异减速	胎心率减速与宫缩无固定关系,下降快,幅度大,恢复快	脐带受压兴奋迷走神经
晚期减速	胎心率减速多在宫缩高峰后开始出现,持续时间长,恢复慢	胎盘功能减退、胎儿宫内窘迫

2）预测胎儿宫内储备能力(表1-9)

A. 无应激试验(NST):指在无宫缩、无外界负荷刺激下,对胎儿进行胎心率宫缩图的观察和记录,以了解胎儿储备能力。

B. 缩宫素激惹试验(OCT):又称宫缩应激试验(CST),其原理为诱发宫缩,并用胎儿监护仪记录胎心率变化,了解胎盘于宫缩时一过性缺氧的负荷变化,测定胎儿的储备能力。

3）胎儿生物物理监测:利用电子监护和B超联合检测胎儿宫内缺氧和胎儿酸中毒情况。

表1-9 胎儿宫内储备能力预测

预测方法	意义
无应激试验(NST)	正常NST:常规监护 不典型NST:需要进一步评估(复查NST) 异常NST:全面评估/生物物理评分
缩宫素激惹试验(OCT)	阴性:常规监护 可疑:加强监护 阳性:胎儿缺氧——病因治疗/终止妊娠
胎儿生物物理检测(Manning评分法)	10~8分:无缺氧 8~6分:可能缺氧 6~4分:急性或慢性缺氧 4~2分:急性缺氧伴慢性缺氧 0分:急慢性缺氧

【名师助记】

无应激试验(NST)为筛查试验,异常NST可用缩宫素激惹试验或胎儿生物物理监测确诊。

（二）胎盘功能检查

1. 胎动　是判断胎儿宫内安危的主要临床指标。胎盘功能减退时，胎动<10 次/2h。

2. 测定孕妇尿中雌三醇

（1）24 小时尿中雌三醇：>15mg 为正常，10~15mg 为警戒，<10mg 为危险。

（2）孕妇随意尿测得雌激素/肌酐（E/C）比值：>15 为正常，10~15 为警戒，<10 为危险。

3. 测定孕妇血清游离雌三醇　足月妊娠血清雌三醇值的下限为 40nmol/L。若<40nmol/L，提示胎盘功能低下。

4. 测定孕妇血清胎盘催乳素（HPL）　足月妊娠时 HPL 为 4~11mg/L。若足月妊娠时 HPL<4mg/L，或突然降低 50%，提示胎盘功能低下。

5. 缩宫素激惹试验（OCT）　异常 NST 需做 OCT，OCT 阳性提示胎盘功能减退。

【名师助记】

胎盘功能检查的指标及意义见表 1-10。

表 1-10　胎盘功能检查指标及意义

指标		意义
胎动		<10 次/2h，提示胎盘功能减退
尿雌激素/肌酐（E/C）		<10 为危险
雌三醇（E_3）	尿	<10mg 为危险
	血清	<40nmol/L，提示胎盘功能低下
血胎盘催乳素（HPL）		<4mg/L，提示胎盘功能低下
OCT		阳性，提示胎盘功能减退

（三）胎儿成熟度检查

1. 正确推算妊娠周数。

2. 尺测耻上子宫长度及腹围，以估算胎儿大小。

3. B 超检查测得胎头双顶径>8.5cm，提示胎儿已成熟。

4. 经腹壁羊膜腔穿刺抽取羊水，进行下列项目检测：①羊水卵磷脂/鞘磷脂（L/S）比值，>2 提示胎肺成熟；②羊水泡沫试验或震荡试验，液面有完整泡沫环，提示胎肺成熟。

【仿真自测】

1. 下列骨盆测量的正常值中错误的是
   A. 骶耻外径 16~20cm
   B. 坐骨结节间径 8.5~9.5cm
   C. 髂嵴间径 25~28cm
   D. 对角径 12.5~13cm
   E. 坐骨棘间径 10cm
2. 提示胎儿缺氧的胎动计数是胎动小于
   A. 3 次/2h　　B. 4 次/2h
   C. 5 次/2h　　D. 6 次/2h
   E. 10 次/2h
3. 胎儿电子监护中，提示胎儿缺氧的是胎心率变化是
   A. 出现早期减速
   B. 出现晚期减速
   C. 出现变异减速
   D. 摆动频率>6 次/min
   E. 摆动幅度为 10~25 次/min
4. 初孕妇，32 岁，妊娠 37 周。为了解胎盘功能，需要进行的辅助检查是
   A. 血 AFP 含量测定　　B. 尿 HCG 含量测定
   C. 尿雌三醇测定　　D. 羊水肌酐测定
   E. 羊水淀粉酶测定

［答案］1. A　2. E　3. B　4. C

（5~7 题共用题干）
初孕妇,29 岁。妊娠 21 周,第 3 次来院行产前检查。

5. 本次产前检查的重点为
   A. 询问有无家族遗传病病史
   B. 推算预产期
   C. 健康教育
   D. 了解有无胎动
   E. 空腹血糖测定
6. 本次无须检查的项目为
   A. 产科 B 超
   B. 测量血压
   C. 测量腹围
   D. 先天性心脏病的超声筛查
   E. 骨盆内测量
7. 下次产前检查的间隔时间为
   A. 1 周　B. 2 周　C. 3 周
   D. 4 周　E. 5 周

第六节　正 常 分 娩

【自测摸底】

胎盘剥离的征象不包括
   A. 子宫底升高达脐上
   B. 子宫体变硬呈球形
   C. 阴道口外露的脐带自行下降
   D. 阴道少量流血
   E. 于耻骨联合上方轻压子宫下段,脐带回缩

[答案] 5. D　6. E　7. D

【名师精讲】

分娩:妊娠满28周及以后,胎儿及其附属物从临产起直至从母体全部娩出的过程。

早产:妊娠满28周至不满37足周间分娩。

足月产:妊娠满37周至不满42足周间分娩。

过期产:妊娠满42周及以后分娩。

一、影响分娩的因素

影响分娩的因素有产力、产道、胎儿及精神心理因素。

（一）产力

将胎儿及其附属物从子宫腔内逼出的力量称为产力。产力包括:①子宫收缩力(宫缩);②腹壁肌及膈肌收缩力(腹压);③肛提肌收缩力。

1. 子宫收缩力　是临产后的主要产力,贯穿于分娩全过程。

临产后的子宫收缩力特点为“三性一作用”。

(1) 节律性:不随意、有规律的阵发性收缩伴疼痛,是临产的重要标志。

(2) 对称性:宫缩扩散顺序为两侧子宫角—子宫底中线—子宫体—子宫颈。

(3) 极性:子宫底宫缩强度高于子宫下段2倍。

(4) 缩复作用:子宫腔缩小,子宫颈管消失。

2. 腹壁肌、膈肌收缩力(腹压)　是第二、三产程娩出胎儿的辅助力量。

3. 肛提肌收缩力　协助胎头在骨盆腔内俯屈、内旋转、仰伸。

（二）产道

1. 骨产道　详见本章第一节中的骨盆内容。

2. 软产道　由子宫下段、子宫颈、阴道及骨盆底软组织构成的管道。

(1) 子宫下段的变化:由非孕时长约1cm的子宫峡部伸展形成。妊娠12周后的子宫峡部扩展成子宫腔的一部分，至妊娠末期被逐渐拉长形成子宫下段。临产后的规律宫缩使子宫下段快速拉长达7~10cm，肌壁变薄，成为软产道的一部分。

【名师助记】

子宫下段薄，剖宫产切口常选择此位置，也是子宫破裂多发处，因此子宫下段常考，需要重点掌握。

生理性缩复环：由于子宫肌纤维的缩复作用，子宫上段肌壁越来越厚，子宫下段肌壁被牵拉得越来越薄。由于子宫上、下段的肌壁厚薄不同，在两者间的子宫内面形成一环状隆起，称为生理性缩复环。

（2）子宫颈的变化：包括子宫颈管消失和宫口扩张。

1）初产妇：子宫颈管先消失，然后宫口扩张。

2）经产妇：子宫颈管消失与宫口扩张同时进行。

（3）盆底肌、阴道及会阴的变化：薄，易撕裂。

肛提肌收缩使5cm厚的会阴体变薄到仅有2~4mm，以利胎儿通过。会阴体虽能承受一定压力，但分娩时如保护会阴不当，也容易造成裂伤。

（三）胎儿

1. 胎头径线

（1）双顶径：为两侧顶骨隆突间的距离，是胎头最大横径，妊娠足月时平均为9.3cm，临床常用B超检测此值来判断胎儿大小。

【名师助记】

影响胎头入盆的骨盆径线——骨盆入口前后径；影响胎头入盆的胎儿径线——双顶径。

（2）枕额径：为鼻根上方至枕骨隆突间的距离，胎头以此径衔接，妊娠足月时平均为11.3cm。

（3）枕下前囟径：又称小斜径，为前囟中央至枕骨隆突下方间的距离，胎头俯屈后以此径通过产道，妊娠足月时平均为9.5cm。

(4) 枕颏径:又称大斜径,为颏骨下方中央至后囟顶部间的距离,妊娠足月时平均为13.3cm。

2. 胎位 头先露是胎头先通过产道,矢状缝和囟门是确定胎位的重要标志。

二、枕先露的分娩机制

分娩机制是指胎儿先露部随骨盆各平面的不同形态,被动进行的一连串适应性转动,以其最小径线通过产道的全过程。临床上枕左前位最多见,下面以枕左前位分娩机制为例加以说明。

枕先露分娩机制全过程:衔接→下降→俯屈→内旋转→仰伸→复位及外旋转→胎肩及胎儿娩出。

(一)衔接

胎头双顶径进入骨盆入口平面,胎头颅骨最低点接近或达到坐骨棘水平,称为衔接。

衔接的姿势:半俯屈状态。

衔接的径线:枕额径。

衔接时间:初产妇预产期前1~2周;经产妇分娩发动开始后。

衔接后胎头的位置:S=-1~0

若初产妇已临产而胎头仍未衔接,应警惕存在头盆不称。

(二)下降

胎头沿骨盆轴前进的动作称为下降,是胎儿娩出的首要条件。下降动作贯穿于分娩全过程,与其他动作相伴随。

(三)俯屈

胎头以枕额径进入骨盆腔降至骨盆底时,胎头枕部遇肛提肌阻力,变较大的胎头枕额径为最小的枕下前囟径,称为俯屈。

(四)内旋转

动作:内旋转使胎头向前旋转45°。

时间:第一产程末。

意义:使矢状缝与中骨盆及出口前后径相一致,以适应中骨盆及出口平面前后径大于横径的特点,有利于胎头下降。

（五）仰伸

胎头枕骨下部达耻骨联合下缘时,以耻骨弓为支点,使胎头逐渐仰伸。胎头仰伸时,胎儿双肩径沿左斜径进入骨盆入口。

（六）复位及外旋转

胎头娩出后,为使胎头与胎肩恢复正常关系,胎头枕部再向左旋转45°,称为复位。胎肩在盆腔内继续下降,前(右)肩向前向中线旋转45°时,胎儿双肩径转成与骨盆出口前后径相一致的方向,胎头枕部需在外继续向左旋转45°,以保持胎头与胎肩的垂直关系,称为外旋转。

（七）胎肩及胎儿娩出

胎头完成外旋转后,胎儿双肩相继娩出,胎体及胎儿下肢随之取侧位顺利娩出。

【名师助记】

枕先露分娩机制的常考点是衔接、下降、俯屈和内旋转。

三、先兆临产、临产与产程

（一）先兆临产

1. 假临产　特点:①宫缩持续时间短(<30秒)且不恒定,间歇时间长且不规律,宫缩强度不增加;②子宫颈管不短缩,宫口不扩张;③常在夜间出现,清晨消失;④给予强镇静药物能抑制这种宫缩。

【名师助记】

假临产的特点:宫缩短、弱、无效,夜间出现,可被镇静药抑制。

2. 胎儿下降感。

3. 见红　分娩发动前24~48小时内,因子宫颈内口附近的胎膜与该处的子宫壁分离，毛细血管破裂，有少量出血，与子宫颈管内黏液栓相混并排出，称为见红，是分娩即将开始比较可靠的征象。

（二）临产

临产开始的标志如下：

1. 规律且逐渐增强的子宫收缩，持续30秒或以上，间歇5~6分钟。
2. 伴随进行性子宫颈管消失、宫口扩张。
3. 胎先露部下降。
4. 用强镇静药物不能抑制宫缩。

（三）总产程及产程分期

分娩全过程即总产程，指从出现规律宫缩开始至胎儿、胎盘娩出的全过程，临床上分为三个产程。

1. 第一产程（宫颈扩张期） 出现规律宫缩至宫口开全（10cm）。

（1）潜伏期：为宫口扩张的缓慢阶段。初产妇一般不超过20小时，经产妇不超过14小时。

（2）活跃期：为宫口扩张的加速阶段，可在宫口开至4~5cm即进入活跃期，最迟至6cm才进入活跃期，直至宫口开全（10cm）。此期宫口扩张速度应>0.5cm/h。

2. 第二产程（胎儿娩出期） 指从宫口开全至胎儿娩出。

未实施硬膜外麻醉者：初产妇最长不应超过3小时，经产妇不应超过2小时。

实施硬膜外麻醉镇痛者：初产妇最长不应超过4小时，经产妇不应超过3小时。

注意：不应盲目等待产程超过上述标准，初产妇超过1小时应关注产程，超过2小时必须由有经验的医师进行全面评估。

3. 第三产程（胎盘娩出期） 指从胎儿娩出至胎

盘、胎膜娩出。一般需 5~15 分钟,不应超过 30 分钟。

四、分娩的临床经过及处理

(一)第一产程的临床经过及处理

1. 临床表现

(1)规律宫缩:宫缩持续时间约 30 秒且弱,间歇期 5~6 分钟。随产程进展,持续时间渐长至 50~60 秒且强度增加,间歇期 2~3 分钟。当宫口近开全时,宫缩持续时间达 1 分钟或更长,间歇期仅 1~2 分钟。

(2)宫口扩张:潜伏期扩张速度较慢,进入活跃期后加快。当宫口开全时,子宫颈边缘消失,子宫下段及阴道形成宽阔筒腔。

(3)胎头下降程度:是决定能否经阴道分娩的重要观察项目。

(4)胎膜破裂(简称破膜):胎儿先露部衔接后,在胎先露部前面的羊水称为前羊水,约 100ml,形成前羊膜囊,称为胎胞,有助于扩张宫口。当羊膜腔内压力增加到一定程度时,胎膜自然破裂。正常破膜多发生在宫口近开全时。

2. 产程必须观察的项目及处理

(1)胎心:①潜伏期,1~2 小时听胎心一次;②活跃期,15~30 分钟听胎心一次。听胎心的时机为宫缩间歇期。每次听诊时间为 1 分钟。

(2)宫口扩张及胎头下降

1)宫口扩张曲线:①潜伏期,是指从临产出现规律宫缩至宫口扩张至 4~6cm;②活跃期,是指宫口扩张 4~6cm 至宫口开全。

2)胎头下降曲线:是以胎头颅骨最低点与坐骨棘平面的关系标明。坐骨棘平面是判断胎头高低的标志:①胎头颅骨最低点平坐骨棘平面时,以“0”表达;②在坐骨棘平面上 1cm 时,以“-1”表达;③在坐骨棘平面下 1cm 时,以“+1”表达,余以此类推。

【名师助记】

S=-2以上，胎头未入盆，未衔接，未通过骨盆入口平面。

S=-1~0，胎头已入盆，衔接，已经通过入口平面。

S=-1~+1，胎头正在通过中骨盆，但是还没通过。

S=+3~+4，胎头已过中骨盆，到达骨盆底。

（3）胎膜破裂（简称破膜）：胎膜多在宫口近开全时自然破裂，前羊水流出。此时监护重点是：一听（听胎心）、二看（观察羊水形状）、三记录（记录破膜时间）。

（4）排尿与排便：应鼓励产妇每2~4小时排尿一次。

灌肠指征：初产妇宫口扩张<4cm、经产妇<2cm时，可行温肥皂水灌肠。

不宜灌肠的情况：胎膜早破，阴道流血，胎头未衔接，胎位异常，有剖宫产史，宫缩强、估计1小时内分娩，患严重心脏病等。

【名师助记】

灌肠主要是为了加强宫缩，但是在有不宜加强宫缩的情况（头盆不称、胎位异常等）时不宜灌肠；有感染风险（破膜、出血等）也不宜灌肠。

（二）第二产程的临床经过及处理

1. 临床表现

（1）破膜：胎膜多已自然破裂；若仍未破膜，影响胎头下降，应行人工破膜。

（2）宫缩增强：破膜后宫缩暂停，随后重现且强劲，持续1分钟以上，间歇1~2分钟。

（3）胎头拨露：宫缩时胎头露出于阴道口，露出部不断增大，宫缩间歇又缩回阴道内。

（4）胎头着冠：胎头双顶径越过骨盆出口，宫缩间歇时胎头不再回缩。

(5) 胎儿娩出:胎头枕骨于耻骨弓下露出,出现仰伸动作,胎儿额、鼻、口、颏部相继娩出。胎头复位及外旋转,前肩和后肩也相继娩出,胎体很快娩出。

2. 观察产程及处理

(1) 密切监测胎心:应每5~10分钟听一次胎心,有条件者用胎儿监护仪监测。

(2) 接产准备:初产妇宫口开全、经产妇宫口扩张4cm且宫缩规律有力时,应将产妇送至分娩室。

(3) 接产:当胎头拨露使阴唇后联合紧张时,开始保护会阴。

(三)第三产程的临床经过及处理

1. 临床表现　由于子宫腔容积突然明显缩小,胎盘不能相应缩小而与子宫壁发生错位而剥离。

胎盘剥离征象:①子宫体变硬呈球形,下段被扩张,子宫体呈狭长形被推向上,子宫底升高达脐上;②剥离的胎盘降至子宫下段,阴道口外露的一段脐带自行延长;③阴道少量流血;④接产者用手掌尺侧在产妇耻骨联合上方轻压子宫下段时,子宫体上升而外露的脐带不再回缩。

注意事项:必须确定胎盘已经剥离,才可用手轻拉脐带以协助胎盘娩出;若胎盘尚未剥离或剥离不全,绝不可牵拉脐带,否则可能导致子宫内翻。

2. 处理

(1) 新生儿处理:清理呼吸道,处理脐带,Apgar评分。

(2) 协助胎盘娩出:当确认胎盘已完全剥离时,于宫缩时以左手握住子宫底(拇指置于子宫前壁,其余4指放在子宫后壁)并按压,同时右手轻拉脐带,协助娩出胎盘。

【名师助记】

协助胎盘娩出:①牵拉脐带。适用于胎盘已剥离的情况，握压（左手）→轻拉（右手）→旋转（双手）。②手取胎盘术。适用于胎盘未剥离且第三产程超过30分钟的情况。

（3）检查胎盘、胎膜是否完整，有无副胎盘。

（4）检查软产道有无裂伤，有裂伤须立即缝合。

（5）预防产后出血：正常分娩出血量多不超过300ml；遇有产后出血高危因素的产妇，可在胎儿前肩娩出时静脉注射缩宫素，也可在胎儿娩出后立即经静脉快速注入含缩宫素10U的0.9%氯化钠注射液20ml，均能促使胎盘迅速剥离，减少出血。

若胎盘娩出后出血较多，可肌内注射麦角新碱，并将缩宫素20U加于5%葡萄糖液500ml内静脉滴注。心脏病患者禁用。

【仿真自测】

1. 临产后子宫收缩以子宫底最强，子宫下段最弱，此特性称为子宫收缩的
   A. 节律性　　B. 规律性
   C. 极性　　D. 对称性
   E. 缩复作用
2. 软产道的组成不包括
   A. 子宫体部　　B. 子宫颈部
   C. 子宫峡部　　D. 阴道
   E. 盆底软组织
3. 枕左前位分娩时，开始内旋转的部位是
   A. 骨盆入口平面　　B. 中骨盆平面
   C. 骨盆出口平面　　D. 骨盆最大平面
   E. 骨盆底

［答案］1. C　2. A　3. B

4. 产程中阴道检查的内容不包括
   A. 确定宫口扩张程度
   B. 确定胎先露下降程度
   C. 确定胎方位
   D. 确定是否破膜
   E. 确定对角径长度
5. 初产妇,26 岁。规律宫缩,宫口已开大 5cm,阴道检查见胎头矢状缝与骨盆横径一致,后囟在 3 点,前囟在 9 点。其胎方位为
   A. LOA　　B. ROA　　C. LOT
   D. ROT　　E. LOP

(6~7 题共用备选答案)
   A. 胎头拨露　　B. 胎头着冠
   C. 宫口开大 4cm　　D. 宫口开大 6cm
   E. 宫口开大 10cm
6. 进入第二产程的标志是
7. 分娩时胎膜自然破裂的时间常在

第七节　正 常 产 褥

【自测摸底】

经产妇,27 岁。足月顺产后第 2 天,出现轻微下腹部阵痛。脐下 3 指可触及子宫底,无压痛,阴道流血不多,无恶心、呕吐。对本病例的恰当处理措施为
   A. 按摩子宫　　B. 排除肠梗阻
   C. 一般不需处理　　D. 给予止血药物
   E. 抗生素预防感染

[答案] 4. E　5. C　6. E　7. E

【名师精讲】

一、产褥期

从胎盘娩出至产妇全身各器官除乳腺外恢复至正常未孕状态所需的一段时期称为产褥期，通常规定为6周。

二、产褥期母体变化

（一）生殖系统

1. 子宫体 产褥期子宫变化最大。胎盘娩出后的子宫逐渐恢复至未孕状态的过程称为子宫复旧，需时6周，主要变化为子宫体肌纤维缩复和子宫内膜再生。

（1）子宫体肌纤维缩复：子宫于产后1周缩小至约妊娠12周大小，在耻骨联合上方可触及；产后10天子宫降至骨盆腔内；产后6周子宫恢复到孕前大小；子宫重量也逐渐减少，产后6周恢复至50~60g。

（2）子宫内膜再生：约于产后第3周，除胎盘附着部位外，子宫腔表面均由新生内膜覆盖，胎盘附着部位全部修复需至产后6周。

2. 子宫下段及子宫颈 产后2~3天，宫口仍可通过2指；产后1周，子宫颈内口关闭；产后4周时，子宫颈完全恢复至正常形态。

3. 阴道及外阴 分娩后外阴轻度水肿，于产后2~3天内消退。会阴部若有轻度撕裂或会阴侧切缝合，在产后3~4天内愈合。处女膜在分娩时撕裂形成残缺的处女膜痕。

4. 盆底组织 产褥期做产后健身操利于盆底组织恢复。损伤过重、过早体力劳动、多产、密产则难以恢复正常，是导致阴道壁脱垂及子宫脱垂的主要原因。

（二）乳房

产后乳房的主要变化是泌乳。

吸吮是保持乳腺不断泌乳的关键环节。

不断排空乳房是维持乳汁分泌的重要条件。

1. 初乳是指产后7天内分泌的乳汁,极易消化,是新生儿早期最理想的天然食物。

2. 4周内乳汁转变为成熟乳,蛋白质含量渐少,脂肪和乳糖含量渐多。

3. 初乳及成熟乳均含大量免疫抗体,有助于新生儿抵抗疾病侵袭。

4. 多数药物可经母血渗入乳汁,故产妇于哺乳期间用药须考虑该药物对新生儿有无不良影响。

（三）循环系统及血液系统

1. 产后72小时内,产妇循环血量增加15%~25%,应注意预防心力衰竭的发生。

2. 产褥早期血液处于高凝状态,有利于胎盘剥离创面形成血栓,减少产后出血。

3. 血纤维蛋白原、凝血酶、凝血酶原于产后2~4周内降至正常。

4. 血红蛋白于产后1周左右回升。

5. 白细胞总数于产褥早期仍较高,可达(15~30)×10^9/L,一般1~2周恢复正常。

6. 红细胞沉降率于产后3~4周降至正常。

（四）内分泌系统

月经复潮及排卵时间受哺乳影响。

不哺乳产妇通常在产后6~10周月经复潮,10周左右恢复排卵。

哺乳妇女的月经复潮延迟,平均在产后4~6个月恢复排卵。

三、产褥期临床表现

（一）生命体征

1. 产后体温　多数产妇体温在正常范围内,产后24小时内略升高,不超过38℃。

泌乳热:产后3~4天出现乳房血管、淋巴管极度充盈,乳房胀大,伴37.8~39℃发热,持续4~16小时。

2. 血压和脉搏 在正常范围内。

3. 呼吸 深慢,14~16 次/min。

（二）子宫复旧

胎盘娩出后:子宫底在脐下 1 指。

产后第 1 天:略上升至脐平。

产后第 10 天:子宫降入骨盆腔内。

（三）产后宫缩痛

产褥早期因宫缩引起下腹部阵发性剧烈疼痛称产后宫缩痛。于产后 1~2 天出现,持续 2~3 天自然消失。

（四）恶露

产后随子宫蜕膜脱落,含有血液、坏死蜕膜等组织经阴道排出,称为恶露。恶露有血腥味,无臭味,持续 4~6 周,总量为 250~500ml。

1. 血性恶露 含大量血液。色鲜红,量多,持续 3~4 天。

2. 浆液恶露 含多量浆液。色淡红,有较多的坏死蜕膜组织、宫颈黏液,少量红细胞及白细胞,且有细菌。持续约 10 天。

3. 白色恶露 色泽较白。含大量白细胞、坏死蜕膜组织、表皮细胞及细菌等。持续 3 周干净。

（五）褥汗

产后 1 周内皮肤排泄功能旺盛,大量出汗,以睡眠和初醒时明显,不属病态。

四、产褥期处理及保健

（一）产褥期处理

1. 产后 2 小时内的处理 产后 2 小时内极易发生严重并发症,如产后出血、子痫、产后心力衰竭等,故应在产房严密观察。

2. 会阴处理

（1）用 0.05% 碘伏擦洗外阴,每天 2~3 次。

(2) 会阴部有水肿者，可用 50% 硫酸镁液湿热敷。

(3) 会阴部有缝线者，应每天检查切口有无红肿、硬结及分泌物，于产后 3~5 天拆线。

(4) 伤口感染，应提前拆线引流或行扩创处理，并定时换药。

3. 乳房护理　推荐母乳喂养，按需哺乳（哺乳的时间及频率取决于新生儿的需要及乳母感到乳胀的情况）。

母婴同室，做到早接触、早吸吮。于产后半小时开始哺乳，此时乳房内乳量虽少，通过新生儿吸吮动作刺激泌乳。

(1) 乳胀：多因乳房过度充盈及乳腺管不通畅所致。

哺乳前湿热敷 3~5 分钟，并按摩、拍打、抖动乳房，频繁哺乳，排空乳房。

(2) 催乳：乳汁不足，鼓励乳母树立信心，指导哺乳方法，按需哺乳、夜间哺乳。

(3) 乳头皲裂：主要为哺乳方式不当所致，严重者应停止哺乳。

(4) 退乳：停止哺乳的同时，少进汤汁。退乳方法：①生麦芽 60~90g，水煎当茶饮，每天一剂，连服 3~5 天；②芒硝 250g 分装两纱布袋内，敷于两乳房并包扎，湿硬时更换；③维生素 B_6 200mg 口服，每天 3 次，共 5~7 天。

（二）产褥期保健

1. 计划生育指导　产褥期内禁忌性交。

应于产后 42 天起采取避孕措施；原则是哺乳者以工具避孕为宜，不哺乳者可选用药物避孕。

2. 产后检查　产妇访视至少 3 次。第一次在产妇出院后 3 天内，第二次在产后 14 天，第三次在产后

28 天。

产后健康检查：产妇应于产后 6 周去医院做产后健康检查。

【仿真自测】

1. 关于产褥期母体变化的叙述错误的是
   A. 子宫于产后 10 天降至盆腔内
   B. 子宫于产后 6 周恢复到妊娠前大小
   C. 产后乳房的最大变化是泌乳
   D. 产后 24 小时内产妇循环血量增加 15%~25%
   E. 产后 24 小时内易发生尿潴留
2. 产褥期变化最大的器官或组织是
   A. 乳房 B. 阴道
   C. 盆底组织 D. 子宫
   E. 外阴
3. 初产妇，25 岁。足月顺产后第 3 天，母乳喂养，乳房胀痛，无红肿，乳汁排出不畅，体温 37.6℃。恰当的处理方法是
   A. 生麦芽煎服
   B. 少喝水
   C. 让新生儿吸吮双乳
   D. 抗生素治疗
   E. 用芒硝外敷
4. 产妇极易发生严重并发症的时间是产后
   A. 半小时内 B. 1 小时内
   C. 2 小时内 D. 4 小时内
   E. 24 小时内

［答案］1. D 2. D 3. C 4. C

第八节　病理妊娠

【自测摸底】

1. 晚期习惯性流产最多见的原因是
   A. 胚胎发育异常　　B. 胎盘功能不全
   C. 染色体异常　　D. 子宫畸形
   E. 子宫颈内口松弛
2. 女，26岁。平素月经规则，停经48天，阴道少量流血5天，偶有腹痛。检查子宫颈口关闭，子宫大小与孕周相符。患者可能的诊断是
   A. 难免流产　　B. 先兆流产　　C. 不全流产
   D. 完全流产　　E. 习惯性流产

【名师精讲】

一、自然流产

（一）概念

1. 妊娠不足28周、胎儿体重不足1 000g而终止妊娠称为流产。其中妊娠12周前终止妊娠称为早期流产；妊娠12周至不足28周终止妊娠称为晚期流产。

2. 流产分为自然流产和人工流产。自然流产占妊娠总数的10%~15%，其中早期流产占80%以上。

（二）病因

1. 胚胎因素　染色体异常是早期流产最常见的原因。

2. 母体因素

（1）全身性因素。

（2）生殖器官异常：子宫有问题，如子宫颈内口松弛、子宫颈裂伤引发胎膜早破，进而诱发晚期流产。

（3）内分泌异常：黄体功能不足、甲状腺功能低下等。

（4）强烈应激与不良习惯。

（三）临床表现

1. 基本类型　流产的基本类型及其特点和处理方式见表1-11。

表 1-11 流产的基本类型及其特点和处理方式

类型	病史			妇科检查		处理
	出血量	下腹痛	组织排除	子宫颈口	子宫大小	
先兆流产	少	无~轻	无	闭	与孕周数相符	保胎
难免流产	中~多	加剧	无	扩张	与孕周相符或略小	一经确诊，立即清宫
不全流产	少~多	减轻	部分	扩张或有组织物堵塞	小于孕周	一经确诊，立即清宫； 有休克者，应输血、输液纠正休克； 给予抗生素预防感染
完全流产	无~少	无	全部	闭	正常或略大	一般无须处理

2. 特殊类型

（1）稽留流产：指胚胎或胎儿已死亡，滞留在子宫腔内未能自然排出。

1）诊断：①可有先兆流产的表现，出血时有时无；②子宫不再增大反而缩小，早孕反应消失；③子宫颈口未开；④子宫较停经周数小，质地不软。

2）病理特点：①胎盘组织机化与子宫粘连，不易剥离，清宫时容易出血；②死胎愈久，胎盘溶解产生凝血活酶进入母体血液循环，引起凝血功能障碍的可能性越大；③因雌激素不足，子宫收缩力降低，也容易出血；④死胎稽留于子宫腔内，容易招致感染。

3）处理：术前必做出血及凝血功能检查。凝血功能正常者，术前口服炔雌醇 1mg，每天 2 次，共 5 天，以提高子宫对缩宫素的敏感性。

（2）复发性流产：指与同一性伴侣连续自然流产 3 次及以上者。

1）诊断：每次流产多发生于同一妊娠月份，其流产经过与一般流产相同。

2）病因：①早期复发性流产，常为染色体异常；②晚期复发性流产，常为子宫颈内口松弛。

3）处理：①本次流产的治疗需要依流产的类型给予相应的处理。②针对复发性流产的治疗：寻找病因→保胎治疗→对因处理。若为宫颈功能不全，应在孕 12~14 周行宫颈环扎术，术后定期随诊，提前住院，待分娩发动前拆除缝线。

（3）流产合并感染

1）诊断要点：不全流产合并感染体征，如发热、白细胞计数升高、阴道流出物有臭味等。

2）处理：先控制感染，再彻底清宫。

（四）妊娠早期出血性疾病

妊娠早期常见出血性疾病的鉴别见表 1-12。

表 1-12 妊娠早期常见出血性疾病的鉴别

鉴别要点		流产	异位妊娠	葡萄胎
病因		染色体异常	输卵管炎症	染色体异常
相同点		妊娠早期，停经+腹痛+阴道流血		
不同点	腹痛	阵发性下腹部疼痛	未破：一侧下腹部隐痛、酸胀感； 破裂：突发一侧下腹部撕裂样剧痛	下腹痛
	阴道流血	与流产类型相关	少量阴道流血	可排出葡萄状胎块儿
	子宫大小	与流产类型相关	子宫小于相应孕周	子宫大于相应孕周
	HCG	+	血 HCG 水平低于相应孕周；孕酮水平低于相应孕周	血 HCG 水平特别高，高于相应孕周
特异体征		与流产类型相关	腹腔内出血体征（肛门坠胀、后穹窿饱满压痛、宫颈举痛、压痛、反跳痛、移动性浊音）	双侧卵巢黄素化囊肿
确诊		B 超	阴道后穹窿穿刺（简单可靠）； 腹腔镜（“金标准”）	B 超“落雪征”
治疗		与流产类型相关	手术	清宫+随访

二、早产

（一）概念

早产是指妊娠满28周至不满37足周之间分娩。

（二）早产的分类及原因

1. 自发性早产　是最常见的类型，约占45%。

2. 未足月胎膜早破早产　妊娠37周前破膜所诱发的早产。

3. 治疗性早产　因母体或胎儿健康原因在未足37周时人为终止妊娠。

（三）早产的预测

早产预测的意义：①有自发性早产高危因素的孕妇在24周以后定期预测，有助于评估早产的风险，及时处理；②对20周以后宫缩异常频繁的孕妇，通过预测可以判断是否需要使用宫缩抑制剂，避免过度用药。

1. 阴道超声检查　子宫颈长度<25mm，或子宫颈内口漏斗形成伴有子宫颈缩短，提示早产风险增大。

2. 阴道后穹窿分泌物胎儿纤连蛋白检测　①>50ng/ml提示早产风险增加；②<50ng/ml，1周内不分娩可能性达97%，2周内不分娩的可能性达95%。

（四）临产表现

出现子宫收缩，最初为不规则宫缩，常伴有少许阴道流血或血性分泌物，以后可发展为规律宫缩。

过程与足月临产相似，胎膜早破较足月临产多。子宫颈管逐渐消退、扩张。

（五）诊断

先兆早产：妊娠满28周至不足37周，出现规律或不规律宫缩，伴子宫颈管缩短。

早产临产：妊娠满28周至不足37周，出现规律宫缩（20分钟≥4次，或60分钟≥8次），伴子宫颈展平≥80%，子宫颈扩张≥1cm。

（六）处理

1. 治疗原则

（1）胎膜未破：胎儿存活，无胎儿窘迫，无宫内感染，无严重妊娠合并症及并发症时，应抑制宫缩，尽可能延长至孕34周。

（2）胎膜已破：早产不可避免时，应提高早产儿存活率。

2. 抑制宫缩药物治疗

（1）利托君：β肾上腺素受体激动剂。

1）禁忌证：合并心脏病、高血压、未控制的糖尿病和并发重度子痫前期、明显产前出血等孕妇慎用或禁用。

2）注意事项：用药期间须密切监测生命体征、血钾、肝功能和血糖。①患者心率>120次/min，应减慢滴速；②心率>140次/min，应停药；③出现胸痛，应立即停药并行心电监护。

（2）25%硫酸镁

1）禁忌证：肾功能不良、肌无力、心肌病患者禁用。

2）用法用量：静脉滴注，每天总量不超过30g。

3）注意事项：呼吸<16次/min、尿量<17ml/h、膝反射消失，应立即停药并给予钙通道阻滞剂。

（3）阿托西班：副作用少，无明确禁忌证。

（4）硝苯地平：钙通道阻滞剂。其抗早产的作用比利托君更安全、更有效。

注意事项：用药期间应密切注意孕妇心率及血压变化。已用硫酸镁者慎用，以防血压急剧下降。

（5）吲哚美辛：仅在孕32周前短期（1周内）应用。大剂量长期使用可使胎儿动脉导管提前关闭。

3. 抗生素控制感染　适用于：①阴道分泌物培养B组链球菌阳性者；②羊水感染指标阳性者；③未足月

胎膜早破者预防性使用。

4. 促胎肺成熟　妊娠<35 周、1 周内有可能分娩的孕妇，应给予糖皮质激素促胎肺成熟治疗。

5. 终止早产治疗的指征

(1) 宫缩进行性增强，经过治疗无法控制者。

(2) 有宫内感染者。

(3) 衡量母胎利弊，继续妊娠对母胎的危害大于胎肺成熟对胎儿的好处。

(4) 孕周已达 34 周，无母胎并发症。停用抗早产药，顺其自然，不必干预，只需密切监测胎儿情况即可。

【名师助记】

终止早产的指征中，前三条是不得不终止，后一条孕周达到 34 周，说明胎儿已成熟，可终止。

（七）预防

已明确宫颈功能不全者，应于妊娠 12~14 周行宫颈环扎术。

三、过期妊娠

（一）概念

平时月经周期规则，妊娠≥42 周（294 天）尚未分娩，称为过期妊娠。

（二）病因

1. 雌、孕激素比例失调　孕激素可抑制前列腺素和缩宫素的作用，延迟分娩发动。

2. 子宫收缩刺激反射减弱　头盆不称或胎位异常，胎先露对子宫颈内口及子宫下段的刺激不强，可致过期妊娠。

3. 胎儿畸形　胎先露不能紧贴子宫下段及子宫颈内口诱发宫缩。

4. 遗传因素。

（三）病理

1. 胎盘病理类型 胎盘功能正常；胎盘老化，胎盘功能减退。

2. 羊水 羊水减少、羊水粪染。两者可并存。

3. 胎儿

（1）正常生长及巨大儿。

（2）胎儿过熟综合征：胎盘功能减退、胎盘血流灌注不足、胎儿缺氧及营养缺乏常并发胎儿成熟障碍。

（3）胎儿生长受限小样儿：可与过期妊娠共存。

（四）对母儿的影响

1. 对围产儿的影响 胎儿窘迫、胎粪吸入综合征、新生儿窒息等围产儿发病率及病死率均明显增高。

2. 对母体的影响 因胎儿窘迫、头盆不称、产程延长、颅骨钙化不易变形、巨大儿等，均使手术产及母体产伤明显增加。

（五）处理

妊娠41周以后即应考虑终止妊娠。

应根据胎儿安危状况、胎儿大小、宫颈成熟度综合分析，选择恰当的分娩方式。

1. 引产术 无胎儿窘迫，无头盆不称等。

（1）宫颈成熟（Bishop评分≥7分者）：直接引产。方法：静脉滴注缩宫素。胎头已衔接者，可先行人工破膜。

（2）宫颈不成熟（Bishop评分<7分者）：先促宫颈成熟再引产。促宫颈成熟的方法：主要有PGE_2阴道制剂（控释地诺前列酮栓）和宫颈扩张球囊。

Bishop宫颈成熟度评分法见表1-13。

2. 剖宫产术 过期妊娠时，胎盘功能减退，胎儿储备能力下降，需适当放宽剖宫产指征。

表 1-13　Bishop 宫颈成熟度评分

指标	分数			
	0	1	2	3
宫口开大/cm	0	1~2	3~4	≥5
宫颈管消退/%（未消退为 2cm）	0~30	40~50	60~70	80~100
先露位置（坐骨棘水平=0）	-3	-2	-1~0	+1~+2
宫颈硬度	硬	中	软	
宫口位置	朝后	朝中	朝前	

四、异位妊娠

受精卵在子宫体腔以外着床称为异位妊娠，习称宫外孕。

异位妊娠是妇产科常见的急腹症，是孕产妇死亡原因之一。

（一）发生部位

输卵管妊娠最常见，占异位妊娠的 95%，其中壶腹部妊娠约占 78%，其次为峡部、伞部，间质部妊娠最少见。还有卵巢妊娠、腹腔妊娠、阔韧带妊娠、宫颈妊娠，此外，剖宫产瘢痕妊娠近年在国内明显增多。

（二）输卵管妊娠病因

1. 输卵管炎症是输卵管妊娠的主要病因。
2. 输卵管妊娠史或手术史。
3. 输卵管发育不良或功能异常。
4. 辅助生殖技术。
5. 避孕失败。
6. 其他，如肿瘤压迫输卵管等。

（三）病理

1. 输卵管妊娠结局

（1）输卵管妊娠流产：多见于妊娠 8~12 周输卵管壶腹部妊娠。

（2）输卵管妊娠破裂：多见于妊娠 6 周左右输卵管峡部妊娠，短期内可发生大量腹腔内出血，使患者出现休克。输卵管间质部妊娠少见，常发生于妊娠 12~16 周，几乎均为输卵管妊娠破裂，症状极严重，在短时间内出现低血容量性休克症状。

（3）继发性腹腔妊娠。

（4）陈旧性宫外孕。

2. 子宫的变化

（1）子宫增大、变软，子宫内膜出现蜕膜反应。

（2）胚胎受损或死亡，蜕膜自子宫壁剥离而发生阴道流血，排出三角形蜕膜管型，血 HCG 水平下降。

（3）若胚胎死亡已久，子宫内膜可呈增生期改变，有时可见 A-S 反应。

（4）若胚胎死亡后，子宫肌层有绒毛存活，黄体退化迟缓，内膜仍可呈分泌反应。

（四）临床表现

典型症状为停经后腹痛与阴道流血。

1. 停经　多有 6~8 周停经史。

2. 腹痛　是输卵管妊娠的主要症状。

（1）尚未流产或破裂：常表现为一侧下腹部隐痛或酸胀感。

（2）流产或破裂时：突感一侧下腹部撕裂样疼痛。

（3）盆腔内积血：肛门坠胀感，后穹窿饱满，宫颈举痛、摇摆痛、漂浮感。

（4）腹部体征：腹膜刺激征、腹部移动性浊音。

（5）休克：失血性休克。

3. 阴道出血　少量点滴状，一般不会超过月经量。

4. 腹部包块　血液凝固并与周围组织或器官粘

连形成包块。

（五）诊断

1. 血 HCG 和孕酮测定

（1）血 HCG：是早期诊断的重要方法。阴性一般可排除异位妊娠。连续监测倍增时间大于 7 天，异位妊娠可能性大。

（2）孕酮：多在 10～25ng/ml；<5ng/ml，排除流产后应考虑异位妊娠。

2. 超声诊断 阴道 B 超检查较腹部 B 超检查准确性高。

（1）阴道 B 超检查：子宫腔内空虚，子宫旁出现低回声区，其内探及胚芽及原始心管搏动，可确诊异位妊娠。

（2）血 β-HCG 测定与 B 超配合：对确诊帮助很大。当血 β-HCG≥2 000U/L 时，阴道超声可看到妊娠囊；若未见宫内妊娠囊，应高度怀疑异位妊娠。

【名师助记】

血 HCG(+)和阴道 B 超见到宫外孕妊娠囊部位，可确诊。

（3）阴道后穹窿穿刺：是一种简单可靠的诊断方法，适用于疑有腹腔内出血的患者。

（4）腹腔镜检查：目前已很少将其作为检查手段，更多的是作为手术治疗方式。

（5）子宫内膜病理检查：宫内妊娠可见到绒毛；异位妊娠仅见蜕膜不见绒毛。

（六）治疗

原则：手术为主，保守为辅。

1. 尚未流产或破裂 血 HCG<2 000U/L 或妊娠囊直径<4cm，甲氨蝶呤治疗，全身或局部用药。血 HCG>3 000U/L 或包块直径≥4cm，腹腔镜手术治疗。

2. 流产或破裂 抗休克同时行急诊手术。

五、妊娠期高血压疾病

（一）概念与分类

1. 概念　妊娠期高血压疾病是妊娠与血压升高并存的一组疾病，发生率为5%～12%。该组疾病包括妊娠期高血压、子痫前期、子痫，以及慢性高血压并发子痫前期和妊娠合并慢性高血压，严重影响母儿健康，是孕产妇和围产儿病死率升高的主要原因。

多发生在妊娠20周以后，以高血压、蛋白尿为主要特征，严重时出现抽搐、昏迷，甚至母婴死亡。

2. 分类　妊娠期高血压疾病的分类及临床表现见表1-14。

表1-14　妊娠期高血压疾病的分类及临床表现

分类	临床表现
妊娠期高血压	妊娠20周后出现高血压，收缩压≥140mmHg和/或舒张压≥90mmHg，并于产后12周恢复正常；尿蛋白（-）。产后方可确诊
子痫前期	必备条件：妊娠20周后出现收缩压≥140mmHg和/或舒张压≥90mmHg，伴有蛋白尿≥0.3g/24h，或随机尿蛋白（+），或无蛋白尿但合并下列任何一项者：①血小板减少（血小板<100×10^9/L）；②肝功能损害（血清转氨酶水平为正常值2倍以上）；③肾功能损害（血肌酐水平>97μmol/L或为正常值2倍以上）；④肺水肿（心力衰竭征象）；⑤新发生的中枢神经系统异常或视觉障碍
子痫	子痫前期基础上发生抽搐，不能用其他原因解释

续表

分类	临床表现
慢性高血压并发子痫前期	慢性高血压孕妇，妊娠前无蛋白尿，妊娠20周后出现蛋白尿，尿蛋白≥0.3g/24h；或妊娠前有蛋白尿，妊娠后尿蛋白明显增加、血压进一步升高或血小板低于正常值
妊娠合并慢性高血压	妊娠20周前收缩压≥140mmHg和/或舒张压≥90mmHg（除外滋养细胞疾病），妊娠期无明显加重；或妊娠20周后首次诊断高血压并持续到产后12周后

3. 重度子痫前期的诊断标准　子痫前期伴有下面任何一种表现：①收缩压≥160mmHg，或舒张压≥110mmHg（卧床休息，两次测量间隔至少4小时）；②血小板减少（血小板<100×10^9/L）；③肝功能损害，血清转氨酶水平为正常值2倍以上或严重持续性右上腹或上腹疼痛，不能用其他疾病解释，或两者均存在；④肾功能损害，血肌酐水平>97μmol/L或无其他肾脏疾病时肌酐浓度为正常值2倍以上；⑤肺水肿；⑥新发生的中枢神经系统异常或视觉障碍。

（二）高危因素

1. 孕妇年龄≥40岁、首次怀孕（初孕妇）、妊娠间隔时间≥10年。

2. 子痫前期病史、子痫前期家族史（母亲或姐妹）。

3. 抗磷脂抗体阳性。

4. 高血压、慢性肾炎、糖尿病或遗传性血栓形成倾向。

5. 初次产检时BMI≥35kg/m^2。

6. 本次妊娠为多胎妊娠。

7. 孕早期收缩压≥130mmHg或舒张压≥

80mmHg。

（三）病理生理

基本病理生理变化：全身小血管痉挛和血管内皮损伤，全身各系统、各脏器灌流减少，对母儿造成危害，甚至导致母儿死亡。

1. 脑 脑缺血、脑水肿。

2. 肾脏 蛋白尿、肾衰竭。

3. 肝脏 转氨酶升高、肝包膜下血肿、肝破裂。

4. 心血管 心肌缺血、水肿，严重者导致心力衰竭。

（四）治疗

1. 治疗目的 ①控制病情；②延长孕周；③尽可能保障母儿安全。

2. 子痫前期治疗 治疗原则主要为降压、解痉、镇静等；密切监测母儿情况；适时终止妊娠是最有效的处理措施。

（1）解痉：首选硫酸镁。

1）用药指征：①控制子痫抽搐及防止再抽搐；②预防重度子痫前期发展成为子痫；③子痫前期临产前用药预防抽搐。

2）用药原则：①预防和治疗子痫的硫酸镁用药方案相同；②分娩前未使用硫酸镁者，分娩过程中可使用硫酸镁，并持续至产后至少24～48小时；③注意保持硫酸镁血药浓度的稳定性。

3）用药方案

A. 静脉给药：先静脉注射，再静脉滴注。a. 负荷量：4～6g硫酸镁溶于25%葡萄糖液20ml静脉注射；b. 维持量：1～2g/h静脉滴注。

每日总量一般不超过25g。用药时限一般不超过5天。

B. 深部臀肌内注射：为了夜间更好地睡眠，可在睡眠前停用静脉给药，改为肌内注射一次。用法：25%硫酸镁20ml+2%利多卡因2ml。

4）注意事项：正常孕妇血清镁离子浓度为0.75～1mmol/L，治疗有效浓度为1.8～3mmol/L，超过3.5mmol/L可发生镁中毒。

使用硫酸镁的必备条件：膝腱反射存在；呼吸≥16次/min；尿量≥17ml/h或400ml/24h；备有10%葡萄糖酸钙。

镁离子中毒时停用硫酸镁并缓慢静脉注射（5～10分钟）10%葡萄糖酸钙10ml。

【名师助记】

膝腱反射减弱或消失提示镁中毒。镁中毒处理第一步是停用硫酸镁，第二步是使用葡萄糖酸钙解毒。

（2）降压

1）目的：预防子痫、心脑血管意外、胎盘早剥等严重母胎并发症。

2）降压指征：①收缩压≥160mmHg和/或舒张压≥110mmHg的高血压孕妇，必须降压治疗；②收缩压≥150mmHg和/或舒张压≥100mmHg的高血压孕妇，建议降压治疗；③妊娠前已用降压药治疗的孕妇，应继续降压治疗。

3）目标血压：为保证子宫胎盘血流灌注，血压不可低于130/80mmHg。

孕妇无并发脏器功能损伤，收缩压应控制在130～155mmHg，舒张压应控制在80～105mmHg；孕妇并发脏器功能损伤，收缩压应控制在130～139mmHg，舒张压应控制在80～89mmHg。

降压过程力求平稳，不可波动过大。

【名师助记】

血压控制在（130～155）/（80～105）mmHg之间，越低越好。

4）用药方案：口服为主，口服降压不理想时可静脉给药。

降压一般不用利尿剂，不推荐使用阿替洛尔和哌唑嗪，禁止使用血管紧张素转换酶抑制剂（ACEI，“××普利”）和血管紧张素受体拮抗剂（ARB）。常用的口服降压药有拉贝洛尔、硝苯地平、硝普钠（高血压危象）。

（3）镇静：应用硫酸镁无效或有禁忌时，可使用镇静药来预防并控制子痫。

1）地西泮：具有较强的镇静、抗惊厥、肌肉松弛作用，对胎儿及新生儿影响较小。

2）冬眠药物：仅用于硫酸镁治疗效果不佳者。

3）苯巴比妥钠：可致胎儿呼吸抑制，分娩前6小时慎用。

（4）利尿：不主张常规应用。脑水肿可用甘露醇，甘油果糖适用于肾功能有损伤的患者。

（5）促胎肺成熟：孕周<35周的子痫前期患者、预计1周内可能分娩者，均应给予糖皮质激素促胎肺成熟治疗。

（6）终止妊娠的时机

1）妊娠期高血压、子痫前期患者可期待治疗至37周终止妊娠。

2）重度子痫前期患者：①妊娠<24周，终止妊娠。②妊娠24～28周，综合考虑后决定是否期待治疗。③妊娠28～34周，经积极治疗24～48小时病情仍加重，促胎肺成熟后终止妊娠；如病情稳定，可期待治疗并转诊。④妊娠≥34周，应考虑终止妊娠。

【名师助记】

重度子痫前期患者，妊娠≥34周，胎儿已成熟，直接终止妊娠。

妊娠<34周，经积极治疗24～48小时病情仍加重，

促胎肺成熟后终止妊娠；如病情稳定，可期待治疗至34周并转诊。

3. 子痫治疗

(1) 控制抽搐：首选硫酸镁。

(2) 降低颅内压：甘露醇。

(3) 控制血压：脑血管意外是子痫患者死亡的最常见原因。当收缩压持续≥160mmHg、舒张压≥110mmHg时，要积极降压以预防心脑血管并发症。

(4) 终止妊娠：一旦抽搐控制后即可考虑终止妊娠。

六、胎盘早剥

(一) 概念

妊娠20周后或分娩期正常位置的胎盘，在胎儿娩出前部分或全部从子宫壁剥离，称为胎盘早剥。

(二) 病因

1. 孕妇血管病变　妊娠期高血压疾病最常见。

2. 机械因素　外伤(腹部直接受到撞击或挤压)、脐带绕颈、脐带牵拉。

3. 子宫腔内压力骤减　双胎第一胎娩出过快、破膜后羊水流出过快。

4. 子宫静脉压突然升高、胎盘附着部位肌瘤。

5. 其他　高龄、经产妇、吸烟、吸毒等。

(三) 病理生理变化

胎盘早剥的主要病理改变是底蜕膜出血并形成血肿，使胎盘从附着处分离。

1. 胎盘剥离类型　胎盘早剥可分为显性、隐性及混合型三种。

2. 子宫胎盘卒中　胎盘早剥发生内出血时，血液积聚于胎盘与子宫壁之间，胎盘后血肿压力增加，血液侵入子宫肌层，引起肌纤维分离、断裂甚至变性，当血液渗透至子宫浆膜层时，子宫表面呈现紫蓝色瘀斑，又称库弗莱尔子宫。

3. 弥散性血管内凝血(DIC) 严重早剥处的胎盘绒毛和蜕膜中释放大量组织凝血活酶进入母体血液循环导致DIC。

（四）临床表现

1. 分级及临床表现

(1) 0级:分娩后回顾性诊断。

(2) Ⅰ级:多见于分娩期,以外出血为主。胎盘剥离面积小,患者常无腹痛或腹痛轻微,贫血体征不明显。子宫软,大小与妊娠周数相符,胎位清楚,胎心率正常。

(3) Ⅱ级:胎盘剥离面达胎盘面积的1/3左右。临床表现:①突然发生持续性腹痛、腰酸或腰背痛,疼痛程度与胎盘后积血量成正比;②无阴道流血或流血量不多,贫血程度与阴道流血量不相符;③子宫大于妊娠周数,子宫底升高;④胎盘附着处压痛明显,宫缩尚可有间歇;⑤胎儿宫内窘迫或胎死宫内。

(4) Ⅲ级:胎盘剥离面超过胎盘面积的1/2。临床表现:①患者出现恶心、呕吐、面色苍白、四肢湿冷、脉搏细数、血压下降等休克症状;②休克程度多与阴道流血量不成正比;③子宫硬如板状,于宫缩间歇时不能松弛;④胎位扪不清,胎心消失;⑤无凝血机制障碍属于Ⅲa,有凝血机制障碍属于Ⅲb。

【名师助记】

Ⅱ级胎盘早剥的关键词:持续腹痛,宫缩有间歇,胎儿存活。

Ⅲ级胎盘早剥的关键词:子宫硬如板状,宫缩无间歇,胎儿已死亡。

2. 辅助检查 B超检查可确诊。B超检查阴性结果不能完全排除胎盘早剥,尤其是子宫后壁的胎盘。

（五）并发症

1. DIC 胎盘早剥是妊娠期发生DIC最常见的原因。

2. 产后出血　胎盘早剥发生子宫胎盘卒中时，影响子宫肌层收缩导致产后出血。

3. 急性肾衰竭。

4. 羊水栓塞。

5. 胎儿宫内死亡。

（六）治疗

治疗原则：纠正休克，及时终止妊娠（怎么快怎么来）。

1. 阴道分娩　Ⅰ级早剥，宫口已开全。

2. 剖宫产　宫口未开。若发生子宫胎盘卒中，可行子宫切除术以止血。

七、前置胎盘

（一）概念

前置胎盘是指妊娠28周后，胎盘附着于子宫下段甚至胎盘下缘，达到或覆盖子宫颈内口，其位置低于胎先露部。前置胎盘是妊娠晚期严重并发症，也是妊娠晚期阴道流血最常见的原因。

（二）病因

目前病因尚不清楚。可能的因素有：①子宫内膜病变或损伤（多次刮宫、分娩、子宫手术史等）；②胎盘异常，如双胎妊娠时胎盘面积过大、副胎盘；③受精卵滋养层发育迟缓；④不良生活习惯；⑤辅助生殖技术受孕；⑥子宫形态异常。

（三）分类

1. 完全性前置胎盘　又称中央性前置胎盘，胎盘组织完全覆盖子宫颈内口。

2. 部分性前置胎盘　胎盘组织部分覆盖子宫颈内口。

3. 边缘性前置胎盘　胎盘附着于子宫下段，胎盘边缘到达子宫颈内口，未覆盖子宫颈内口。

（四）临床表现

1. 阴道流血　妊娠晚期或临产时，发生无诱因、无痛性反复阴道流血。

2. 贫血、休克 与阴道出血量相符。

3. 胎位异常 先露部高浮，胎位异常；耻骨联合上方可听到胎盘杂音。

4. 出血时间与类型

（1）完全性前置胎盘：初次出血时间早，多在妊娠28周左右，称为“警戒性出血”。

（2）边缘性前置胎盘：出血多发生在妊娠晚期或临产后，出血量较少。

（3）部分性前置胎盘：初次出血时间、出血量及反复出血次数介于两者之间。

（五）辅助检查

1. B超检查 可明确前置胎盘的类型，经阴道超声检查更准确，是评估胎盘状况的标准。

2. MRI检查 怀疑“凶险性”前置胎盘者，MRI有助于了解胎盘侵入子宫肌层的深度、局部血管分布情况、是否侵犯膀胱等子宫旁组织。

3. 产后检查胎盘及胎膜 胎膜破口距胎盘边缘<7cm。

（六）对母儿的影响

1. 产后出血 胎盘剥离后血窦不易闭合，常发生产后出血，量多且难以控制。

2. 胎盘植入 胎盘绒毛穿透底蜕膜侵入子宫肌层，胎盘剥离不全发生大出血。

3. 产褥感染 前置胎盘剥离面接近子宫颈外口，细菌易从阴道侵入发生感染。

4. 早产儿及围产儿死亡率高。

（七）处理

原则：抑制宫缩，止血，纠正贫血，预防感染和终止妊娠。

1. 期待疗法 适用于妊娠<36周、胎儿体重<2 000g、

胎儿存活、无宫缩、出血少、一般情况好的孕妇。

（1）一般处理：取侧卧位，绝对卧床休息，血止后方可轻微活动；禁止性生活、阴道检查及肛门检查；密切观察阴道流血量。

（2）药物：地西泮镇静；抗生素预防感染；若胎龄<35周，促胎肺成熟。

2. 终止妊娠

（1）剖宫产术：适用于孕妇反复大量出血至贫血甚至休克、胎龄达36周以上、胎儿肺已成熟的完全性前置胎盘患者。

（2）阴道分娩：适用于边缘性前置胎盘、估计短时间内能结束分娩者。

八、死胎

（一）概念

妊娠20周后胎儿在子宫内死亡称为死胎。胎儿在分娩过程中死亡称为死产。

（二）病因

死胎的直接原因是缺氧。

1. 胎盘及脐带因素　如前置胎盘、胎盘早剥、脐带脱垂等。

2. 胎儿因素　如胎儿严重畸形、胎儿生长受限、胎儿宫内感染等。

3. 孕妇因素　如子痫、过期妊娠、慢性肾炎、心血管疾病等。

（三）诊断

1. 孕妇自觉胎动停止，腹部不再增大。

2. 腹部检查发现子宫底高度小于停经周数，听不到胎心。

3. B超检查示胎心和胎动消失，颅板塌陷、颅骨重叠，呈袋状变形。

4. 胎儿死亡3周胎儿仍未排出，容易引起DIC。

胎死宫内4周以上，DIC发生机会明显增多，可致分娩时严重出血。

（四）处理

1. 一经确诊，尽早经羊膜腔注入依沙吖啶引产。

胎死宫内4周尚未排出者，应查凝血功能，备新鲜血，预防产后出血及感染。

纤维蛋白原<1.5g/L、血小板$<100\times10^{9}$/L时，可用肝素治疗，待纤维蛋白原和血小板恢复到有效止血水平后再引产。

2. 明确死因 病史调查和尸检可明确死因。

九、胎膜早破

（一）概念

1. 临产前胎膜破裂称为胎膜早破。

2. 未足月胎膜早破指妊娠37周前的胎膜破裂。胎膜早破时孕周越小，围产儿预后越差。

3. 足月胎膜早破发生在妊娠满37周后。

（二）病因

胎膜早破常是多因素所致。常见因素如下：

1. 胎膜炎 生殖道病原微生物上行性感染引起。

2. 羊膜腔压力升高 双胎妊娠或羊水过多导致。

3. 胎膜受力不均 头盆不称和胎位异常导致。

4. 胎膜抗张能力下降，维生素C、锌及铜缺乏。

5. 子宫颈内口松弛等。

（三）诊断

1. 临床表现 孕妇突感有液体从阴道流出，有时混有胎脂及胎粪。肛门指检上推胎先露，阴道流液量增加。阴道后穹窿有羊水积聚或有羊水自宫口流出，即可确诊。伴羊膜腔感染时，阴道流液有臭味，并有发热、母儿心率加快、子宫压痛、白细胞计数升高、血C反应蛋白水平升高。

2. 辅助检查

（1）阴道液pH测定：阴道液pH≥6.5，提示胎膜早破，准确率达 90%。

（2）阴道液涂片检查：镜检可见羊齿植物叶状结晶为羊水。

（3）胎儿纤连蛋白（fFN）测定：子宫颈及阴道分泌物内 fFN 含量>0.05mg/L 时，提示易发生胎膜早破。

（4）胰岛素样生长因子结合蛋白-1（IGFBP-1）检测：用羊水中 IGFBP-1 检测试纸，特异性强，不受血液、精液、尿液和宫颈黏液的影响。

3. 绒毛膜羊膜炎诊断　出现下述任何一项表现应考虑有绒毛膜羊膜炎：①母体心动过速，≥100 次/min；②胎儿心动过速，≥160 次/min；③母体发热，≥38℃；④子宫激惹，羊水恶臭；⑤母体白细胞计数≥15×10^9/L，中性粒细胞占比≥90%。

（四）对母儿的影响

1. 对母体的影响　①阴道病原微生物易上行感染；②破膜有时引起胎盘早剥；③羊膜腔感染易发生产后出血。

2. 对胎儿的影响　①常诱发早产，早产儿易发生呼吸窘迫；②并发绒毛膜羊膜炎时，易引起新生儿吸入性肺炎，严重者发生败血症、颅内感染等危及新生儿生命；③脐带受压、脐带脱垂可致胎儿窘迫；④破膜潜伏期长于 4 周，羊水过少程度重，出现胎儿铲形手、弓形腿、扁平鼻。

（五）处理

1. 足月胎膜早破　是临产的征兆，应入院待产。观察 12~24 小时，80% 可自然临产；若破膜 12 小时仍未临产，无头盆不称，则引产。

2. 未足月胎膜早破　可诱发早产，应促胎儿成熟。

（1）期待疗法：适用于妊娠 $24\sim33^{+6}$ 周胎膜早破不伴感染、羊水池深度≥3cm 者。

1）抗感染：破膜超过12小时，抗生素预防感染。

2）抑制宫缩：有宫缩者，硫酸镁、利托君抑制宫缩。

3）促胎肺成熟：糖皮质激素促胎肺成熟。

【名师助记】

胎膜早破患者期待疗法——抑（抑制宫缩）、促（促胎肺成熟）、抗（抗感染）。

（2）终止妊娠

1）经阴道分娩：妊娠<24周，以引产为宜；妊娠≥34周，胎肺成熟，宫颈成熟，无禁忌证，可引产。

2）剖宫产：胎头高浮，胎位异常，宫颈不成熟，胎肺成熟，明显羊膜腔感染，伴有胎儿窘迫，抗感染同时行剖宫产。

十、胎儿窘迫

胎儿窘迫是指胎儿在子宫内因急性或慢性缺氧危及其健康和生命的综合症状。

（一）病因

1. 胎儿急性缺氧　母胎间血氧运输及交换障碍或脐带血循环障碍所致。常见因素：前置胎盘、胎盘早剥；脐带各种发育异常；缩宫素使用不当造成过强及不协调宫缩。

2. 胎儿慢性缺氧　妊娠期高血压疾病、糖尿病、过期妊娠等。

（二）临床表现和诊断

1. 急性胎儿窘迫　常发生于分娩期。多由脐带异常、前置胎盘、胎盘早剥、宫缩过强、产程延长及休克等引起。

（1）产时胎心率异常：先快后慢。正常胎心率基线为110~160次/min。缺氧早期，胎心率基线代偿性加快；缺氧晚期，胎心率基线减速或重度变异减速，可降至110次/min以下。

当胎心率基线<100次/min，基线变异≤5次/min，

伴频繁晚期减速或重度变异减速，提示胎儿缺氧严重，胎儿常结局不良，可随时胎死宫内。

（2）羊水胎粪污染

1）单独羊水中胎粪污染不是胎儿窘迫的征象，如果胎儿电子监护正常，不需要进行特殊处理。

2）如果胎儿电子监护异常，存在宫内缺氧情况，会引起胎粪吸入综合征（MAS），造成不良胎儿结局。

（3）胎动异常：频繁→减弱→消失。

（4）酸中毒：胎儿头皮血 pH<7.20（正常值 7.25~7.35），PO_2<10mmHg（正常值 15~30mmHg），PCO_2>60mmHg（正常值 35~55mmHg），可诊断胎儿酸中毒。

2. 慢性胎儿窘迫　常发生于妊娠晚期，不断加重。多由妊娠期高血压疾病、慢性肾炎、糖尿病等所致。

（1）胎动减少或消失：<10 次/2h 或降低 50% 为胎动减少。

（2）产前胎儿电子监护异常：正常胎心率为 110~160 次/min。胎心率异常提示有胎儿缺氧的可能。

（3）胎儿生物物理评分低：Manning 评分 4~6 分提示胎儿有急性或慢性缺氧；2~4 分提示胎儿有急性缺氧伴慢性缺氧；0 分提示胎儿急慢性缺氧。

（4）胎儿多普勒超声血流异常：脐动脉收缩期最大血流速度（S）与舒张末期血流速度（D）比值（S/D）>3，提示有胎盘灌注不足。

（三）处理

1. 急性胎儿窘迫

（1）一般处理：左侧卧位，吸氧。纠正脱水、酸中毒、低血压及电解质紊乱。

（2）病因治疗。

（3）尽快终止妊娠：宫口未开全，尽快剖宫产；宫口已开全，经阴道助娩。

2. 慢性胎儿窘迫　针对病因，视孕周、胎儿成熟度及胎儿窘迫程度决定处理方式。

（1）一般处理:左侧卧位,定时吸氧。

（2）期待疗法:孕周小,尽量保守治疗,以期在延长胎龄的同时促胎肺成熟。

（3）终止妊娠:估计娩出后生存机会较大,应剖宫产终止妊娠。

【仿真自测】

1. 早期流产最常见的原因是
   A. 孕妇黄体功能不足
   B. 胚胎染色体异常
   C. 孕妇生殖器官异常
   D. 孕妇子宫颈内口松弛
   E. 孕妇免疫功能异常
2. 下列不属于早产病因的是
   A. 下生殖道感染　B. 胎膜早破
   C. 前置胎盘　D. 羊水过少
   E. 多胎妊娠
3. 早产的治疗药物中,不属于宫缩抑制剂的是
   A. 盐酸利托君　B. 地塞米松
   C. 硝苯地平　D. 阿托西班
   E. 硫酸镁
4. 关于过期妊娠的叙述正确的是
   A. 凡预产期超过 2 周尚未临产者均为过期妊娠
   B. 妊娠过期越久,胎儿体重越大
   C. 过期妊娠易发生胎儿窘迫
   D. 与孕妇孕激素相对过少有关
   E. 过期妊娠孕妇尿中 E_3 水平正常

[答案] 1. B　2. D　3. B　4. C

5. 子痫患者发生抽搐的主要原因是
   A. 脑组织出血　　B. 脑梗死
   C. 低钙血症　　D. 胎盘毒素
   E. 颅内小动脉痉挛与脑水肿
6. 妊娠期高血压疾病不宜使用的降压药物是
   A. 拉贝洛尔　　B. 硝苯地平
   C. 尼莫地平　　D. 酚妥拉明
   E. 依那普利
7. 胎盘早剥的常见病因是
   A. 前置胎盘　　B. 子宫手术史
   C. 妊娠高血压疾病　　D. 初产妇
   E. 缺铁性贫血
8. 胎盘早剥隐性出血较可靠的诊断依据是
   A. 持续性腹痛
   B. 阴道大量出血
   C. 破膜有血性羊水
   D. 子宫体压痛明显
   E. B 超提示液性低回声区
9. 前置胎盘的典型临床表现是
   A. 子宫大小与孕周不符
   B. 胎位常扪不清
   C. 胎心音常听不清
   D. 常无胎位异常
   E. 可于耻骨联合上方闻及胎盘杂音
10. 预测胎膜早破最好的辅助检查是
   A. 阴道液酸碱度检测
   B. 阴道液涂片检查
   C. 羊膜镜检查
   D. 阴道镜检查
   E. 胎儿纤连蛋白测定

[答案] 5. E　6. E　7. C　8. E　9. E　10. E

11. 女,27岁,已婚。停经9周,阵发性下腹痛3天,阴道少量流血2天。为判断是否能继续妊娠,首选的辅助检查是
    A. 尿妊娠试验　　B. B超检查
    C. 胎心监测　　D. 胎盘功能检查
    E. 监测血孕酮
12. 初孕妇,26岁。妊娠30周,阵发性腹痛,伴有少许阴道流血1天。查体:T 36.5℃,规律宫缩1次/5min,持续40秒,子宫颈扩张2cm。最可能的诊断是
    A. 早产临产　　B. 先兆早产
    C. 难免流产　　D. 不全流产
    E. 先兆流产
13. 初孕妇,29岁。妊娠35周,今晨少量阴道流血,无明显下腹痛。既往产检未发现妊娠合并症及并发症。查体:子宫底高31cm,LOA,胎心率150次/min,无宫缩,无阴道流液,宫口未开,一般情况好。目前最恰当的处理是
    A. 人工破膜
    B. 静脉滴注缩宫素
    C. 静脉滴注宫缩抑制剂
    D. 肌内注射地塞米松促胎肺成熟
    E. 密切监测胎儿情况,无须特殊处理

［答案］11. B　12. A　13. E

14. 女,23岁,已婚。停经40天,阴道少量流血1周。平素月经规律,曾行人工流产2次。妇科检查:子宫稍大,宫颈举痛(+),左侧附件区可触及约5cm×4cm×3cm大小包块,质中,压痛。为明确诊断,首选的辅助检查项目是
    A. 宫腔镜检查　　B. 腹腔穿刺
    C. B超检查　　D. 后穹窿穿刺
    E. 诊断性刮宫术
15. 女,30岁。停经43天,阴道少量出血伴下腹隐痛2天。行吸宫术,病理报告为"蜕膜组织"。首先考虑的疾病是
    A. 闭经　　B. 先兆流产
    C. 月经　　D. 月经不调
    E. 异位妊娠
16. 女,28岁,已婚。停经48天,右下腹间断隐痛伴阴道少量出血2天。尿妊娠试验阳性。B超示宫内未见妊娠囊,右侧附件区见一孕囊,且有胚芽及胎心管搏动,盆腔未见液性暗区。该患者的治疗宜选用
    A. 口服米非司酮
    B. 开腹探查
    C. 腹腔镜手术
    D. 肌内注射甲氨蝶呤
    E. B超引导下甲氨蝶呤囊内注射

[答案] 14. C　15. E　16. C

17. 初孕妇,35 岁。自停经 20 周起血压升高,(150~170)/(90~110)mmHg,并有下肢水肿,偶尔头痛。孕 36 周时血压 180/120mmHg,下肢水肿和头痛加重,尿蛋白(+)。妊娠前无高血压病史。患者最可能的诊断是

A. 原发性高血压
B. 妊娠期高血压
C. 轻度子痫前期
D. 重度子痫前期
E. 子痫

18. 初孕妇,32 岁。妊娠 34 周,确诊为轻度子痫前期。为防止病情加重,下列处理措施中错误是

A. 保证充足睡眠
B. 休息时取左侧卧位
C. 必要时服用镇静剂
D. 严格限制食盐摄入
E. 间断吸氧

19. 经产妇,32 岁。妊娠 36 周,阴道流血 2 天,量如月经量,无腹痛。查体:枕左前位,胎头率高浮,胎心率 140 次/min。产后检查见胎膜破口距胎盘边缘 5cm,胎盘边缘有黑紫色陈旧血块附着。该患者最可能的诊断是

A. 胎盘早剥
B. 前置胎盘
C. 前置血管破裂
D. 胎盘边缘静脉窦破裂
E. 子宫先兆破裂

[答案] 17. D 18. D 19. B

20. 初孕妇，28 岁。妊娠 37 周，枕左前位，阴道无明显诱因无痛性流血超过 500ml，胎心率 120 次/min，无规律宫缩。正确的处理措施是
    A. 期待疗法
    B. 静脉滴注缩宫素引产
    C. 立即人工破膜
    D. 立即阴道助娩
    E. 行剖宫产术

(21～23 题共用题干)

女，28 岁。停经 3 个月，早孕反应消失，阴道少许流血 2 天。妇科检查：宫口闭，子宫如妊娠 8 周大，质软，双侧附件区未触及异常。

21. 为明确诊断，首选的检查是
    A. 腹部 CT 检查
    B. 多普勒超声检查
    C. B 超检查
    D. 诊断性刮宫
    E. 血孕酮测定
22. 该患者最可能的诊断是
    A. 完全流产
    B. 难免流产
    C. 流产感染
    D. 稽留流产
    E. 先兆流产
23. 对该患者采取的正确处理措施是
    A. 继续观察 1 周
    B. 孕激素保胎治疗
    C. 静脉滴注缩宫素引产
    D. 雌激素治疗后刮宫
    E. 孕激素治疗后刮宫

(24～27 题共用题干)

初产妇，28 岁。妊娠 43 周，自觉胎动减少 2 天。血压 110/80mmHg，枕左前位，无头盆不称。

［答案］20. E　21. C　22. D　23. D

24. 为正确处理该病例,最重要的检查项目是
   A. 孕妇尿 E/C 比值测定
   B. 羊水磷脂酰甘油测定
   C. 羊水淀粉酶测定
   D. 羊水胆红素类物质测定
   E. 羊水卵磷脂/鞘磷脂比值测定
25. 不能用于胎盘功能检查的项目是
   A. OCT
   B. fFN 测定
   C. 羊膜镜观察羊水性状
   D. 孕妇血清 HPL 测定
   E. 孕妇尿雌三醇测定
26. 若上述检查证实患者胎盘功能减退,无其他产科情况,该患者最恰当的处理是
   A. 期待疗法
   B. 静脉滴注缩宫素经阴道分娩
   C. 剖宫产结束分娩
   D. 静脉滴注利托君观察
   E. 静脉滴注头孢菌素抗感染
27. 围产儿最不可能出现的病理情况是
   A. 胎儿窘迫　B. 巨大儿
   C. 胎粪吸入综合征　D. 新生儿颅内出血
   E. 新生儿硬肿症

(28~30 题共用题干)

初孕妇,35 岁。妊娠 32 周,头痛 4 天。查体:T 36.8℃,P 110 次/min,BP 160/110mmHg,治疗 2 天后血压下降。今晨突然出现持续性腹痛,伴少量阴道流血。子宫底剑突下 3 横指,子宫张力高,胎心率 100 次/min,宫口未开。

[答案] 24. A　25. B　26. C　27. E

28. 该孕妇最可能的诊断是
   A. 前置胎盘　B. 子宫破裂
   C. 早产临产　D. 胎盘早剥
   E. 急性阑尾炎
29. 最恰当的处理是
   A. 立即剖宫产结束分娩
   B. 继续静脉滴注硫酸镁
   C. 立即静脉滴注缩宫素引产
   D. 镇静降压等待自然临产
   E. 促胎肺成熟后择期终止妊娠
30. 产时出血约为1 200ml,子宫底脐下1指,质硬。导致出血最可能的原因是
   A. 凝血功能障碍　B. 子宫收缩乏力
   C. 产褥感染　D. 胎盘残留
   E. 软组织裂伤

(31~32题共用题干)

女,26岁,妊娠36周。昨日搬重物后腰酸、下坠感,今天上午开始下腹部阵发性疼痛,逐渐加重。半小时前阴道流液,量较多,湿透内裤。急诊来院。

31. 最可能的诊断为
   A. 先兆流产　B. 难免流产
   C. 不全流产　D. 完全流产
   E. 复发性流产
32. 最有助于诊断本病的检查是
   A. 测宫缩　B. 听胎心音
   C. 尿HCG定性　D. 测阴道液pH
   E. B超检查

[答案] 28. D　29. A　30. A　31. B　32. D

第九节 妊娠合并内、外科疾病

【自测摸底】

女,28 岁。风湿性心脏病二尖瓣狭窄病史 2 年。平时不用药,上三楼无明显不适。孕 5 个月起活动时常有轻度心悸、气促。现孕 38 周,因心悸、咳嗽、夜间不能平卧、心功能Ⅲ级而急诊入院。在制订治疗方案时,最佳的方案是

A. 积极控制心力衰竭后终止妊娠
B. 积极控制心力衰竭,同时行剖宫产
C. 积极控制心力衰竭,同时行引产术
D. 适量应用抗生素后继续妊娠
E. 纠正心功能,等待自然分娩

【名师精讲】

一、妊娠合并心脏病

妊娠合并心脏病在我国孕产妇死因顺位中高居第 2 位,为非直接产科死因的第 1 位。

(一)种类

1. 妊娠合并先天性心脏病 最常见。
2. 妊娠合并风湿性心脏病。
3. 妊娠合并高血压心脏病。
4. 围产期心肌病。
5. 妊娠合并贫血性心脏病。
6. 妊娠合并心肌炎等。

(二)妊娠分娩对心脏的影响

妊娠 32~34 周、分娩期第二产程、产褥期前 3 天,心脏负担最重,最易发生心力衰竭。

(三)并发症

1. 心力衰竭 最常见,是本病的主要死因。最容易发生在妊娠 32~34 周、分娩期、产褥早期。

早期心力衰竭的症状与体征:轻微活动后即出现胸闷、心悸、气短;休息时心率超过110次/min,呼吸超过20次/min;夜间常因胸闷而坐起呼吸,或到窗口呼吸新鲜空气;肺底部出现少量持续性湿啰音,咳嗽后不消失。

2. 亚急性感染性心内膜炎。

3. 静脉栓塞和肺栓塞。

4. 缺氧与发绀。

（四）孕期咨询

1. 可以妊娠 心功能Ⅰ~Ⅱ级,心脏病变较轻,既往无心力衰竭病史。

2. 不宜妊娠 心功能Ⅲ~Ⅳ级,心脏病变较重,既往有心力衰竭病史。

（五）处理

1. 妊娠期 不宜妊娠的心脏病孕妇,妊娠12周前,行人工流产;妊娠超过12周时,增加产检次数,积极防治心力衰竭。

妊娠20周前,应每2周行产前检查1次;妊娠20周后,尤其是32周后,产前检查应每周1次;发现早期心力衰竭应立即住院。

2. 分娩期 应提前选择好适宜的分娩方式。

(1) 经阴道分娩指征:心功能Ⅰ~Ⅱ级、胎儿不大、胎位正常、子宫颈条件良好者,可考虑在严密监护下经阴道分娩。第三产程胎儿娩出后腹部放置沙袋。

(2) 剖宫产指征:对有产科指征、心功能Ⅲ~Ⅳ级者,均应择期剖宫产。

3. 产褥期 产后3天内,尤其产后24小时内,仍是发生心力衰竭的危险时期,产妇须充分休息并接受密切监护。

【名师助记】

妊娠合并心脏病的重要知识点总结见表1-15。

表 1-15 妊娠合并心脏病知识点总结

种类		妊娠合并先天性心脏病——最常见
妊娠分娩对心脏的影响		最容易发生心力衰竭的时期：①妊娠期（32～34 周）；②分娩期（第二产程）；③产褥期（前 3 天）
并发症		心力衰竭：胸闷、心悸、端坐呼吸；休息时心率>110 次/min，呼吸>20 次/min
孕期咨询		心功能Ⅰ～Ⅱ级→可以妊娠 心功能Ⅲ～Ⅳ级→不可妊娠
处理	妊娠期	不宜妊娠的处理：①12 周前——人工流产、避孕；②>12 周——防治心力衰竭。 控制心力衰竭后终止妊娠
	分娩期	心功能Ⅰ～Ⅱ级：经阴道分娩。第三产程胎儿娩出后腹部放置沙袋。 心功能Ⅲ～Ⅳ级：应择期剖宫产

二、妊娠期糖尿病

（一）类型

1. 妊娠期糖尿病（GDM） 妊娠期首次发现或发生的糖代谢异常，发生率为 1%～5%。

2. 糖尿病合并妊娠 妊娠前已有糖尿病的患者妊娠。

（二）临床表现和诊断

1. 病史 有糖尿病高危因素：①糖尿病家族史、年龄>30 岁、肥胖；②巨大儿分娩史，无原因反复流产史，死胎、死产、胎儿畸形史；③足月新生儿呼吸窘迫综合征儿分娩史等。

2. 临床表现

（1）妊娠期有多饮、多食、多尿“三多”症状。

（2）外阴阴道假丝酵母菌感染反复发作。

（3）孕妇体重>90kg。

（4）本次妊娠并发羊水过多或巨大胎儿者，应警惕合并糖尿病的可能。

3. 糖尿病合并妊娠的诊断

（1）妊娠前已确诊为糖尿病患者。

（2）妊娠前未进行过血糖检查，但肥胖、一级亲属患2型糖尿病、有GDM史或大于胎龄儿分娩史、患多囊卵巢综合征及妊娠早期空腹尿糖反复阳性者，存在以下任何一项，应诊断为糖尿病合并妊娠：①空腹血糖≥7.0mmol/L（126mg/dl）；②糖化血红蛋白（GHbAlc）≥6.5%；③伴有典型的高血糖或高血糖危象症状，同时任意血糖≥11.1mmol/L；④如果没有明确的高血糖症状，任意血糖≥11.1mmol/L，次日复测①或②阳性。

（3）不建议妊娠早期常规做葡萄糖耐量试验（OGTT）。

【名师助记】

糖尿病合并妊娠诊断标准与内分泌系统中2型糖尿病诊断标一致。

4. 妊娠期糖尿病（GDM）的诊断

（1）妊娠24~28周空腹血糖检查：①≥5.1mmol/L者，直接诊断为GDM，不必再做75g OGTT；②>4.4~<5.1mmol/L者，做75g OGTT；③≤4.4mmol/L者，可暂不行75g OGTT。

（2）葡萄糖耐量试验（OGTT）：诊断标准为空腹血糖≤5.1mmol/L、服糖后1小时血糖≤10.0mmol/L、服糖后2小时血糖≤8.5mmol/L。任何一点的血糖值达到或超过上述标准即诊断为GDM。

5. 妊娠合并糖尿病分级

A级：妊娠期诊断的糖尿病。

A_1级：经控制饮食，空腹血糖<5.3mmol/L，餐后2

小时血糖<6.7mmol/L。

A_2 级:经控制饮食,空腹血糖≥5.3mmol/L,餐后2小时血糖≥6.7mmol/L。

B级:显性糖尿病,20岁以后发病,病程<10年。

C级:发病年龄10~19岁,或病程达10~19年。

D级:10岁前发病,或病程≥20年,或合并单纯性视网膜病变。

F级:糖尿病性肾病。

R级:眼底有增生性视网膜病变或玻璃体积血。

H级:冠状动脉粥样硬化性心脏病。

T级:有肾移植史。

【名师助记】

D、F、R级不宜妊娠,即累及肾和眼者不宜妊娠。

(三)处理

1. 孕妇血糖监控 重点确保血糖在正常范围。方法:饮食控制+胰岛素。

(1)血糖控制满意标准:空腹和餐前30分钟血糖在3.3~5.3mmol/L;餐后2小时以及夜间血糖在4.4~6.7mmol/L;孕妇无明显饥饿感。

(2)营养控制:妊娠中期及晚期每天增加热量200kcal。

(3)药物控制血糖——胰岛素:饮食控制不能达标的GDM患者首先推荐应用胰岛素控制血糖。妊娠32~36周达最高峰,妊娠36周后胰岛素用量稍下降。

2. 分娩时机选择 ①孕期血糖正常、非胰岛素治疗的孕妇,到预产期(40周)立刻终止妊娠;②血糖控制良好的胰岛素治疗的孕妇,妊娠38~39周终止妊娠;③有母儿合并症者,严密监护下,促胎肺成熟后适时终止妊娠。

3. 分娩方式

(1)剖宫产:糖尿病伴微血管病变、巨大胎儿、胎盘功能不良、胎位异常、其他产科指征者。妊娠期血糖控制不好，胎儿偏大或者既往有死胎、死产史者，应适当放宽剖宫产手术指征。

（2）阴道分娩：无上述指征者，应阴道试产。

4. 产后处理　胰岛素减量，减少至分娩前的1/3~1/2。产后1~2周，胰岛素用量逐渐恢复至孕前水平。

5. 新生儿处理　防止新生儿低血糖。新生儿出生时应留脐血，查血糖。生后半小时开奶，同时定期滴服葡萄糖液。无论出生时状况如何，均应视为高危新生儿给予监护。

【仿真自测】

1. 女，28岁。妊娠28周，口服葡萄糖耐量试验，空腹以及服糖后1小时、2小时血糖水平分别为5.0mmol/L、9.5mmol/L、10.0mmol/L，1周后测得早餐后2小时血糖为8.7mmol/L。患者初次妊娠，既往无糖尿病病史。应诊断为
   A. 糖耐量正常
   B. 妊娠期糖耐量减低
   C. 妊娠期糖尿病
   D. 糖尿病合并妊娠
   E. 特殊类型糖尿病
2. 妊娠期糖尿病患者胰岛素使用量达高峰的时期是
   A. 妊娠12~24周　B. 妊娠24~26周
   C. 妊娠26~32周　D. 妊娠32~36周
   E. 妊娠36~38周

［答案］1. C　2. D

3. 女,29 岁。妊娠 7 个月,每天进主食量 300g。口服葡萄糖耐量试验结果:空腹血糖 6.9mmol/L,服糖后 2 小时血糖 13.1mmol/L。既往无糖尿病病史。应采取的措施是
   A. 口服降糖药物
   B. 无须治疗
   C. 加强运动
   D. 控制饮食
   E. 胰岛素控制血糖
4. 妊娠期心脏病患者,发生心力衰竭的体征不包括
   A. 轻微活动后有胸闷、气短
   B. 休息时心率>110 次/min
   C. 休息时呼吸频率>20 次/min
   D. 全身水肿,肝脾大
   E. 夜间阵发性呼吸困难

第十节 异常分娩

【自测摸底】

1. 初产妇,26 岁。宫口全开 1 小时 40 分钟,先露+1,枕右后位,宫缩由强转弱 50 分钟,宫缩间隔由 2 分钟延长至 6~8 分钟。本例最可能的原因是
   A. 骨盆出口狭窄
   B. 骨盆入口狭窄
   C. 产妇乏力,肠胀气
   D. 原发性子宫收缩乏力
   E. 中骨盆狭窄

[答案] 3. E 4. D

2. 初产妇,23岁。妊娠39周,BP 130/80mmHg,枕右前位,估计胎儿体重2 800g。临产后10小时,宫缩逐渐减弱,胎膜已破,宫口开大7cm,胎头+2,胎心率140次/min。此时恰当的处理措施是

A. 静脉滴注缩宫素

B. 静脉注射麦角新碱

C. 立即行剖宫产术

D. 静脉注射地西泮

E. 肌内注射缩宫素

【名师精讲】

一、产力异常

(一)分类

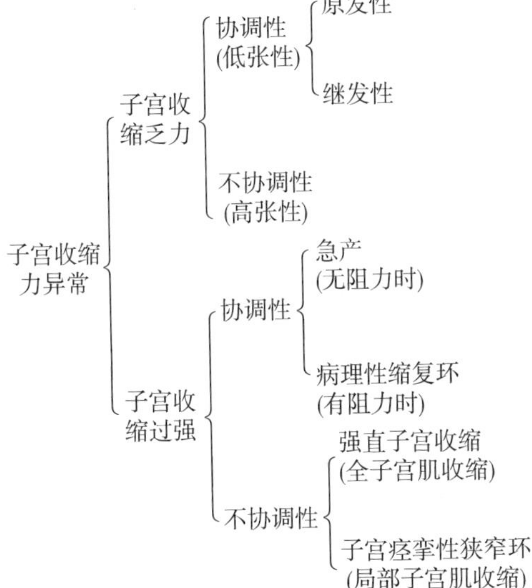

（二） 子宫收缩乏力的原因、临床表现和诊断、对母儿的影响及处理

1. 原因

（1） 头盆不称或胎位异常（继发性）：胎先露下降受阻，不能紧贴子宫下段及子宫颈，不能引起反射性子宫收缩，导致继发性宫缩乏力。

（2） 子宫因素（原发性）：多胎妊娠、巨大胎儿、羊水过多等使子宫肌纤维过度伸展；子宫发育不良、子宫畸形和子宫肌瘤等，均能引起宫缩乏力。

（3） 其他：内分泌失调、药物影响等。

2. 临床表现和诊断

（1） 协调性宫缩乏力：多属继发性宫缩乏力。

特点：①宫缩的节律性、对称性和极性均正常，但收缩力弱、持续时间短、间歇期长且不规律（宫缩<2次/10min）；②宫缩高峰时，手指压子宫底部，肌壁出现凹陷；③临产早期宫缩正常，于第一产程活跃期后期或第二产程时宫缩减弱，常见于中骨盆、骨盆出口平面狭窄，持续枕横位或枕后位者，对胎儿影响不大。

（2） 不协调性宫缩乏力：多属原发性宫缩乏力。多见于有头盆不称和胎位异常的初产妇。

特点：①宫缩极性倒置；子宫腔内压力下段强于子宫底部，宫缩间歇期子宫壁不完全松弛，属无效宫缩。②临床表现是产妇下腹部持续疼痛、拒按，烦躁不安。胎儿-胎盘循环障碍，出现胎儿宫内窘迫。③产科检查可见下腹部有压痛，胎位触不清，胎心不规律。④宫口扩张早期缓慢或停滞，胎先露部下降延缓或停滞，潜伏期延长。

（3） 产程曲线异常：子宫收缩乏力对产程曲线的影响见表1-16。

表 1-16　子宫收缩乏力对产程曲线的影响

产程		正常	异常
第一产程	潜伏期	从临产（规律宫缩）开始至活跃期起点（宫口扩张 4~6cm）	潜伏期延长：初产妇一般>20 小时，经产妇>14 小时
	活跃期	从活跃期起点（宫口扩张 4~6cm）至宫口开全	①活跃期延长：活跃期宫口扩张速度<0.5cm/h； ②活跃期停滞：进入活跃期后，宫口不再扩张达 4 小时以上
第二产程 胎头下降		从宫口开全到胎儿娩出。 初产妇：未实施硬膜外麻醉者≤3 小时；实施硬膜外麻醉者≤4 小时。 经产妇：未实施硬膜外麻醉者≤2 小时；实施硬膜外麻醉者≤3 小时	①第二产程延长。 初产妇：未实施硬膜外麻醉者>3 小时；实施硬膜外麻醉者>4 小时。 经产妇：未实施硬膜外麻醉者>2 小时；实施硬膜外麻醉者>3 小时 ②胎头下降延缓：第二产程，初产妇胎头先露下降速度<1cm/h；经产妇<2cm/h。 ③胎头下降停滞：第二产程，胎头先露停留在原处不下降>1 小时

3. 子宫收缩乏力对母儿的影响

（1）对产妇的影响

1）产妇疲乏无力，严重者可引起脱水、酸中毒、低钾血症，手术产率增加。

2）第二产程延长致产后排尿困难、尿潴留，甚至发生尿瘘或粪瘘。

3）容易引起产后出血，使产褥感染率增加。

（2）对胎儿的影响

1）不协调性宫缩乏力易致胎儿窘迫。

2）延长产程使胎头、脐带受压，手术助产率高，胎儿产伤增多。

3）新生儿窒息、颅内出血及吸入性肺炎发病率增加。

4. 处理

（1）协调性宫缩乏力的处理

1）发现头盆不称及异常胎位，应及时剖宫产。

2）估计能经阴道分娩者的处理

A. 第一产程

a. 一般处理：消除精神紧张，补充营养，纠正酸中毒和低钾血症，补充钙剂，及时导尿。

b. 加强宫缩：宫颈扩张<3cm，地西泮静脉注射，能使宫颈平滑肌松弛，软化宫颈，促进宫口扩张；宫口扩张≥3cm，胎头已衔接，胎膜未破，人工破膜；宫口扩张≥3cm，胎膜已破，缩宫素静脉滴注。

出现宫缩乏力时，经上述处理，若产程仍无进展或出现胎儿窘迫征象，应及时行剖宫产术。

B. 第二产程：出现宫缩乏力时，也应缩宫素静脉滴注加强宫缩。a. S≥+3，行胎头吸引术或产钳术；b. S<0 或胎头仍不衔接或伴胎儿窘迫征象，应行剖宫产术。

C. 第三产程：预防产后出血。当胎儿前肩娩出时，静脉注射缩宫素 10U，并同时用缩宫素 10~20U 静脉滴注，使宫缩增强。

（2）不协调性宫缩乏力的处理

1）处理原则:①调节宫缩;②恢复其极性;③禁用缩宫素。

2）镇静:给予哌替啶100mg、吗啡10~15mg肌内注射或地西泮10mg静脉注射,醒后多能恢复为协调性宫缩。

3）剖宫产结束分娩:经上述处理,不协调性宫缩乏力未能得到纠正,或出现胎儿窘迫征象,或头盆不称,均应行剖宫产术结束分娩。

【名师助记】

协调性宫缩乏力与不协调性宫缩乏力的鉴别见表1-17。

表1-17 协调性宫缩乏力与不协调性宫缩乏力的鉴别

鉴别要点	协调性宫缩乏力（低张性）	不协调性宫缩乏力（高张性）
原因	头盆不称或胎位异常; 多为继发性	子宫因素(多胎、巨大儿、羊水过多、子宫肌瘤等); 多为原发性
特点	收缩力弱,持续时间短,间歇期长	极性倒置,间歇期子宫壁不完全松弛
临床表现	宫缩高峰时,手压子宫底部出现凹陷	产妇下腹部持续疼痛、拒按,烦躁不安
对母儿的影响	子宫腔内压力低,对母儿影响小	子宫腔内压力高,易发生胎儿宫内窘迫
对产程的影响	活跃期和第二产程延长	潜伏期延长

续表

鉴别要点	协调性宫缩乏力（低张性）	不协调性宫缩乏力（高张性）
处理	无头盆不称及异常胎位，加强宫缩。 第一产程： ①宫颈扩张<3cm，地西泮静脉注射；②宫口扩张≥3cm，人工破膜；③宫口扩张≥3cm，缩宫素静脉滴注。 第二产程： ①S≥+3，胎头吸引术或产钳术；②S<0或胎头仍不衔接或伴胎儿窘迫征象，应行剖宫产	调节宫缩，恢复极性，严禁应用缩宫素。 ①哌替啶：100mg；②吗啡：10~15mg；③地西泮：10mg。若未纠正→剖宫产

（三）子宫收缩过强的诊断、对母儿的影响及处理

1. 子宫收缩过强的诊断

（1）协调性子宫收缩过强

1）急产：宫缩的节律性、对称性和极性正常，但宫缩过强、过频。经产妇多见。产道无阻力，宫口迅速开全，宫口扩张速度>5cm/h（初产妇）或10cm/h（经产妇），总产程<3小时结束分娩。

2）病理性缩复环：伴头盆不称、胎位异常或瘢痕子宫，可出现病理性缩复环甚或子宫破裂。

（2）不协调性子宫收缩过强

1）强直性子宫收缩：不适当使用缩宫素，导致全部子宫肌收缩所致。

2）子宫痉挛性狭窄环：局部子宫肌收缩所致。

2. 子宫收缩过强对母儿的影响

（1）对母体的影响：宫缩过强、过频，产妇多烦躁不安、吼闹。产程过快致初产妇子宫颈、阴道以及会阴

裂伤，出现子宫破裂、产褥感染及产后出血。

（2）对胎儿及新生儿的影响：胎儿宫内缺氧，易发生胎儿窘迫、新生儿窒息、死亡。胎头娩出过快，致新生儿颅内出血。来不及接产易发生坠地，可致新生儿骨折、外伤、感染。

3. 子宫收缩过强的处理

（1）协调性子宫收缩过强：有急产史的孕妇，应采取以下措施。①在预产期前 1～2 周应提前住院待产；②临产后不应灌肠；③提前做好接产及抢救新生儿窒息的准备；④胎儿娩出时，勿使产妇向下屏气；⑤产后仔细检查子宫颈、阴道、外阴，有撕裂应及时缝合；⑥未消毒接产给予抗生素预防感染。

（2）不协调性子宫收缩过强：停止使用缩宫素，同时抑制宫缩。

二、产道异常

狭窄骨盆的分类、诊断、对母儿的影响及处理

1. 骨盆入口平面狭窄

（1）骨盆测量：骶耻外径<18cm；对角径<11.5cm。

（2）分类：单纯扁平型骨盆、佝偻病性扁平型骨盆。

（3）临床表现：骨盆入口平面狭窄，影响胎头入盆（S=-2 以上），胎头跨耻征阳性。

跨耻征：检查者将手放在耻骨联合上方，将浮动的胎头向骨盆腔方向推压。

1）胎头跨耻征阴性：胎头低于耻骨联合平面，表示胎头可以入盆，头盆相称。

2）胎头跨耻征可疑阳性：胎头与耻骨联合在同一平面，表示可疑头盆不称。

3）胎头跨耻征阳性：胎头高于耻骨联合平面，表示头盆明显不称。

（4）诊断及处理：骨盆入口平面狭窄的分级及其诊断和处理见表 1-18。

表 1-18 骨盆入口平面狭窄的分级及其诊断和处理

分级	定义	对角径	入口前后径	诊断	意义
Ⅰ级	临界性狭窄	11.5cm	10cm	轻度头盆不称	多数可以经阴道分娩
Ⅱ级	相对性狭窄	10.0~11.0cm	8.5~9.5cm		阴道分娩难度明显增加，可试产（2~4 小时）
Ⅲ级	绝对性狭窄	≤9.5cm	≤8.0cm	明显头盆不称	必须以剖宫产结束分娩

【名师助记】

临界性狭窄和绝对性狭窄的各径线值相差 2cm。

2. 中骨盆及出口平面狭窄

（1）骨盆测量

1）中骨盆平面狭窄：坐骨棘间径<10cm；坐骨切迹宽度<2 横指。

2）出口平面狭窄：坐骨结节间径<7.5cm，坐骨结节间径+出口后矢状径<15cm；耻骨弓角度<90°。

（2）骨盆类型：漏斗型骨盆。

（3）临床表现

1）中骨盆狭窄：宫口可开全，但是胎头下降停滞（S 不超过+1），活跃期和第二产程延长，胎头内旋转受阻，导致持续性枕横位和枕后位。

2）出口平面狭窄：宫口已开全，胎头下降受阻（S=+3/+4），第三产程延长或停滞。

（4）处理

1）中骨盆平面狭窄：①若宫口已开全，胎头双顶径达坐骨棘水平或更低，可经阴道助产；②若胎头双顶径未达坐骨棘水平，可行剖宫产。

2）出口平面狭窄：不经阴道试产，直接剖宫产。

3. 骨盆三个平面狭窄

（1）诊断：骨盆外形属正常女型骨盆，但骨盆三个平面各径线均比正常值小 2cm 或更多，称为均小骨盆。

（2）处理：估计胎儿不大、胎位正常、头盆相称、宫缩好，可以试产。胎儿较大、明显头盆不称、胎儿不能通过产道，应尽早剖宫产。

【名师助记】

狭窄骨盆的分类、诊断及处理见表 1-19。

表 1-19 狭窄骨盆的分类、诊断及处理

项目	骨盆入口平面	中骨盆平面	骨盆出口平面
骨盆测量（正常值）	对角径 12.5~13cm 骶耻外径 18~20cm	坐骨棘间径 10cm 坐骨切迹 3 横指	坐骨结节间径 9cm 耻骨弓角度 90°
狭窄诊断	对角径≤11.5cm	坐骨棘间径<10cm	坐骨结节间径+出口后矢状径<15cm 耻骨弓角度<90°
分类	扁平型骨盆	漏斗型骨盆（见于男型骨盆、类人猿型骨盆）	漏斗型骨盆（见于男型骨盆、类人猿型骨盆）
处理	对角径≤9.5cm→剖宫产 对角径 10.0~11.0cm→可试产（2~4 小时）	剖宫产	剖宫产

三、胎位异常

（一）持续性枕后（横）位的诊断、处理

分娩过程中，胎头以枕后（横）位衔接。胎头枕骨持续不能转向前方，直至分娩后期仍位于母体骨盆后（侧）方，致使分娩困难，称为持续性枕后（横）位。

1. 诊断

（1）症状：①衔接较晚，继发协调性宫缩乏力，宫口扩张缓慢；②产妇自觉肛门坠胀，有排便感；③宫口尚未开全，过早使用腹压，易导致宫颈前唇水肿和产妇疲劳；④当阴道口见到胎发，历经多次宫缩屏气不见胎头继续下降；⑤活跃晚期、第二产程延长。

（2）体征

1）胎心：脐下偏外方、偏后清晰。

2）肛门及阴道检查：①小囟门（枕骨）位置在骨盆的左（右）侧，为枕横位；小囟门（枕骨）位置在骨盆的左（右）后侧，为枕后位。②胎头矢状缝位于骨盆斜径（枕后位）或横径（枕横位）。③耳郭朝向骨盆后方（枕后位）或侧方（枕横位）。

2. 处理 持续性枕后位、枕横位在骨盆无异常、胎儿不大时可以试产。

（1）第一产程：①潜伏期保证产妇饮食和充分休息，可给予哌替啶或地西泮；②让产妇向胎腹方向侧卧；③若宫缩欠佳，应尽早静脉滴注缩宫素；④活跃期宫口开大3~4cm产程停滞，可行人工破膜；⑤宫口开全之前，嘱产妇不要过早屏气用力，以免引起宫颈前唇水肿；⑥出现胎儿窘迫征象或每小时宫口开大<1cm，应行剖宫产术结束分娩。

（2）第二产程：①经阴道分娩。S=+2/+3，手转胎头，阴道助产。②剖宫产。胎头不衔接或衔接后下降受阻；中骨盆平面、骨盆出口平面窄；手转胎头失败。

（二）臀先露的分类、诊断及处理

臀先露是最常见的异常胎位。

1. 分类

（1）单臀先露或腿直臀先露：胎儿双髋关节屈曲，双膝关节直伸，先露为臀部。最多见。

（2）完全臀先露或混合臀先露：胎儿双髋关节及双膝关节均屈曲，有如盘膝坐，先露为臀部和双足。较多见。

（3）不完全臀先露：以一足或双足、一膝或双膝、一足一膝为先露。较少见。

2. 诊断

（1）临床表现：胎臀不能紧贴子宫颈，常导致宫缩乏力，宫口扩张缓慢，产程延长。

（2）腹部检查：子宫呈纵椭圆形，子宫底触到圆而硬、按压有浮球感的胎头。耻骨联合上方触到不规则、软而宽的胎臀。胎心在脐左(或右)上方听得最清楚。

(3) B超检查:可确诊。

3. 处理

(1) 妊娠处理:30周后仍为臀先露应予以矫正。①胸膝卧位:2~3次/d,15min/次,1周;②外转胎位术:于妊娠36~37周行外转胎位术。

(2) 分娩处理:剖宫产指征为狭窄骨盆、软产道异常、胎儿体重>3 500g、不完全臀先露等。

【名师助记】

常见胎位异常的鉴别见表1-20。

表1-20 常见胎位异常的鉴别

鉴别要点	持续性枕横位、枕后位	臀先露
症状	第一产程即有排便感	肋下有圆而硬的胎头
体征	小囟门在3点(骨盆左侧)→枕左横; 小囟门在9点(骨盆右侧)→枕右横; 小囟门在5点(骨盆左后侧)→枕左后; 小囟门在7点(骨盆右后侧)→枕右后	子宫纵椭圆形,胎心在脐上
处理	无梗阻时:手转胎头,阴道分娩; 有梗阻时:剖宫产	孕期:30周前观察,30周后膝胸卧位; 剖宫产指征:狭窄骨盆、胎儿体重>3 500g、胎儿宫内窘迫等

【仿真自测】

1. 初产妇,27 岁。足月妊娠分娩中。宫口开全 2 小时,LOT,S=+2,宫缩由强转弱约 40 分钟,宫缩间隔由 2 分钟延长为 6 分钟。导致宫缩由强转弱最常见的原因是

   A. 产妇衰弱　　B. 骨盆入口狭窄

   C. 中骨盆狭窄　　D. 骨盆出口狭窄

   E. 巨大胎儿

2. 初产妇,27 岁。妊娠 40 周,阵发性腹痛 10 小时,宫缩 10~15min/次,持续 30 秒,宫口开全。若已进入第二产程,胎头 S=+4,胎心率 102 次/min。此时的处理应是

   A. 立即行剖宫产

   B. 等待自然分娩

   C. 行产钳术助产

   D. 静脉滴注缩宫素

   E. 静脉注射地西泮

3. 初产妇,28 岁。孕 39 周,G_1P_0。规律宫缩 12 小时,阴道流水 3 小时,宫口开全 1 小时,急诊入院。查体:子宫底高度 33cm,腹围 90cm,LOA,胎心率 138 次/min,有产瘤,S=+2,宫缩乏力,宫缩时,拨开会阴可见胎发,骶耻外径 19cm,坐骨棘间径 7cm,中骨盆后矢状径 6cm。恰当的处理措施是

   A. 等待自然分娩　　B. 静脉滴注缩宫素

   C. 产钳术　　D. 胎头吸引术

   E. 立即剖宫产

［答案］1. C　2. C　3. E

4. 测得初孕妇坐骨结节间径 7cm，出口后矢状径 7cm，现妊娠 39 周，估计胎儿约 3 200g，宫缩正常，宫口开大 2.5cm。正确的分娩方式应是
   A. 自然分娩
   B. 会阴侧切，经阴道分娩
   C. 胎头吸引术
   D. 产钳术
   E. 剖宫产术

（5~7 题共用题干）

初产妇，25 岁。妊娠 39 周，阵发性腹痛 20 小时，10~12 分钟宫缩 1 次，持续 30 秒，宫口开大 3cm。

5. 出现上述临床表现的原因是
   A. 子宫收缩对称性异常
   B. 子宫收缩节律性异常
   C. 子宫收缩极性异常
   D. 子宫收缩缩复作用异常
   E. 腹肌和膈肌收缩力异常
6. 此时的处理原则应是
   A. 肌内注射缩宫素　　B. 静脉滴注麦角新碱
   C. 肌内注射哌替啶　　D. 人工破膜
   E. 立即行剖子宫产术
7. 若进入第二产程后，S=+3，胎心率 90 次/min，此时的处理应是
   A. 立即行剖宫产术　　B. 等待自然分娩
   C. 行产钳术助产　　D. 静脉滴注缩宫素
   E. 静脉注射地西泮

［答案］4. E　5. B　6. C　7. C

第十一节　分娩期并发症

【自测摸底】

经产妇,30 岁。规律宫缩 20 小时后宫口开全,1 小时后胎儿娩出,20 分钟后胎盘娩出,突然出现阴道大量流血。BP 80/60mmHg,P 100 次/min。导致阴道出血的最可能原因是

A. 软产道损伤　　B. 凝血功能障碍

C. 胎盘残留　　D. 宫缩乏力

E. 胎盘植入

【名师精讲】

一、子宫破裂

(一)病因

1. 瘢痕子宫　是近年来导致子宫破裂的常见原因。

2. 梗阻性难产　头盆不称,胎先露下降受阻。

3. 子宫收缩药物使用不当　过强的宫缩。

4. 产科手术损伤。

(二)临床表现

1. 先兆子宫破裂　四大主要表现:子宫病理性缩复环形成、下腹部压痛、胎心率异常和血尿。

2. 子宫破裂

(1) 完全性子宫破裂:①子宫腔与腹腔相通;②继先兆子宫破裂症状后,产妇突感下腹撕裂样剧痛,子宫收缩骤然停止,腹痛稍缓解,又出现全腹持续性疼痛;③伴有休克征象;④全腹压痛、反跳痛;⑤腹壁下清楚扪及胎体,子宫缩小位于胎儿侧方,胎心消失;⑥阴道有鲜血流出,胎先露部升高,开大的宫口回缩。

(2) 不完全性子宫破裂:子宫肌层部分或全层破

裂，但浆膜层完整。①子宫腔与腹腔不相通，胎儿及其附属物仍在子宫腔内，多见于剖宫产切口瘢痕破裂；②缺乏先兆破裂症状，体征也不明显，仅在破裂处有压痛；③发生在子宫侧壁或阔韧带两叶之间的破裂，形成阔韧带内血肿，在子宫体一侧扪及逐渐增大且有压痛的包块，多有胎心率异常。

（三）处理

1. 先兆子宫破裂　第一步：抑制宫缩，肌内注射哌替啶。第二步：立即剖宫产。

2. 子宫破裂　在抢救休克的同时，无论胎儿是否存活，均应尽快手术治疗。

二、产后出血

（一）概念、病因

1. 概念　胎儿娩出后24小时内失血量超过500ml（剖宫产术中失血量超过1 000ml）称为产后出血，是我国产妇首位的死亡原因。

2. 病因

（1）宫缩乏力：不能有效关闭胎盘附着部子宫壁血窦而致流血过多，是产后出血最常见的原因。

（2）胎盘因素：①胎盘滞留（胎盘嵌顿或胎盘剥离不全）；②胎盘粘连或胎盘植入；③胎盘、胎膜部分残留，也是产后出血的常见原因。

（3）软产道裂伤：多因阴道手术助产、巨大儿分娩、急产、软产道组织弹性差而产力过强所致。

（4）凝血功能障碍：任何原因的凝血功能异常均能发生产后出血。

（二）诊断要点及处理

1. 宫缩乏力

（1）症状及体征：发生在胎盘剥离后，流出的血液能凝固。子宫底升高，子宫质软，轮廓不清。阵发性出血，时多时少。

（2）处理：加强宫缩是最有效的止血方法。①排空膀胱；②使用宫缩剂：首选缩宫素，无效时尽早使用前列腺素类药物；③子宫压缩缝合术；④宫腔纱布填塞；⑤髂内动脉或子宫动脉栓塞；⑥结扎子宫动脉上行支或髂内动脉；⑦切除子宫。

2. 胎盘因素

（1）症状：胎盘娩出前多量阴道流血（部分剥离、粘连），多伴有宫缩乏力。

（2）体征：检查娩出的胎盘、胎膜不完整（残留）。

（3）处理

1）胎盘部分剥离、粘连：帮助胎盘娩出，促进宫缩。

2）胎盘残留、副胎盘：清宫。

3）胎盘植入：一般要手术切除子宫。

3. 软产道裂伤

（1）症状：胎儿娩出后立即流血不断，血色鲜红，能自凝。宫颈裂伤常发生在子宫颈 3 点、9 点处；有时可上延至子宫下段、阴道穹窿。

（2）诊断：检查软产道。

（3）处理：缝合裂伤。

4. 凝血功能障碍　有凝血功能障碍的病史（羊水栓塞、贫血等）。表现为出血不凝，不易止血。诊断依靠病史、实验室检查。处理主要为病因治疗（输血）、止血。

【名师助记】

1. 胎盘娩出前出血

胎儿娩出后立即出血、色鲜红→软产道裂伤。

稍迟出血、色暗红、间断排出→胎盘部分剥离。

2. 胎盘娩出后出血

胎盘残留→检查有无胎盘残留或副胎盘。

宫缩乏力→检查子宫收缩情况。

三、羊水栓塞

（一）概念

由于羊水进入母体血液循环而引起的肺动脉高压、低氧血症、循环衰竭、DIC及多器官功能衰竭等一系列病理生理变化的过程。

（二）相关因素

羊水栓塞发生的基本条件：羊膜腔内压力升高、胎膜破裂和子宫颈或子宫体损伤处有开放的静脉或血窦。

1. 胎膜破裂　胎膜与子宫颈壁分离使血管损伤。
2. 子宫腔内压力过高　急产、过强宫缩。
3. 子宫有开放的血管　宫颈裂伤、前置胎盘、胎盘剥离、子宫破裂、剖宫产术、羊膜腔穿刺、大月份钳刮。
4. 羊水混浊刺激性强、羊水渗漏。
5. 死胎时，胎膜强度减弱而渗透性显著增加。

（三）病因和病理生理

羊水成分进入母体循环是羊水栓塞发生的先决条件，接下来发生的病理生理变化包括：①过敏样反应；②肺动脉高压；③炎症损伤；④DIC。

（四）临床表现

羊水栓塞起病急骤、病情凶险、临床表现复杂，多发生于分娩过程中。破膜不久，产妇出现呛咳、呼吸困难、发绀、抽搐、昏迷，严重者仅惊叫一声或打一个哈欠后，即于数分钟内死亡。

（五）诊断

1. 血涂片查找羊水有形物质可以确诊。
2. 床旁胸部X线摄片，见双肺弥散性点片状浸润影，沿肺门周围分布，伴右心扩大。
3. 床旁心电图或心脏彩色多普勒超声检查提示右心房、右心室扩大，ST段下降。

4. 与 DIC 有关的实验室检查示凝血功能障碍。

若患者死亡行尸检，可于血液中查到羊水有形物质；肺小动脉或毛细血管有羊水有形成分栓塞。

（六）治疗

原则上先改善呼吸循环衰竭，待病情好转后再处理分娩。

1. 供氧 面罩或气管插管，必要时气管切开。

2. 抗过敏 糖皮质激素。

3. 解除肺动脉高压 磷酸二酯酶-5 抑制剂、一氧化氮（NO）及内皮素受体拮抗剂等。

4. 抗休克 补充血容量，升压用多巴胺，纠正心力衰竭用毛花苷 C。

5. 防止 DIC 和肾衰竭发生。

四、脐带先露和脐带脱垂

脐带先露：胎膜未破时脐带位于胎先露部前方或一侧。

脐带脱垂：胎膜破裂，脐带脱出于子宫颈口外，降至阴道内甚至露于外阴部。

（一）病因

容易发生在胎先露未衔接时（先露堵不住出口）：①头盆不称、胎头入盆困难；②臀先露、肩先露、枕后位等胎位异常；③胎儿过小；④羊水过多；⑤脐带过长；⑥脐带附着异常及低置胎盘等。

（二）对母儿的影响

1. 对产妇的影响 增加剖宫产率。

2. 对胎儿的影响 脐带先露时，宫缩时胎先露下降，压迫脐带导致胎心率异常。胎膜已破者，脐带受压于胎先露部与骨盆之间，引起胎儿缺氧，甚至胎心消失，以头先露最严重。脐带血液循环阻断超过 7～8 分钟，胎死宫内。

（三）诊断

1. 胎膜未破 于胎动、宫缩后胎心率突然变慢，改变体位、上推胎先露及抬高臀部后迅速恢复，考虑脐带先露的可能。

2. 胎膜已破 出现胎心率异常，应立即行阴道检查，了解有无脐带脱垂和脐带血管有无搏动。在胎先露旁或其前方以及阴道内触及脐带，或脐带脱出于外阴，即可确诊。

3. B超 有助于确诊。

(四) 处理

1. 脐带先露 ①经产妇、胎膜未破、宫缩良好者：取头低臀高位，密切观察胎心率，等待胎头衔接，宫口逐渐扩张，胎心持续良好，可经阴道分娩；②初产妇、足先露、肩先露者：应行剖宫产术。

2. 脐带脱垂 处理原则：发现脐带脱垂，胎心尚好，胎儿存活，应争取尽快娩出胎儿。①宫口开全：行产钳术、臀牵引术助产。②宫口未开全：头低臀高位，将胎先露部上推，给予抑制宫缩药，缓解或减轻脐带受压。严密监测胎心的同时，尽快行剖宫产。

【仿真自测】

1. 子宫破裂的常见病因是
   A. 子痫 B. 胎膜早破
   C. 瘢痕子宫 D. 前置胎盘
   E. 重度胎盘早剥
2. 最容易导致子宫破裂的胎位是
   A. 枕左前位 B. 枕右前位
   C. 枕横位 D. 臀位
   E. 肩先露

［答案］1. C 2. E

3. 预防子宫破裂的措施不包括
   A. 严禁滥用缩宫素
   B. 及时纠正异常胎位
   C. 及时处理病理性缩复环
   D. 头盆不称者禁用缩宫素
   E. 曾行剖宫产者宜选用缩宫素催产
4. 胎儿娩出后,随即大量阴道出血,其最佳处理方法是
   A. 徒手剥离胎盘　　B. 按摩子宫
   C. 应用宫缩剂　　D. 切除子宫
   E. 检查有无软产道损伤
5. 初产妇,26岁。妊娠40周,临产后10小时出现烦躁不安,自述下腹疼痛难忍。检查腹部见病理性缩复环,下腹拒按,胎心听不清,导尿为血尿。此病例应诊断为
   A. 先兆子宫破裂　　B. 子宫破裂
   C. 重度胎盘早剥　　D. 羊水栓塞
   E. 妊娠合并急性泌尿系统感染

(6~7题共用题干)

初孕妇,28岁。孕33周,因胎动消失1周入院,经人工破膜、静脉滴注缩宫素娩出一死女婴,之后即开始不断阴道流血,经人工剥离胎盘、使用缩宫素后仍无效,出血不止,无凝血块。

6. 产后出血的可能原因是
   A. 宫缩乏力　　B. 凝血功能障碍
   C. 胎盘植入　　D. 宫颈撕裂伤
   E. 宫内感染

[答案] 3. E　4. E　5. A　6. B

7. 首选治疗措施为

A. 切除子宫　B. 应用宫缩剂
C. 应用肝素　D. 检查软产道有无裂伤
E. 输液、输血，补充凝血因子

（8~10题共用题干）

初产妇，30岁。孕40周，临产入院。宫缩30s/(2~3)min，宫口开大7cm，先露S=-1。行人工破膜后，产妇突然烦躁不安，抽搐，呼吸困难，面色青紫，测血压60/30mmHg，脉搏扪不清。

8. 最可能的诊断为

A. 羊水栓塞　B. 子痫
C. 重度胎盘早剥　D. 子宫破裂
E. 心力衰竭

9. 首选治疗措施是

A. 纠正心力衰竭
B. 静脉滴注肝素
C. 立即终止妊娠
D. 解除肺动脉高压
E. 吸氧，静脉注射地塞米松

10. 若要解除肺动脉高压，首选的药物是

A. 氨茶碱　B. 罂粟碱
C. 酚妥拉明　D. 阿托品
E. 地塞米松

（11~13题共用题干）

初产妇，28岁。孕40周，临产5小时，胎头高浮，胎心率140次/min，宫口开大3cm。4小时后破膜，立即听诊胎心率减慢至80次/min。

［答案］7. E　8. A　9. E　10. B

11. 最可能的诊断是

A. 胎盘功能减退　B. 胎头受压　C. 脐带脱垂
D. 脐带绕颈　E. 前置胎盘

12. 为明确诊断,首选的检查是

A. 肛门指检　B. 阴道检查
C. 腹部检查　D. B超检查
E. 彩色多普勒超声检查

13. 确诊后应立即采取的措施是

A. 等待自然分娩
B. 产钳阴道助娩
C. 胎头吸引阴道助娩
D. 立即剖宫产
E. 取头低臀高位,上推先露部,立即行剖宫产术

第十二节　产褥感染

【自测摸底】

初产妇,28岁。2周前经阴道分娩一女婴,产后恶露较少,无臭味。2小时前突然大量阴道出血。检查:子宫大而软,有压痛,宫口松,有血凝块。引起阴道出血最可能的原因是

A. 胎盘残留
B. 胎膜残留
C. 蜕膜残留
D. 宫腔感染
E. 子宫胎盘附着面复旧不全

[答案] 11. C　12. B　13. E

【名师精讲】

（一）产褥感染与产褥病率的概念

1. 产褥感染　分娩时及产褥期生殖道受病原体侵袭,引起局部或全身感染。

2. 产褥病率　分娩24小时以后的10天内,每天测量口腔体温4次,间隔时间4小时,有2次体温≥38℃。

3. 产褥病率　常由产褥感染引起,也可由生殖道以外的感染如急性乳腺炎、上呼吸道感染、泌尿系统感染、血栓性静脉炎等原因所致。

4. 产褥感染　是目前导致孕产妇死亡的四大原因(产后出血、产褥感染、妊娠合并心脏病、严重的妊娠期高血压疾病)之一。

【名师助记】

产褥病率的原因包含产褥感染。

（二）病因

1. 诱因　产妇体质虚弱、营养不良、孕期贫血、妊娠晚期性生活、胎膜早破、羊膜腔感染、慢性疾病、产科手术操作、产程延长、产前产后出血过多等,均可成为产褥感染的诱因。

2. 常见病原体　需氧性链球菌是外源性产褥感染的主要致病菌。大肠埃希菌、葡萄球菌、类杆菌属、产气荚膜梭菌、支原体、沙眼衣原体、淋病奈瑟菌等均可导致产褥感染。

3. 感染途径

(1) 外源性感染:外界病原体侵入。如消毒不严格或污染衣物、手术器械及产妇临产前性生活等。

(2) 内源性感染:寄生于正常孕妇生殖道的病原体由非致病性转化为致病性而引起感染。

（三）病理及临床表现

三大主要症状:发热、疼痛、异常恶露。

1. 急性外阴炎、阴道炎、宫颈炎

（1）病原：以葡萄球菌和大肠埃希菌感染为主。

（2）临床表现

1）会阴：疼痛，坐位困难，可有低热。局部伤口红肿、发硬、裂开，压痛明显，脓性分泌物流出，较重时可出现低热。

2）阴道：裂伤及挫伤感染表现为黏膜充血、水肿、溃疡、脓性分泌物增多，感染部位较深时，可引起阴道旁结缔组织炎。

3）子宫颈：裂伤感染向深部蔓延，可达子宫旁组织，引起盆腔结缔组织炎。

2. 急性子宫内膜炎、子宫肌炎　病原体经胎盘剥离面侵入，扩散至子宫蜕膜层称为子宫内膜炎，侵入子宫肌层称为子宫肌炎。两者常伴发。

（1）子宫内膜炎：内膜充血、坏死，阴道内有大量脓性分泌物且有臭味。

（2）子宫肌炎：腹痛，恶露增多呈脓性，子宫压痛明显，子宫复旧不良，可伴发高热、寒战、头痛、白细胞明显升高等全身感染症状。

3. 急性盆腔结缔组织炎、急性输卵管炎　炎症累及子宫旁及输卵管。

（1）全身症状：寒战、高热、头痛、白细胞升高。

（2）局部症状：下腹痛伴肛门坠胀（炎性积液）。下腹明显压痛、反跳痛、肌紧张，子宫旁一侧或两侧结缔组织增厚、压痛，可触及炎性包块，严重者整个盆腔形成“冰冻骨盆”。

（3）输卵管受累体征：附件区条索样肿物（腊肠状）。

（4）脓肿形成表现：若为淋病奈瑟菌感染，患者高热不退，白细胞持续升高，以中性粒细胞为主，核左移。

4. 急性盆腔腹膜炎及弥漫性腹膜炎 扩散至子宫浆膜，形成盆腔腹膜炎，继而发展成弥漫性腹膜炎。

（1）全身中毒症状：如高热、恶心、呕吐、腹胀。

（2）腹膜炎体征：腹部压痛、反跳痛、肌紧张。脓肿波及肠管及膀胱，可有腹泻、里急后重和排尿困难。

（3）急性期治疗不彻底发展为慢性盆腔炎，可导致不孕。

5. 下肢血栓性静脉炎 病变多在股静脉、腘静脉及大隐静脉，表现为弛张热，下肢持续性疼痛，局部静脉压痛或触及硬索状物，使血液回流受阻，引起下肢水肿、皮肤发白，习称“股白肿”。

6. 脓毒血症

（1）脓毒血症：由感染血栓脱落进入血液循环引起，随后可并发感染性休克和迁徙性脓肿（肺脓肿、左肾脓肿）。

（2）败血症：大量病原体进入血液循环并繁殖形成败血症，表现为持续高热、寒战、全身明显中毒症状，可危及生命。

（四）处理

1. 一般治疗 支持疗法。患者取半卧位，利于炎症局限于盆腔。

2. 清宫 抗感染同时清除子宫腔内容物。

3. 应用广谱抗生素。

4. 血栓性静脉炎 加用肝素钠。

5. 手术治疗 适用于药物治疗无效的子宫严重感染。

【名师助记】

产褥感染的主要临床表现见表 1-21。

表 1-21　产褥感染的主要临床表现

表现分类	临床表现
三主症	发热、疼痛、异常恶露
急性子宫内膜炎	阴道内有大量脓性分泌物且有臭味
子宫肌炎	子宫压痛明显，子宫复旧不良
下肢血栓性静脉炎	下肢持续性疼痛，局部静脉压痛或触及硬索状物，使血液回流受阻，引起下肢水肿、皮肤发白，习称“股白肿”

【仿真自测】

1. 可致产褥感染的致病性最强的病原体是
   A. 大肠埃希菌　B. 乙型溶血性链球菌
   C. 变形杆菌　D. 金黄色葡萄球菌
   E. 厌氧菌
2. 不属于产褥感染的是
   A. 急性宫颈炎　B. 急性子宫内膜炎
   C. 急性输卵管炎　D. 急性乳腺炎
   E. 血栓性静脉炎

第十三节　女性生殖系统炎症

【自测摸底】

初孕妇，25 岁。尿频、尿痛伴阴道脓性分泌物 2 天。尿道及宫颈管分泌物涂片查见中性粒细胞内革兰氏阴性双球菌。首选的治疗药物是

A. 头孢曲松　B. 四环素　C. 阿奇霉素
D. 氧氟沙星　E. 青霉素

[答案] 1. B　2. D

【名师精讲】

一、细菌性阴道病

细菌性阴道病是育龄妇女最常见的阴道感染性疾病，为阴道内正常菌群失调所致，是乳杆菌（正常菌群优势菌）减少、加德纳菌以及其他厌氧菌、支原体等繁殖引起的混合性感染。

（一）诊断

下列4条中有3条阳性者即可诊断：①阴道分泌物匀质、稀薄、白色，有鱼腥味；②阴道 pH>4.5（正常阴道 pH≤4.5）；③胺臭味试验阳性；④线索细胞阳性。

（二）处理

1. 抗厌氧菌药物 首选甲硝唑或替硝唑，次选克林霉素。全身或局部应用。

2. 性伴侣的治疗 性伴侣不需常规治疗，但对于反复发作的患者，其性伴侣应同时进行治疗。

3. 妊娠期处理 全身用药，用法同非孕期。

二、外阴阴道假丝酵母菌病

外阴阴道假丝酵母菌病（VVC）是假丝酵母菌（念珠菌）侵犯外阴和阴道浅表上皮细胞所导致的炎症。

（一）病因

1. 病原体 以白假丝酵母菌感染为主。白假丝酵母菌是一种条件致病菌，正常寄生于人口腔、肠道和阴道中，当全身及阴道抵抗力降低时，该菌大量繁殖而出现症状。

2. 发病诱因 月经前后、妊娠、糖尿病、大量应用免疫抑制剂及广谱抗生素、局部温度和湿度增加等。

（二）传播途径

假丝酵母菌感染主要为内源性感染。部分患者可通过性交直接传染和接触污染的衣物间接传染。

（三）临床表现和分类

1. 临床表现 外阴瘙痒、灼痛，严重时坐卧不宁。

白带增多，典型的白带呈白色豆渣样或凝乳样。妇科检查：小阴唇内侧及阴道黏膜表面有白色膜状物或凝乳状物，擦后露出红肿黏膜面。

2. 分类

（1）单纯性VVC：指发生于正常非孕宿主的、散发的、白假丝酵母菌引起的轻、中度病变。临床症状轻，发作频率低，治疗效果好。

（2）复杂性VVC或难治性VVC：可为非白假丝酵母菌感染所致；宿主多为孕妇、糖尿病患者或免疫功能低下者。治疗效果差，包括重度VVC、复发性VVC和妊娠期VVC。

（四）诊断

阴道分泌物镜检找到芽孢或假菌丝即可诊断。

（五）处理

1. 一般处理　消除诱因及改变阴道酸碱度。

2. 药物治疗　单纯性VVC的治疗首选阴道局部用药。重度VVC的治疗应以全身用药为主。

复发性VVC的治疗原则包括强化治疗和巩固治疗，强化治疗达到病原学治愈后，巩固治疗6个月。

常用药物：咪康唑、克霉唑、制霉菌素和伊曲康唑等。

性伴侣无须常规治疗。

3. 治愈标准　若症状持续存在或诊断后2个月内复发，需复诊。

复发性VVC治疗结束后7~14天、1个月、3个月和6个月应各随访1次，共4次。

三、滴虫阴道炎

（一）病因

由阴道毛滴虫感染引起的阴道炎症。

（二）传播途径

1. 直接传播　可经性交直接传播，男方通常无症状,但可作为携带者,通过性交传播给女性。

2. 间接传播 公共浴池、浴盆、游泳池、衣物、污染的器械及敷料等均可传播。

（三）临床表现和诊断

1. 临床表现 黄白色、稀薄、泡沫状白带增多及外阴瘙痒,若有细菌混合感染,则排出物呈脓性、有臭味。

妇科检查:阴道黏膜充血,常有散在红色斑点或草莓状突起,阴道后穹窿有多量稀薄、黄白色液性或脓性泡沫状分泌物。

2. 诊断 生理盐水悬滴法在阴道分泌物中见滴虫可确诊。

（四）处理

1. 常规治疗 首选甲硝唑或替硝唑。性伴侣应同时治疗,治疗期间应避免性生活。

2. 特殊情况治疗 妊娠期同常规治疗;哺乳期禁全身用药,可局部应用甲硝唑。

3. 注意事项 下次月经干净后巩固治疗一个疗程;内裤及毛巾等煮沸5~10分钟。

【名师助记】

常见阴道炎的鉴别见表1-22。

表1-22 常见阴道炎的鉴别

鉴别要点	滴虫阴道炎	外阴阴道假丝酵母菌病	细菌性阴道病
病因	阴道毛滴虫	假丝酵母菌	阴道内菌群失调,乳杆菌减少,厌氧菌繁殖
传播途径	直接和间接传染	内源性感染	自身感染

续表

鉴别要点	滴虫阴道炎	外阴阴道假丝酵母菌病	细菌性阴道病
临床表现	白带量多、稀薄、泡沫状，外阴瘙痒	外阴瘙痒、灼痛，白带呈白色、凝乳块状或豆渣样	白带增多伴轻微瘙痒，白带灰白、均质、稀薄、鱼腥臭味
阴道黏膜	红肿、出血点、草莓状外观	有白色膜状物，擦除后见黏膜红肿糜烂或溃疡	阴道黏膜无充血
实验室检查	悬滴法	分泌物镜检	胺臭味试验阳性，线索细胞
防治	酸性溶液冲洗；甲硝唑全身、局部同时用药；夫妻同治	碱性溶液冲洗；去除易感因素；抗真菌药	酸性溶液冲洗；甲硝唑全身、局部同时用药

四、宫颈炎

（一）概念和分类

宫颈炎主要指子宫颈阴道部和子宫颈管黏膜受各种病原体感染而导致的一系列病理改变，是妇科常见疾病之一。分为急性和慢性两种。

（二）急性宫颈炎

1. 病因　常由淋病奈瑟菌（淋球菌）和沙眼衣原体感染所致，部分由阴道内源性病原体所致。

2. 临床表现　急性宫颈炎多表现为宫颈管黏膜炎。

(1) 症状：阴道分泌物增多，脓血性，可伴有腰酸下坠,若为淋球菌感染,还常伴有下泌尿道感染症状。

(2) 妇科检查:可见子宫颈明显充血、水肿、糜烂,有黏液脓性分泌物从子宫颈管流出。

3. 治疗 抗生素全身治疗。

淋病奈瑟菌感染,常用第三代头孢菌素(头孢曲松钠)、喹诺酮类及大观霉素治疗。沙眼衣原体感染,应用四环素类、红霉素类及喹诺酮类药物治疗。

(三)慢性宫颈炎

1. 病因 多由急性宫颈炎未及时治疗或治疗不彻底转变而来,也有无急性炎症病史直接表现为慢性宫颈炎者。

2. 病理

(1) 宫颈管黏膜炎:病变局限于子宫颈管黏膜及黏膜下组织,子宫颈阴道部外面光滑,子宫颈外口可见有脓性分泌物,子宫颈管黏膜外翻。

(2) 宫颈息肉:慢性炎症刺激,局部子宫颈管黏膜增生,突出外口,呈息肉样改变。

(3) 宫颈肥大:慢性炎症刺激,导致腺体、间质增生,宫颈肥大,结缔组织增生,宫颈硬韧。

注意:单纯的所谓"宫颈糜烂"是柱状上皮异位所致,临床上描述为"糜烂状改变"为宜。

3. 临床表现 主要表现为白带增多,伴有腰骶部疼痛、性交后出血、盆腔部下坠痛或者不孕。

4. 治疗 慢性宫颈炎应根据不同情况进行不同处理。以物理治疗为主。

(1) 慢性宫颈管黏膜炎:应积极寻找病原体并行针对性治疗,病原体不清者可试用物理治疗或抗炎栓剂治疗。

(2) 宫颈息肉:可行息肉摘除术,送病理检查。

(3) 单纯宫颈肥大:一般无须处理。

五、盆腔炎

（一）发病诱因

1. 性活动与年龄　盆腔炎性疾病多发生在性活跃期妇女。

2. 下生殖道感染　下生殖道的性传播疾病。

3. 宫腔内手术操作后感染　由于手术致生殖道黏膜损伤、出血、坏死，导致下生殖道内源性菌群的病原体上行感染。

4. 性卫生不良　经期性交、使用不洁月经垫等。

5. 邻近器官炎症直接蔓延　阑尾炎、腹膜炎等蔓延至盆腔，病原体以大肠埃希菌为主。

6. 盆腔炎症再次急性发作　盆腔炎症导致盆腔广泛粘连、输卵管损伤、输卵管防御能力下降，易造成再次感染，导致急性发作。

（二）病理

1. 急性子宫内膜炎及子宫肌炎。

2. 急性输卵管炎、输卵管积脓、输卵管卵巢脓肿最常见。

3. 急性盆腔腹膜炎。

4. 急性盆腔结缔组织炎。

（三）临床表现

1. 症状

（1）盆腔痛

1）轻者：无明显异常发现，或妇科检查仅发现宫颈举痛，或宫体压痛，或附件区压痛。

2）重者：呈急腹症症状，下腹部有压痛、反跳痛及肌紧张，甚至出现腹胀、肠鸣音减弱或消失。

（2）发热

1）急性：体温升高，心率加快，急性病容。

2）慢性：低热，易感疲倦，神经衰弱。

（3）阴道分泌物增多。

2. 体征

(1) 子宫内膜炎、子宫肌炎：阴道脓性分泌物，子宫大、压痛，宫颈举痛。

(2) 输卵管炎：子宫旁触到条索状物，有压痛。

(3) 输卵管积水、输卵管卵巢积水：囊性肿物，活动受限。

(4) 盆腔结缔组织炎：子宫后倾固定；两侧片状增厚、压痛。

(5) 阴道窥器检查：子宫颈充血、水肿，若见脓性分泌物从子宫颈口流出，说明子宫颈管黏膜或子宫腔有急性炎症。

(6) 后穹窿触痛明显：需注意是否饱满，提示有脓肿形成。

【名师助记】

产褥感染为产褥期急性盆腔炎，两者表现可共同记忆。

3. 诊断标准

(1) 最低标准：宫颈举痛，或子宫压痛，或附件区压痛。

(2) 附加标准：①体温超过 38.3℃；②子宫颈或阴道异常黏液脓性分泌物；③阴道分泌物湿片出现大量白细胞；④红细胞沉降率升高；⑤血 CRP 水平升高；⑥实验室检查证实子宫颈淋病奈瑟菌或衣原体阳性。

(3) 特异标准：①子宫内膜活检证实子宫内膜炎；②阴道超声或磁共振检查显示输卵管增粗、输卵管积液，伴或不伴盆腔积液、输卵管卵巢肿块，或腹腔镜检查发现盆腔炎性疾病征象。

【名师助记】

最低标准："三痛"(宫颈举痛、子宫压痛、附件区压痛)。

附加标准：炎症全身表现和局部表现。

特异标准：病理和影像学定位检查。

（四）治疗

盆腔炎性疾病主要以抗生素药物治疗为主，必要时手术治疗。抗生素治疗可清除病原体，改善症状及体征，减少后遗症。

1. 抗生素的治疗原则　经验性、广谱、及时及个体化。

2. 支持疗法　卧床休息，半卧位有利于脓液积聚于直肠子宫陷凹而使炎症局限。给予高热量、高蛋白、高维生素流食或半流食，补充液体，注意纠正电解质紊乱及酸碱失衡，必要时少量输血。

3. 手术治疗　主要用于治疗抗生素控制不满意的输卵管卵巢脓肿或盆腔脓肿。

【仿真自测】

1. 关于女性生殖道的生理防御机制，下列叙述正确的是
   A. 卵巢分泌的孕激素使阴道上皮增厚并富含糖原
   B. 子宫颈内口紧闭以及子宫颈管有黏液栓，利于防止上行感染
   C. 阴道正常情况下呈弱碱性环境
   D. 子宫颈阴道部表面为单层鳞状上皮，抗感染能力强
   E. 正常阴道菌群中不包括支原体和假丝酵母菌
2. 糖尿病合并外阴阴道炎症，最常见的是
   A. 非特异性外阴炎　B. 滴虫阴道炎
   C. 假丝酵母菌病　D. 细菌性阴道病
   E. 萎缩性阴道炎

［答案］1. B　2. C

3. 女,54 岁。白带增多,均匀稀薄,有臭味,阴道黏膜无明显充血,阴道 pH 为 5。最可能的诊断是
   A. 急性淋病　　B. 细菌性阴道病
   C. 滴虫阴道炎　　D. 假丝酵母菌病
   E. 老年性阴道炎
4. 女,32 岁。药物流产后 3 天,左下腹痛伴发热 2 天。妇科检查:阴道脓性分泌物,宫颈举痛,子宫饱满,压痛(+),右附件区明显压痛。最可能的诊断是
   A. 卵巢巧克力囊肿破裂　　B. 急性阑尾炎
   C. 卵巢黄体破裂　　D. 异位妊娠破裂
   E. 急性盆腔炎
5. 女,30 岁。人工流产后发热伴下腹疼痛 20 天。查体:宫颈举痛,子宫后位,正常大小,触痛明显。右侧子宫旁明显增厚、压痛。盆腔超声检查:子宫大小正常,右侧子宫旁可探及不均质混合回声包块,大小约 5.0cm×2.5cm,边界欠清。最可能的诊断是
   A. 急性盆腔炎　　B. 盆腔结核
   C. 卵巢囊肿蒂扭转　　D. 急性阑尾炎
   E. 黄体破裂

(6~9 题共用备选答案)
   A. 稠厚,白色,豆腐渣样
   B. 稀薄,均质,白色,鱼腥臭味
   C. 稀薄,淡黄色
   D. 稀薄,黄白色,泡沫状
   E. 黏液脓性
6. 滴虫阴道炎的典型白带性状是
7. 外阴阴道假丝酵母菌病的典型白带性状是
8. 细菌性阴道病的典型白带性状是
9. 萎缩性阴道炎的典型白带性状是

[答案] 3. B　4. D　5. A　6. D　7. A　8. B　9. C

第十四节　女性生殖器官肿瘤

【自测摸底】

(1~4 题共用题干)

女,45 岁。接触性出血 1 个月。平素月经规则。查体:宫颈重度糜烂,宫体后倾,大小正常,活动好,双侧附件(-)。宫颈细胞涂片高度可疑。阴道镜下活检报告为癌细胞突破基底膜 3~5mm。

1. 该患者应诊断为

   A. 宫颈原位癌　　B. 宫颈癌ⅠA 期

   C. 宫颈癌ⅠB 期　　D. 宫颈癌ⅡA 期

   E. 宫颈癌ⅡB 期

2. 最佳治疗方法为

   A. 筋膜外全子宫切除

   B. 改良广泛性子宫切除+盆腔淋巴结清扫

   C. 广泛子宫切除+盆腔淋巴结清扫

   D. 广泛子宫切除+盆腔淋巴结清扫+腹主动脉旁淋巴结取样

   E. 同期放化疗后行广泛子宫切除+盆腔淋巴结清扫

3. 若要清扫淋巴结,其清扫范围不包括

   A. 髂外淋巴结　　B. 髂总淋巴结

   C. 髂内淋巴结　　D. 腹股沟浅淋巴结

   E. 闭孔淋巴结

4. 手术后采取的措施正确的是

   A. 无须进行放化疗　　B. 只需进行放疗

   C. 只需进行化疗　　D. 需进行放化疗

   E. 需进行生物治疗

【名师精讲】

一、宫颈癌

（一）病因

1. 感染因素

（1）人乳头状瘤病毒（HPV）：高危型人乳头状瘤病毒持续感染是宫颈癌的主要发病因素。宫颈癌多与HPV16、HPV18等高危亚型感染有关。

（2）单纯疱疹病毒（HSV）：目前尚无证据证实HSV可直接致癌，一般认为HSV-2是宫颈癌发生的协同因素。

（3）其他病原体：巨细胞病毒（CMV）、梅毒螺旋体、滴虫、衣原体、真菌等感染也可能与宫颈癌发生有关。

2. 相关危险因素　包括过早性生活、早婚；多个性伴侣、性生活活跃、性生活不洁；早生育、多产、密产；男性不洁性行为及有关因素。与性伴侣包皮过长、吸烟、经济状况、肿瘤家族史、饮食等因素亦有关。

【名师助记】

人乳头状瘤病毒（HPV）最常考，相关危险因素与子宫颈长期受到刺激有关。

（二）组织发生及病理

1. 组织发生　宫颈癌的好发部位：子宫颈原始鳞柱交界和生理性鳞柱交界之间所形成的区域，称为移行带。

子宫颈移行带形成过程中，其表面被覆的柱状上皮通过鳞状上皮化生和鳞状上皮化逐渐转化为鳞状上皮。这些未成熟的化生鳞状上皮代谢活跃，在一些致病因素（如HPV）刺激下，可发生细胞异型性及组织异型性改变，形成宫颈上皮内瘤变（CIN）。

【名师助记】

鳞状上皮化生和鳞状上皮化（良性）→致病因素（如HPV）刺激→细胞异型性及组织异型性改变→宫

颈上皮内瘤变(CIN)(癌前病变)→浸润癌。

2. 病理

(1) 宫颈上皮内瘤变(CIN)

1) 分级:分为3级。①Ⅰ级:轻度不典型增生;上皮层的下1/3层细胞。②Ⅱ级:中度不典型增生;上皮层的下2/3层。③Ⅲ级:重度不典型增生及原位癌。

原位癌:上皮全层极性消失,细胞显著异型性,但基底膜完整,无间质浸润。

2) 转归:①消退(或逆转);②持续不变(或病情稳定);③进展(或癌变)。

宫颈癌的发生是一个连续发展的过程,由CIN转变为浸润癌需5~10年的时间。

(2) 宫颈浸润癌:是指宫颈上皮内癌细胞突破基底层向间质浸润的状态。

宫颈浸润癌按大小分类:微小浸润癌、浸润癌。

宫颈浸润癌按病理类型分类:①鳞状细胞癌,占75%~80%;②腺癌,占20%~25%;③腺鳞癌,少见,不到5%。

(三) 转移途径

宫颈癌转移主要为直接蔓延和淋巴转移,血行转移极少见。

1. 直接蔓延　最常见。

2. 淋巴转移

(1) 一级组:包括子宫旁、子宫颈旁或输尿管旁、闭孔、髂内、髂外淋巴结。

(2) 二级组:包括髂总,腹股沟深、浅,腹主动脉旁淋巴结。

3. 血行转移　少见,多发生于晚期。最常见的转移部位是肝,也可转移至肺、脑。

(四) 临床分期

FIGO 2018年更新的宫颈癌临床分期见表1-23。

表 1-23 宫颈癌的临床分期（FIGO 2018 年）

期别	肿瘤范围
Ⅰ期	肿瘤局限于子宫颈(扩展至子宫体应被忽略)
ⅠA	镜下浸润癌,浸润深度<5mm[a]
ⅠA1	间质浸润深度<3mm
ⅠA2	间质浸润深度≥3mm,<5mm
ⅠB	肿瘤局限于子宫颈,镜下最大浸润深度≥5mm[b]
ⅠB1	癌灶浸润深度≥5mm,最大径线<2cm
ⅠB2	癌灶最大径线≥2cm,<4cm
ⅠB3	癌灶最大径线≥4cm
Ⅱ期	肿瘤超越子宫,但未达阴道下 1/3 或未达骨盆壁
ⅡA	侵犯上 2/3 阴道,无子宫旁浸润
ⅡA1	癌灶最大径线<4cm
ⅡA2	癌灶最大径线≥4cm
ⅡB	有子宫旁浸润,未达骨盆壁
Ⅲ期	肿瘤累及阴道下 1/3 和/或扩展到骨盆壁和/或引起肾盂积水或肾无功能和/或累及盆腔和/或主动脉旁淋巴结[c]
ⅢA	肿瘤累及阴道下 1/3,没有扩展到骨盆壁
ⅢB	肿瘤扩展到骨盆壁和/或引起肾盂积水或肾无功能(除非已知由其他原因引起)
ⅢC	不论肿瘤大小和扩散程度,累及盆腔和/或主动脉旁淋巴结(注明 r 或 p)[c]
ⅢC1	仅累及盆腔淋巴结
ⅢC2	主动脉旁淋巴结转移
Ⅳ期	肿瘤侵犯膀胱黏膜或直肠黏膜(活检证实)和/或超出真骨盆(泡状水肿不分为Ⅳ期)
ⅣA	侵犯盆腔邻近器官
ⅣB	远处转移

说明:当有疑问时,应归入较低的分期。

a 所有分期均可用影像学和病理学资料来补充临床发现,评估肿瘤大小和扩散程度,形成最终分期。

b 淋巴脉管间隙浸润不改变分期。浸润宽度不再作为分期标准。

c 对用于诊断ⅢC 期的证据,需注明所采用的方法是 r(影像学)还是 p(病理学)。例:若影像学显示盆腔淋巴结转移,分期为ⅢC1r;若经病理证实,分期为ⅢC1p。所采用的影像学类型或病理技术需始终注明。

【名师助记】

Ⅰ期限宫颈，A、B看大小；

ⅠA看毫米，3、5来分界；

ⅠB看厘米，2、4来分界；

Ⅱ期超宫颈，阴道和宫旁；

ⅡA下阴道，4、4好分界；

ⅡB累宫旁，手术没强项；

Ⅲ期超Ⅱ期，还有肾累及；

超过ⅡA是ⅢA，超过ⅡB是ⅢB，累及淋巴是ⅢC；

Ⅳ期最好记，所有都一样。

（五）临床表现

1. 症状

（1）CIN及早期浸润癌：多数无特殊症状。

（2）宫颈浸润癌：一般均有阴道流血及阴道分泌物增多的症状。

1）阴道流血：接触性出血→早期白带带血或阴道点滴样出血→晚期可引起大出血。

2）阴道排液：白色或血性，稀薄如水样或米泔状。

3）继发感染：大量泔水样或脓性恶臭白带。

4）晚期症状：邻近组织器官及神经受累症状。

5）贫血、恶病质等全身衰竭症状。

2. 体征 CIN及早期浸润癌的子宫颈可呈光滑或糜烂状或宫颈息肉样改变。随着宫颈浸润癌的发展，可表现为息肉状、菜花状、溃疡型或桶状。侵及子宫旁时可扪及子宫旁组织增厚，结节状；若浸润达盆壁，则形成“冰冻骨盆”。

（六）诊断

CIN及早期宫颈癌的诊断宜采用三阶梯技术，即细胞学检查→阴道镜检查→病理学检查。

1. 宫颈刮片细胞学检查 此法是简便易行的宫颈癌筛查方法。

结果判定:①巴氏五级分类报告,超过Ⅲ级须做下一步检查确诊;②TBS 报告,LSIL(低级别鳞状上皮内病变)和 HSIL(高级别鳞状上皮内病变)均须做下一步检查确诊。

2. HPV 检测 目前国内外已将高危 HPV 检测作为宫颈癌筛查的一种手段。

3. 阴道镜检查 细胞学检查异常者或临床检查可疑者,应在阴道镜观察下取活检。

4. 宫颈及宫颈管活组织检查 是确诊 CIN 和宫颈癌的方法。

5. 宫颈锥切术 细胞学多次阳性,而阴道镜检查和宫颈活组织检查阴性,或活组织检查为高级别 CIN 但不排除浸润癌时,应行诊断性宫颈锥切术。

【名师助记】

筛查(宫颈刮片细胞学检查或 HPV 检测),下一步阴道镜检查,确诊依赖活组织病理检查。

（七）治疗

1. 宫颈上皮内瘤变(SIL/CIN)处理

(1) LSIL/CIN Ⅰ:阴道镜检查满意者,首选定期随访观察,亦可物理治疗。

(2) HSIL/CIN Ⅱ~Ⅲ:应行宫颈锥切术。

1) 冷刀宫颈锥切术(CKC)/宫颈电热圈切除术(LEEP)

2) 年龄较大、无生育要求的 HSIL,也可行筋膜外全子宫切除术。

2. 子宫浸润癌 应行手术治疗或放射治疗,化学治疗为辅助治疗方法。

(1) 手术治疗

1) ⅠA1 期(无淋巴脉管间隙浸润):筋膜外全子宫切除术。

2) ⅠA1 期(有淋巴脉管间隙浸润)和ⅠA2 期:改

良广泛性子宫切除术+盆腔淋巴结切除术或考虑前哨淋巴结绘图活检。

3）ⅠB1 期和ⅡA1 期：广泛性子宫切除术+盆腔淋巴结切除术或考虑前哨淋巴结绘图活检，必要时行腹主动脉旁淋巴结取样术。

4）部分ⅠB2 期和ⅡA2 期：广泛性子宫切除术+盆腔淋巴结切除术+选择性腹主动脉旁淋巴结取样术。

对于要求保留生育功能的年轻患者，所采用的手术治疗方法有如下几种。①ⅠA1 期（无淋巴脉管间隙浸润）：宫颈锥切术。②ⅠA1（有淋巴脉管间隙浸润）和ⅠA2 期：宫颈锥切术+盆腔淋巴结切除术或考虑前哨淋巴结绘图活检；或和ⅠB1 期处理相同。③肿瘤直径<2cm 的ⅠB1 期：广泛性子宫切除术+盆腔淋巴结切除术或考虑前哨淋巴结绘图活检。

（2）放射治疗：ⅡB 期以上或不能耐受手术的早期宫颈癌患者应行放射治疗或同步放化疗。

【名师助记】

手术治疗核心术式：①ⅠA1 期，无淋巴脉管间隙浸润者，行筋膜外全子宫切除术；②ⅠA2 期，改良广泛性子宫切除术+盆腔淋巴结切除术；③ⅠB1 期和ⅡA2 期，广泛性子宫切除术+盆腔淋巴结切除术+选择性腹主动脉旁淋巴结取样术。

二、子宫肌瘤

子宫肌瘤是子宫平滑肌瘤的简称，是发生于子宫平滑肌及纤维结缔组织的肿瘤，是女性生殖器官最常见的良性肿瘤，多见于 30~50 岁妇女。

（一）分类

按肌瘤与子宫肌壁的关系分类：①肌壁间肌瘤，最常见，占 60%~70%；②浆膜下肌瘤，约占 20%；③黏膜下肌瘤，占 10%~15%，肌瘤突向子宫腔，表面覆盖子宫内膜。

各种类型发生在同一子宫称为多发子宫肌瘤。

（二）变性

肌瘤失去原有典型结构称为肌瘤变性。①玻璃样（透明）变：最常见；②囊性变：组织坏死液化所形成；③红色变：多发生于妊娠期或产褥期，肌瘤体积迅速增大，临床上可有急腹症表现；④脂肪变：多见于绝经后患者；⑤钙化：继发于脂肪变性；⑥肉瘤变：即肌瘤恶性变，发生率低于1%。

（三）临床表现

1. 症状 多数患者无症状。子宫肌瘤的临床症状取决于肌瘤的部位、大小、生长速度、有无继发性改变等因素，与肿瘤数目关系不大。

（1）月经改变：是子宫肌瘤最常见的症状。多见于较大的肌壁间肌瘤和黏膜下肌瘤。主要表现为经量增多、经期延长，严重时可致贫血。

（2）下腹部包块：当子宫增大超过12周妊娠大小时，于下腹正中可触及不规则质硬包块。

（3）白带增多：黏膜下肌瘤合并感染可致脓血性白带。

（4）疼痛：肌瘤一般不引起疼痛。带蒂肌瘤扭转、红色变可致急腹痛。

2. 体征

（1）肌壁间肌瘤：子宫增大，质硬，有外形不规则、单个或多个结节状突起。

（2）浆膜下肌瘤：可游离于子宫外，活动度大，易与附件肿瘤混淆。

（3）黏膜下肌瘤：子宫均匀增大，肌瘤可自子宫颈口脱出至阴道内。

（四）诊断

B超可较准确地评估子宫大小和肌瘤大小、位置及数目，尤其适用于肥胖患者或肌瘤较小时。

（五）处理

1. 随访观察　适用于肌瘤较小、无症状者，特别是近绝经期患者。

2. 药物治疗　适用于近绝经期、症状较轻或不能耐受手术者，也用于术前减小肌瘤体积。

（1）促性腺激素释放激素激动剂（GnRH-a）：长效GnRH-a抑制垂体-卵巢轴，降低雌、孕激素水平，从而抑制肌瘤生长。

用法：可皮下埋植或肌内注射给药，每4周1次，连续应用3~6个月。通常在用药3个月后肌瘤明显缩小，但停药后肌瘤可迅速恢复至原来大小。

副作用：主要为低雌激素症状。

（2）米非司酮：可作为术前用药或提前绝经用。因有增加子宫内膜增生的风险，不可长期使用。

3. 手术治疗

（1）手术指征（不得不手术）：①重度继发性贫血经保守治疗无效，特别是黏膜下肌瘤致重度贫血者；②出现膀胱和/或直肠压迫症状者；③肌瘤生长迅速，疑恶变者；④肌瘤致反复流产和不孕者；⑤肌瘤引起腹痛、性交痛或肌瘤蒂扭转引起急性腹痛者。

【名师助记】

不得不手术。肌瘤太大——子宫>孕12周。症状明显——导致贫血、压迫症状、生长迅速、不孕。

（2）手术方式

1）肌瘤切除术：适用于年轻或有生育要求的患者。①肌壁间及浆膜下肌瘤可开腹或行腹腔镜手术；②黏膜下肌瘤（<5cm）突向子宫腔者，可在宫腔镜下切除；③突出子宫颈口或阴道内者，可经阴道切除。

2）子宫切除术：适用于肌瘤多而大、症状明显、无生育要求的患者。

（六）子宫肌瘤合并妊娠

1. 肌瘤对妊娠分娩的影响 取决于肌瘤的部位及大小。

（1）黏膜下肌瘤可致不孕和流产。

（2）导致胎位异常、胎儿生长受限、胎盘低置或前置胎盘。

（3）较大肌瘤可影响胎儿下降导致梗阻性难产，还可影响宫缩致产程延长或产后出血。

2. 妊娠对肌瘤的影响 妊娠期平滑肌细胞肥大，肌瘤明显增大。妊娠期和产褥期肌瘤易发生红色变。浆膜下肌瘤可发生急性或慢性扭转。

3. 处理 妊娠合并子宫肌瘤多能经阴道分娩。若出现梗阻性难产，应行剖宫产。红色变经保守治疗几乎均能缓解，无效者行手术治疗。

三、子宫内膜癌

子宫内膜癌又称子宫体癌，是女性生殖器官三大恶性肿瘤之一，多见于老年妇女。

近年来，子宫内膜癌发病率有不断升高的趋势，在某些欧美国家已居妇科恶性肿瘤首位。

（一）病因

确切原因尚未阐明，可能与下列因素有关：

1. 内源性雌激素刺激增加 无排卵性功能失调性子宫出血、多囊卵巢综合征、卵巢内分泌肿瘤、初潮早、绝经晚、不孕、分娩次数少。

2. 外源性雌激素 雌激素替代治疗。

3. 体质因素 肥胖、高血压、糖尿病称为子宫内膜癌三联征。

4. 遗传因素。

Ⅰ型子宫内膜癌：内、外源性雌激素长期刺激导致子宫内膜增生，进而发展为子宫内膜样腺癌。患者相对年轻，预后较好。

Ⅱ型子宫内膜癌：与雌激素无关，不经过子宫内膜增生阶段。此类肿瘤多见于老年妇女，恶性程度高，预后差。

（二）病理

国际妇科病理协会将子宫内膜癌分为内膜样腺癌（最常见）、黏液癌、透明细胞癌、浆液性腺癌（恶性程度高，预后差）、鳞癌、未分化癌和混合型等。

（三）转移途径

子宫内膜癌的主要转移途径为直接蔓延和淋巴转移，晚期可出现血行转移。

1. 直接蔓延　为最常见的途径。
2. 淋巴转移　转移途径与癌灶生长部位有关。
3. 血行转移　多见于晚期，经血行转移至肺、肝、骨等处。

（四）分期

子宫内膜癌的手术-病理分期见表1-24。

表1-24　子宫内膜癌的手术-病理分期（FIGO，2009）

期别	肿瘤范围
Ⅰ期	肿瘤局限于子宫体
ⅠA	肿瘤浸润深度<1/2肌层
ⅠB	肿瘤浸润深度≥1/2肌层
Ⅱ期	肿瘤累及子宫颈间质，但无子宫体外蔓延
Ⅲ期	肿瘤局部播散
ⅢA	肿瘤累及子宫浆膜和/或附件
ⅢB	阴道和/或子宫旁受累
ⅢC	盆腔淋巴结和/或腹主动脉旁淋巴结转移
ⅢC1	盆腔淋巴结转移
ⅢC2	腹主动脉旁淋巴结转移
Ⅳ期	膀胱和/或直肠黏膜，和/或远处转移
ⅣA	膀胱和/或直肠黏膜
ⅣB	远处转移，包括腹腔内转移和/或腹股沟淋巴结转移

【名师助记】

Ⅰ期限于体；Ⅱ期犯宫颈；Ⅲ期犯附件。

ⅠA、ⅠB看深度，1/2分界岭；Ⅱ期注意关键字，间质受累才算数。

（五）临床表现

1. 症状

（1）阴道流血：首发症状为异常阴道出血、绝经后阴道流血。

（2）阴道排液：阴道排液增多，呈浆液性或血水样。

2. 体征 子宫增大、质软，有时可见癌组织自子宫颈口脱出，质脆，出血。若浸润周围组织，子宫固定或子宫旁扪及不规则结节状肿块。

（六）辅助检查

1. 超声检查 是首选的辅助检查，可了解子宫内膜厚度，有无赘生物、肌层浸润等。

2. 病理组织学检查 是子宫内膜癌的确诊依据。常用方法为诊断性刮宫、分段诊刮和子宫内膜活检。其中分段诊刮最常用，先搔刮子宫颈管，然后搔刮子宫腔。

3. 宫腔镜检查 可直视子宫内膜病变，对可疑部位进行活组织检查。

（七）治疗

子宫内膜癌的治疗原则是以手术为主的综合治疗。

1. 手术治疗

（1）Ⅰ期：筋膜外全子宫切除术+双侧附件切除术。

（2）Ⅱ期：广泛性全子宫及双侧附件切除术，盆腔淋巴结切除术和腹主动脉旁淋巴结取样术。

（3）Ⅲ期和Ⅳ期：肿瘤细胞减灭术。

Ⅰ期存在以下因素，应行盆腔淋巴结切除术和腹主动脉旁淋巴结取样术：①可疑的盆腔和/或腹主动脉旁淋巴结转移；②高危组织类型，如透明细胞癌、浆液性乳头状腺癌等；③低分化子宫内膜样腺癌；④肌层浸润≥1/2；⑤肿瘤累及子宫腔面积超过50%；⑥肿瘤位置低（峡部受累）。

2. 放疗　单纯放射治疗仅适用于全身性疾病不能手术或病灶无法切除的患者；术后辅助放疗，用于低分化、深肌层浸润、淋巴结转移等具有高危因素者。

3. 化疗　过去化疗主要用于晚期及复发子宫内膜癌。

4. 激素治疗　主要用于晚期及复发患者。高效、大剂量、长期应用，治疗至少12周以上方可评定疗效。

四、卵巢肿瘤

卵巢肿瘤是常见的女性生殖器官肿瘤，可发生于任何年龄，组织学类型复杂。卵巢恶性肿瘤是妇科三大恶性肿瘤之一，死亡率居妇科恶性肿瘤首位。

（一）组织学分类及分级

1. 组织学分类

（1）上皮性肿瘤：最常见。占原发性卵巢肿瘤的50%～70%，其恶性肿瘤占卵巢恶性肿瘤的85%～90%，多见于中老年妇女，可分为浆液性、黏液性及子宫内膜样肿瘤等。根据组织学特性，分为良性、交界性和恶性。

1）浆液性肿瘤

A. 浆液性囊腺瘤：约占卵巢良性肿瘤的25%。多为单侧，大小不等。表面光滑、囊性、壁薄，充满淡黄色清亮液体。

B. 交界性浆液性囊腺瘤：多为双侧，较少在囊内乳头状生长。

C. 浆液性囊腺癌：是最常见的卵巢恶性肿瘤，占40%～50%。多为双侧，较大，半实质性，多房，腔内充满乳头，质脆，囊液混浊。肿瘤标志物CA125升高。

2）黏液性肿瘤：多为单侧，体积较大或者巨大，多房，充满胶冻样黏液，少有乳头生长。

3）子宫内膜样肿瘤：镜下与子宫内膜癌极为相似，多为高分化腺癌。

（2）生殖细胞肿瘤：占卵巢原发性肿瘤的20%～40%，好发于儿童及青少年。来源于胚胎性腺的原始生殖细胞，有发生多种组织的潜能。未分化者为无性细胞瘤，胚胎多能者为胚胎癌，向胚胎结构分化形成畸胎瘤，向胚外结构分化则形成内胚窦瘤、绒毛膜癌。

【名师助记】

生殖细胞肿瘤名称中含有“胚”“胎”“性”“绒毛”。

1）畸胎瘤：最常见的生殖细胞肿瘤。①成熟畸胎瘤（皮样囊肿）：良性，多为单侧，中等大小，囊实性。高度特异性畸胎瘤可分泌甲状腺素，甚至引起甲亢。②未成熟畸胎瘤：恶性。

2）无性细胞瘤：对放疗最敏感。

3）内胚窦瘤（卵黄囊瘤）：血清AFP浓度升高。

4）绒毛膜癌：HCG升高。

（3）性索间质肿瘤：约占卵巢肿瘤的5%。来源于原始性腺的性索组织或间叶组织，包括颗粒细胞瘤和卵泡膜细胞瘤。因常有内分泌功能，又称功能性卵巢肿瘤。

1）颗粒细胞瘤：低度恶性。

2）卵泡膜细胞瘤：良性。

以上两种肿瘤可分泌雌激素。青春期可导致功能失调性子宫出血；生育期可导致月经紊乱；绝经后可有不规则阴道流血，甚至导致子宫内膜增生过长，故可合并子宫内膜腺癌。

3）纤维瘤：较常见的卵巢良性肿瘤。偶见患者伴有胸腔积液或腹水，称梅格斯综合征（Meigs综合征），以右侧胸腔积液多见。手术切除后，胸腔积液、腹水自然消失。

（4）转移性肿瘤：占卵巢恶性肿瘤的5%~10%，原发部位多位于胃肠道、乳腺及其他生殖器官。

2. 组织学分级　Ⅰ级为高分化；Ⅱ级为中分化；Ⅲ级为低分化。

（二）卵巢恶性肿瘤转移途径

主要转移方式是直接蔓延及盆、腹腔播散种植。淋巴转移也是重要的转移途径。血行转移少见，晚期可转移到肺、胸膜及肝。

（三）临床表现

1. 卵巢良性肿瘤　体积较小时多无症状，常在妇科检查时发现。体积中等大小时，表现为腹胀、腹部肿块。

2. 卵巢恶性肿瘤　无特异性症状，主要表现为腹胀、腹部肿块及腹水，晚期可出现恶病质征象。

（四）诊断与鉴别诊断

1. 诊断

（1）影像学检查：B超、CT、腹部X线平片。

（2）肿瘤标志物检测：CA125升高——上皮性卵巢癌；AFP升高——内胚窦瘤；HCG升高——原发性卵巢绒毛膜癌；雌激素升高——颗粒细胞瘤、卵泡膜细胞瘤；睾酮升高——睾丸母细胞瘤。

2. 鉴别诊断　卵巢良、恶性肿瘤的鉴别见表1-25。

表1-25　卵巢良、恶性肿瘤的鉴别

鉴别要点	良性肿瘤	恶性肿瘤
病史	病程长，生长缓慢	病程短，迅速增大
一般情况	良好	可有消瘦、恶病质
包块部位及性质	多单侧，囊性，光滑，活动	多双侧，实性或囊实性，不规则，固定，后穹窿实性结节或包块

续表

鉴别要点	良性肿瘤	恶性肿瘤
腹水征	多无	常有腹水,可查到恶性肿瘤
B超	为液性暗区,边界清晰,可有间隔光带	液性暗区内有杂乱光团、光点,肿块界限不清
CA125(>50岁)	<35U/ml	>35U/ml

(五)并发症

1. 蒂扭转 成熟畸胎瘤最常见,是妇科常见急腹症。

(1)典型症状:体位改变+突然发生一侧下腹剧痛,常伴恶心、呕吐。

(2)典型体征:妇科检查触及肿物张力大,压痛,尤以瘤蒂部压痛明显。

(3)处理:一经确诊应尽快手术,术时应在蒂根下方钳夹,将肿瘤和扭转的瘤蒂一并切除,钳夹前不可回复扭转,以防栓塞脱落。

2. 破裂 分为自发性破裂和外伤性破裂两种。症状的严重程度取决于破裂口大小、流入腹腔的囊液量和性质。

3. 感染 多继发于卵巢肿瘤蒂扭转或破裂,临床表现为腹膜炎征象。应在抗感染后手术切除肿瘤,若短期内不能控制感染,则应急诊手术。

4. 恶变 早期无症状,不易发现。若发现卵巢肿瘤生长迅速,尤其是双侧卵巢肿瘤,应考虑恶变的可能。

(六)治疗

1. 手术

(1)良性肿瘤:一经确诊,即应手术。

(2)恶性肿瘤:手术+化疗,辅以放疗。

2. 化学治疗

(1) 卵巢上皮性癌:卡铂+紫杉醇(最常用)。

(2) 恶性卵巢生殖细胞及性索间质肿瘤:BEP 方案(博来霉素+依托泊苷+顺铂)。

3. 放疗 无性细胞瘤对放疗最敏感。

【仿真自测】

1. 宫颈细胞学检查 HSIL 提示
   A. 宫颈正常
   B. 宫颈炎
   C. 宫颈癌
   D. 可疑癌前病变
   E. 癌前病变

2. 女,23 岁。外阴瘙痒、白带增多 5 天。妇科检查:外阴皮肤黏膜充血,小阴唇内侧见多个小菜花状赘生物,宫颈柱状上皮异位,子宫正常大,附件无明显异常。为确诊,应选择的辅助检查是
   A. B 超检查
   B. 宫颈刮片细胞学检查
   C. 血常规
   D. 赘生物活组织检查
   E. 白带微生物培养

3. 女,35 岁。停经 4 个月,腹痛 1 天。有子宫肌瘤病史。妇科检查:子宫左侧壁可触及结节状突起,压痛明显。血 WBC $12.3\times10^9/L$。B 超:中期妊娠,子宫肌瘤。该患者肌瘤变性最可能的是
   A. 肉瘤样变
   B. 钙化
   C. 囊性变
   D. 红色样变
   E. 玻璃样变

4. 子宫内膜癌恶性程度最高的病理类型是
   A. 内膜样腺癌
   B. 鳞癌
   C. 腺鳞癌
   D. 浆液性癌
   E. 黏液性癌

[答案] 1. D 2. D 3. D 4. A

5. 女,47 岁。胃癌术后 2 年,下腹不适 3 个月。妇科检查:子宫正常大小,双侧附件区各触及一个手拳大小的椭圆形包块,移动性浊音(-)。最可能的诊断是
   A. 卵巢卵黄囊瘤
   B. 卵巢库肯勃瘤
   C. 卵巢子宫内膜异位囊肿
   D. 卵巢畸胎瘤
   E. 卵巢纤维瘤

(6~8 题共用题干)

女,54 岁。绝经 4 年,阴道不规则出血 1 个月。妇科检查发现宫颈肥大,宫口处有菜花状赘生物,大小约 2cm×3cm×3cm,接触性出血(+),子宫稍小,活动,双侧附件(-),子宫旁结节状浸润达盆壁。

6. 最可能的诊断是
   A. 宫颈息肉　　B. 宫颈癌
   C. 宫颈肌瘤　　D. 卵巢肿瘤
   E. 子宫内膜癌
7. 为明确诊断,应首选的检查是
   A. HPV 检测　　B. 阴道镜
   C. 宫腔镜　　D. 分段诊刮
   E. 宫颈活检
8. 最易与子宫肌壁间肌瘤混淆的疾病是
   A. 子宫内膜炎　　B. 子宫内膜癌
   C. 子宫腺肌病　　D. 宫颈癌
   E. 功能失调性子宫出血

[答案] 5. B 6. B 7. E 8. C

（9~10 题共用题干）

女，61 岁。已绝经 10 年。阴道流血 2 个月。查体：子宫孕 5 周大小，质中等。分段诊刮：子宫颈管刮出极少组织，子宫腔 8cm，子宫内刮出少许易脆组织。病理报告为“子宫内膜中分化腺癌累及子宫颈”。

9. 该患者 FIGO 临床病理分期为

A. ⅠA 期　　B. ⅠB 期

C. Ⅱ期　　D. ⅢA 期

E. ⅢB 期

10. 该患者首选的治疗方案是

A. 手术治疗　　B. 放射治疗

C. 化学治疗　　D. 内分泌治疗

E. 生物治疗

（11~13 题共用题干）

女，35 岁，G_1P_1。单位常规体检发现盆腔肿物 2 天就诊，无明显不适。查体：子宫颈光滑，子宫稍大、稍硬，子宫右侧扪及一 7cm×7cm 大小囊实性包块，活动度尚好，无压痛。

11. 为明确诊断，下列检查价值最小的是

A. 腹部 B 超　　B. 腹部 X 线平片

C. 血清 CA125　　D. 血沉

E. 血清 AFP

12. 若 B 超提示子宫正常大小，子宫右侧有 8cm×9cm 大小液性暗区，其中有强光团。最可能的诊断是

A. 卵巢纤维瘤　　B. 无性细胞瘤

C. 卵巢畸胎瘤　　D. 巧克力囊肿

E. 子宫肌瘤

［答案］9. C　10. A　11. D　12. C

13. 恰当的治疗措施是
   A. 肿瘤剔除
   B. 右侧附件切除
   C. 右侧附件加子宫切除
   D. 双侧附件切除
   E. 双侧附件加子宫切除

第十五节 妊娠滋养细胞疾病

【自测摸底】

女,42岁。人工流产术后2年,阴道断续流血6月余,近日出现咳血丝痰。血β-HCG为1 300U/L。胸部X线片示肺部多个结节。首选的治疗方法是
   A. 子宫切除术
   B. 放射治疗
   C. 肺叶切除术
   D. 化学治疗
   E. 肺叶切除+子宫切除术

【名师精讲】

妊娠滋养细胞疾病(GTD)是一组来源于胎盘滋养细胞的疾病,包括葡萄胎、侵蚀性葡萄胎、绒毛膜癌(简称绒癌)、胎盘部位滋养细胞肿瘤(PSTT)和上皮样滋养细胞肿瘤(ETT)。而侵蚀性葡萄胎、绒癌、胎盘部位滋养细胞肿瘤和上皮样滋养细胞肿瘤又统称为妊娠滋养细胞肿瘤(GTT)。

[答案] 13. B

【名师助记】

除葡萄胎外均属于妊娠滋养细胞肿瘤。加上葡萄胎就是妊娠滋养细胞疾病。

一、葡萄胎

葡萄胎又称水泡状胎块,是因妊娠后胎盘绒毛滋养细胞增生,间质高度水肿,形成大小不一的水泡,水泡间借蒂相连成串形如葡萄而得名。分为完全性葡萄胎和部分性葡萄胎。

(一)发病相关因素

确切病因尚不清楚。

1. 完全性葡萄胎　遗传因素是主要原因,有葡萄胎病史。完全性葡萄胎的染色体核型 90% 为 46,XX,另有 10% 核型为 46,XY。

2. 部分性葡萄胎　可能与使用口服避孕药及月经失调有关。90% 以上为三倍体,最常见的核型是 69,XXY。

【名师助记】

完全性葡萄胎为 1 个空卵和 1 个精子结合,自身复制为二倍体,单雄来源。

部分性葡萄胎为 1 个卵子与 2 个精子结合,为三倍体。

(二)病理

1. 共有表现　①滋养细胞增生;②绒毛间质水肿;③间质内血管消失;④卵巢黄素化囊肿形成。

发生率为 30% ~50%。多为双侧发生,大小不等,可达 20cm,表面光滑,切面多房,囊液清亮。

2. 完全性葡萄胎和部分性葡萄胎的鉴别(表 1-26)。

表 1-26 完全性葡萄胎和部分性葡萄胎的鉴别

鉴别要点	完全性葡萄胎	部分性葡萄胎
胚胎或胎儿组织	无胎儿痕迹	有胚胎或胎儿组织存在
绒毛	绒毛水肿	绒毛大小及其水肿程度明显不一,"扇贝样"
细胞增生	弥漫性滋养细胞增生	局限性滋养细胞增生
异型性	种植部位滋养细胞呈弥漫和显著的异型性(易恶变)	种植部位滋养细胞呈局限和轻度的异型性(不易恶变)

(三)临床表现

1. 停经后阴道流血 停经 8~12 周出现。

2. 子宫大于停经月份、变软。

3. 腹痛 葡萄胎生长迅速,使子宫过度扩张所致,表现为下腹阵痛。若发生黄素化囊肿扭转或破裂,可出现急性腹痛。

4. 卵巢黄素化囊肿 常为双侧,葡萄胎清除后可自行消退。

5. 子痫前期征象 妊娠 24 周前出现,症状严重。

6. 甲状腺功能亢进征象。

7. 妊娠剧吐。

【名师助记】

停经后阴道出血,子宫大于停经周数。

(四)辅助检查

1. β-HCG 滴度 血 β-HCG 大多在 100kU/L 以上。

2. B 超检查 可确诊。子宫明显大于相应孕周,无妊娠囊,或无胎体及胎心搏动,子宫腔内充满不均质密集状或短条状回声,呈"落雪状"。

(五)治疗及随访

1. 清宫 一经确诊,应在输液、备血条件下及时清宫。一般选用吸刮术,清宫时注意减少出血及预防子宫穿孔。

子宫大于12孕周或一次刮净有困难时,可于1周后行第二次刮宫。每次刮宫的刮出物必须送病理学检查。

2. 卵巢黄素化囊肿的处理 一般无须处理。

3. 预防性化疗 仅适用于有高危因素和随访困难的完全性葡萄胎患者,但也非常规使用。一般选用甲氨蝶呤(MTX)、氟尿嘧啶(5-FU)或放线菌素D单一药物多疗程化疗直至HCG阴性。部分性葡萄胎不作预防性化疗。

4. 子宫切除术 对于有高危因素、近绝经、无生育要求者可行全子宫切除术,保留双侧卵巢。

有下列高危因素之一时应视为高危葡萄胎:①HCG>100kU/L;②子宫明显大于相应孕周;③卵巢黄素化囊肿直径>6cm;④患者年龄>40岁和重复葡萄胎。

5. 自然转归与随访

(1)自然转归:葡萄胎清宫后血清HCG首次转阴性的平均时间约为9周,最长不超过14周。若血清HCG持续异常,应考虑滋养细胞肿瘤。

【名师助记】

1. 血清HCG转阴最长时间不超过14周。本考点非常重要。

2. 自然转归 半年内复发→侵蚀性葡萄胎;一年后复发→绒毛膜癌;半年到一年内复发→两种都有可能。

(2)随访:术后随访2年。随访项目包括血、尿HCG,B超,胸部X线片,有无阴道异常流血、咳嗽、咯血及其他转移灶症状。

葡萄胎排空后必须严格避孕半年,首选避孕套,也可用口服避孕药。

二、妊娠滋养细胞肿瘤

(一)概述

1. 侵蚀性葡萄胎 葡萄胎组织侵入肌层引起组织破坏,或并发子宫外转移者。多见于葡萄胎术后6

个月内。具有恶性行为，但恶性程度一般不高，多数仅局部侵犯，预后好。

2. 绒癌 可继发于任何妊娠。60% 继发于葡萄胎；30% 继发于流产后；10% 继发于正常妊娠或异位妊娠。恶性程度高，早期可发生血行转移。

（二）病理

1. 侵蚀性葡萄胎 恶性程度低。镜检可找到绒毛及滋养细胞，并伴有血管壁出血、坏死。

2. 绒癌 恶性程度高。镜检无绒毛或水泡状结构。

（三）临床表现和诊断

1. 临床表现

（1）无转移性滋养细胞肿瘤：大多数为继发于葡萄胎后的侵蚀性葡萄胎或绒癌，仅少数为继发于流产、早产或足月产后的绒癌。

1）阴道流血：在葡萄胎清宫、流产或分娩后，出现持续的不规则阴道流血。

2）子宫复旧不全或不均匀增大：葡萄胎清宫后 4~6 周子宫未恢复到正常大小。

3）卵巢黄素化囊肿：在葡萄胎清宫、流产或足月产后，持续存在双侧或单侧卵巢黄素化囊肿。

4）腹痛。

5）假孕症状。

（2）转移性滋养细胞肿瘤：大多为绒癌，主要经血行播散。最常见的转移部位是肺（80%），其次是阴道、盆腔、肝和脑等。

2. 诊断

（1）侵蚀性葡萄胎

1）病史：继发于葡萄胎清宫术后 6 个月内。

2）血 HCG 连续测定：持续不降或再次升高。

3）B 超：子宫肌层内“蜂窝状”阴影。

4）确诊：病理切片可见绒毛结构或绒毛退变痕迹。

（2）绒癌

1）病史：①葡萄胎排空术后1年以上；②足月产、流产、异位妊娠后。

2）血HCG测定：流产、足月产、异位妊娠后4周以上，血HCG持续高水平，或一度下降后又升高。

3）B超、X线片、CT：发现转移灶。X线片的典型表现为棉球状或团块状阴影。

4）确诊：病理切片示无绒毛或水泡状结构。

3. 临床分期

（1）滋养细胞肿瘤解剖学分期（FIGO，2000年）（表1-27）。

表1-27 滋养细胞肿瘤解剖学分期（FIGO，2000年）

期别	病理改变
Ⅰ期	病变局限于子宫
Ⅱ期	病变扩散，但仍局限于生殖器官（附件、阴道、子宫阔韧带）
Ⅲ期	病变转移至肺，有或无生殖系统病变
Ⅳ期	所有其他转移

【名师助记】

一子宫二盆腔，三肺脏四其他。

（2）预后评分系统：≤6分为低危（单药化疗）；≥7分为高危（多药联合化疗）（表1-28）。

表1-28 滋养细胞肿瘤的FIGO预后评分系统（FIGO，2000年）

评分	0	1	2	4
年龄	<40岁	≥40岁	—	—
前次妊娠	葡萄胎	流产	足月产	—
距前次妊娠时间	<4个月	4～<7个月	7～12个月	>12个月

续表

评分	0	1	2	4
治疗前血 HCG/($U \cdot L^{-1}$)	$\leqslant 10^3$	$10^3 \sim <10^4$	$10^4 \sim 10^5$	$>10^5$
最大肿瘤大小(包括子宫)	—	3~<5cm	≥5cm	—
转移部位	肺	脾、肾	胃肠道	肝、脑
转移病灶数目	—	1~4个	5~8个	>8个
先前失败化疗	—	—	单药	2种或2种以上

(四)治疗及随访

侵蚀性葡萄胎和绒癌的治疗原则:以化疗为主,手术和放疗为辅,实行分层和个体化治疗。

化疗方案:①低危患者首选单药化疗,最常用MTX。②高危患者首选EMA-CO[依托泊苷(VP-16)+放线菌素D(Act-D)+甲氨蝶呤(MTX)+四氢叶酸(CF)+长春新碱(VCR)+环磷酰胺(CTX)];或以氟尿嘧啶为主的联合化疗(5-FU+Act-D或5-FU+KSM+CTX)。

【仿真自测】

1. 完全性葡萄胎与部分性葡萄胎的病理区别在于
   A. 绒毛水肿程度
   B. 滋养细胞增生程度
   C. 滋养细胞异型程度
   D. 有无“扇贝样”轮廓绒毛
   E. 有无水泡物

[答案] 1. D

2. 葡萄胎完全排空后，血清 HCG 首次降至正常的平均时间为
   A. 4 周　B. 6 周　C. 8 周
   D. 9 周　E. 10 周
3. 女，28 岁。G_2P_1，停经 2 月余，阴道少量流血 10 天。妇科检查：子宫体如 4 个月妊娠大小。B 超显示子宫腔内充满“落雪状”光点，未测到胎体和胎盘回声，双附件区探及直径 5cm 大小无回声包块。初步诊断是
   A. 双侧卵巢肿瘤　B. 稽留流产
   C. 羊水过多　D. 葡萄胎
   E. 绒癌
4. 女，29 岁。G_2P_2，诊断为葡萄胎。查体：子宫如 16 周妊娠大小。肺部 CT 无异常。最佳治疗方法是
   A. 清宫术
   B. 子宫全切术
   C. 先清宫后手术切除子宫
   D. 清宫后常规化疗
   E. 化疗
5. 葡萄胎与侵蚀性葡萄胎的鉴别要点是
   A. 子宫增大的速度
   B. 有无黄素化囊肿
   C. 血清 HCG 的浓度高低
   D. 阴道有无转移
   E. 阴道流血量的多少

［答案］2. D　3. D　4. A　5. D

6. 青年女性，停经 3 个月。近来发现阴道结节，镜检在阴道凝血块中可见胎盘绒毛和增生的滋养层细胞。最可能的诊断是
   A. 宫外孕　B. 葡萄胎
   C. 侵蚀性葡萄胎　D. 绒毛膜癌
   E. 水泡状胎块
7. 女，24 岁。葡萄胎清宫后 5 个月，门诊以"妊娠滋养细胞肿瘤"收入院。入院后测定血清 HCG 1 500U/L，B 超见子宫病灶直径 2cm，胸部 CT 未见异常。该患者的正确治疗措施是
   A. MTX 单一化疗
   B. EMA-CO 联合化疗
   C. 5-FU+KSM 联合化疗
   D. 手术治疗
   E. 放射治疗
8. 高危滋养细胞肿瘤患者的首选化疗方案是
   A. EMA-CO　B. EP-EMA　C. BEP
   D. VIP　E. PVB

第十六节　生殖内分泌疾病

【自测摸底】

（1~3 题共用题干）

女，29 岁，已婚，婚后 3 年未孕。月经尚规则，现停经 45 天，阴道少量流血 1 个月，无腹痛。查体：子宫颈充血、较软，子宫稍大、稍软，附件（-）。宫颈黏液涂片可见羊齿状结晶，尿妊娠试验（-）。

[答案] 6. C　7. A　8. A

1. 最可能的诊断是
   A. 宫外孕
   B. 先兆流产
   C. 难免流产
   D. 葡萄胎
   E. 功能失调性子宫出血
2. 应选择的治疗措施为
   A. 大量雌激素止血　　B. 肌内注射黄体酮
   C. 口服避孕药　　D. 诊断性刮宫
   E. 子宫切除
3. 止血后,为解决不孕问题,首选的治疗是
   A. 人工授精　　B. 雌孕激素联合治疗
   C. 雌孕激素序贯治疗　　D. 孕激素后半周疗法
   E. 氯米芬促排卵

【名师精讲】

一、功能失调性子宫出血(异常子宫出血)

功能失调性子宫出血(DUB)简称功血,是由于下丘脑-垂体-卵巢轴功能失调所致,而非器质性病变引起的异常子宫出血。根据有无排卵,可分为无排卵性功血和排卵性功血两类。

(1) 无排卵性功血:占 85%;包括青春期功血和更年期功血。

(2) 排卵性功血:包括黄体功能不足功血、子宫内膜不规则脱落;多见于育龄妇女。

(一) 无排卵性功血

1. 病因和病理生理　病因尚未明确。无排卵性功血仅有单一雌激素刺激而无孕激素对抗,可发生雌激素撤退性出血或雌激素突破性出血。如雌激素维持在阈值水平,可发生少量、长时间、间歇性出血;如雌激素维持在高水平,一定时间闭经后,可发生急性突破性

大量出血。

【名师助记】

不排卵，体内仅有雌激素，没有孕激素，雌激素使子宫内膜发生增生期变化。

（1）雌激素撤退性出血：卵泡发育中闭锁，增生子宫内膜失去激素支撑，内膜剥脱出血。

（2）雌激素突破性出血：①低雌激素突破性出血，表现为雌激素太少，内膜长点儿即剥脱，月经淋漓不尽；②高雌激素突破性出血，表现为高雌激素，内膜长得很厚，短期闭经后大量出血。

2. 病理 子宫内膜呈增生期变化，无分泌期变化。可表现为子宫内膜增生症、增殖期子宫内膜或萎缩性子宫内膜，后者多见于绝经过渡期患者。

3. 临床表现 最常见的症状是子宫不规则出血，表现为月经周期紊乱，经期长短不一且出血量多少不一、时多时少。出血期无下腹疼痛或其他不适，持续时间长或出血多者可导致贫血。

4. 辅助检查

（1）诊断性刮宫：是已婚患者的首选方法。目的是明确子宫内膜病理改变和止血。疑为子宫内膜癌时行分段诊刮。于经前期或月经来潮6小时内可见增生期内膜。

（2）超声检查：可了解子宫大小、形状，子宫腔内有无赘生物及子宫内膜厚度。

（3）基础体温测定：基础体温呈单相型提示无排卵。

（4）激素测定：测定血清孕酮和尿孕二醇判断有无排卵。

（5）宫颈黏液结晶检查：经前检查出现羊齿植物叶状结晶提示无排卵。

5. 治疗

（1）支持治疗：贫血患者应加强营养，可补充铁剂、维生素C和蛋白质，严重贫血者需输血。对于出血时间长者，应给予抗生素预防感染。避免过度劳累。

(2) 药物治疗

1) 治疗原则:①青春期——止血+调整周期;②生育期——止血+调整周期+促排卵;③绝经过渡期——止血+调整周期+减少经血量+防止子宫内膜病变。

2) 止血:对大量出血患者,性激素治疗要求6~8小时内见效,出血在24~48小时内基本停止,若治疗后96小时以上仍未止血,应考虑非功血原因所致。

A. 雌孕激素联合用药:效果优于单一用药,口服避孕药在治疗青春期和生育年龄功血时常有效。急性大出血、病情稳定,可用复方单相口服避孕药。

B. 雌激素:适用于内源性雌激素不足者(青春期),特别是急性大量出血时。大剂量雌激素可促使子宫内膜迅速生长,短期内修复创面而止血。

C. 孕激素:适用于体内已有一定雌激素水平的患者。常用大剂量高效合成孕激素止血,如甲羟孕酮、甲地孕酮或炔诺酮等。

D. 雄激素:适用于绝经过渡期功血。雄激素可增强子宫平滑肌张力及子宫血管张力,减轻盆腔充血而减少出血量,同时有拮抗雌激素的作用。

E. 含孕酮或左炔诺孕酮的宫内节育器(IUD)。

F. 其他止血药。

3) 调整月经周期:雌孕激素序贯疗法或雌孕激素联合疗法。止血后需调整月经周期。

4) 促排卵:适用于生育期功血,尤其是不孕症患者。青春期功血一般不主张使用促排卵药物。枸橼酸氯米芬(CC)为首选,还可选用人绝经期促性腺激素(HMG)、人绒毛膜促性腺激素(HCG)。

(二) 排卵性功血

排卵性功血较无排卵性功血少见,多发生于生育期妇女。常见类型为有排卵的黄体功能异常。

1. 黄体功能不足(LPD)

(1) 临床表现和诊断:周期缩短,月经频发。基础体温呈双相型,但高温相小于11天。不易受孕或孕早期易流产。确诊常用诊断性刮宫,月经来潮第一天刮宫见分泌反应落后2天。

(2) 治疗:①促进卵泡发育,卵泡期应用小剂量雌激素或枸橼酸氯米芬(首选);②黄体功能刺激疗法,肌内注射HCG;③黄体功能替代疗法,肌内注射黄体酮。

2. 子宫内膜不规则脱落

(1) 临床表现:周期正常,但经期延长。基础体温呈双相型,但下降缓慢。患者经期长,出血量多。

(2) 诊断:诊断性刮宫可确诊,月经期第5~6天刮宫,仍能见到呈分泌反应的子宫内膜。

【名师助记】

不同种类功血的鉴别见表1-29。

表1-29 不同种类功血的鉴别

鉴别要点	无排卵性功血	排卵性功血	
		黄体功能不足功血	子宫内膜不规则脱落
发病年龄	青春期、更年期	育龄期	育龄期
临床表现	月经周期紊乱,经期长短不一	月经周期缩短,月经频发	月经周期正常,但经期延长
辅助检查	①基础体温呈单相型;②经前刮宫为增生期子宫内膜	①基础体温呈双相型,高温相持续时间短;②经前刮宫为分泌期内膜,但分泌反应不良	①基础体温呈双相型,高温相下降缓慢;②月经第5~6天刮宫仍可见分泌内膜
治疗	①青春期:止血用大剂量雌激素;②绝经过渡期:诊刮+彻底刮宫止血(雄激素)	黄体酮或HCG	黄体酮或HCG

二、闭经

（一）概念

1. 原发性闭经　指女性有正常的第二性征发育，但年满 16 岁仍无月经来潮；或年龄超过 14 岁尚无第二性征发育。

2. 继发性闭经　指以往曾建立规律月经，但因某种病理原因而出现月经停止 6 个月以上，或按自身原来月经周期计算时间超过 3 个月经周期以上。

（二）病因与分类

1. 子宫性闭经　由于子宫内膜受损或对卵巢激素不能产生正常反应所引起的闭经。原因包括 Asherman 综合征、子宫内膜炎致内膜破坏、子宫切除后或子宫腔内放射治疗后、米勒管发育不全综合征（即 M-R-K-H 综合征）、完全型雄激素不敏感综合征等，其中 Asherman 综合征是子宫性闭经最常见的原因。

2. 卵巢性闭经　因卵巢分泌性激素水平低下或缺乏周期性变化导致闭经，原因包括卵巢早衰、多囊卵巢综合征、卵巢功能性肿瘤、先天性卵巢发育不全或缺如等。

3. 垂体性闭经　主要表现为继发性闭经，原因包括垂体梗死（希恩综合征）或损伤、垂体肿瘤、空蝶鞍综合征等。

4. 下丘脑性闭经　是最常见的一类闭经，以功能性原因为主。继发性闭经多见，原因有精神性因素、体重下降和神经性厌食、运动性闭经、药物性闭经等。

5. 其他　先天性下生殖道发育异常，如处女膜闭锁、先天性无阴道、阴道闭锁等，均可引起经血排出障碍而发生闭经。其他内分泌异常，如肾上腺、甲状腺等功能异常也可引起闭经。

（三）诊断及诊断步骤

1. 第一步，孕激素试验

（1）方法：每天肌内注射黄体酮 20mg，或口服甲羟孕酮10~20mg,连用5天。若停药后3~7天出现撤退性出血为阳性反应,不出血为阴性反应。

(2)结果判断:①阳性,Ⅰ度闭经,子宫内膜正常,体内缺乏雌激素;②阴性,下一步做雌孕激素序贯试验。

2. 第二步,雌孕激素序贯试验

(1)方法:患者每天服戊酸雌二醇1~2mg或结合雌激素1.25mg,连服20天。最后5天加用甲羟孕酮,每天10mg。若停药后3~7天出现撤退性出血为阳性反应,不出血为阴性反应。

(2)结果判断:①阳性,Ⅱ度闭经,子宫内膜正常,体内缺乏雌激素和孕激素;②阴性,诊断子宫性闭经。

【名师助记】

Ⅰ度闭经缺一种激素,Ⅱ度闭经缺两种激素,闭经原因都不在子宫。第一、第二步用于诊断子宫性闭经。

3. 第三步,PRL、FSH、LH测定 PRL>25μg/L,提示高催乳素血症,应排除垂体肿瘤。FSH>40U/L,提示卵巢功能障碍。FSH、LH均<5U/L,提示下丘脑-垂体轴功能障碍,病变可能在垂体或下丘脑,如希恩综合征等。LH/FSH≥2,高度怀疑多囊卵巢综合征。

【名师助记】

FSH、LH测定值升高,问题出在卵巢;FSH、LH测定值降低,问题出在垂体或下丘脑。

4. 第四步,GnRH试验(垂体兴奋试验) 以100μg促黄体素释放激素(LHRH)静脉注射(30秒内完成)。若注射后15~60分钟LH水平较注射前升高2~4倍或以上,说明垂体功能正常,对LHRH反应良好,病变在下丘脑;若LH水平不升高或升高不明显,提示病变在垂体。

三、绝经综合征

(一)概念

绝经综合征是指绝经前后妇女出现性激素波动或减少所致的一系列躯体和精神心理症状。

绝经分为自然绝经和人工绝经。

（二）内分泌变化

卵巢功能衰退是绝经前最早出现的变化，之后表现为下丘脑和垂体功能退化。

卵巢功能衰退→E_1 减少→垂体功能增强（FSH↑、LH↑，FSH/LH>1）。

FSH 值测定：FSH>10U/L，提示卵巢储备功能下降；FSH>40U/L，E_2<10~20pg/ml，提示卵巢功能衰竭。

（三）临床表现

1. 月经紊乱　无排卵性功血的表现。表现为月经周期不规则，出血持续时间长，经量增加甚至大出血，也可表现为淋漓出血。

2. 雌激素下降有关症状　①血管舒缩症状：潮热，特征性、标志性症状；②精神神经症状：情绪、记忆、认知功能障碍；③泌尿生殖道症状：萎缩；④心血管疾病：冠状动脉及脑血管病变；⑤骨质疏松：易骨折；⑥自主神经失调症状：心悸、眩晕、头痛、失眠等。

（四）治疗

1. 一般治疗　助眠、谷维素、钙剂、维生素 D、双膦酸盐类等。

2. 激素补充治疗（HRT）　在卵巢功能开始减退及出现相关症状后即可应用。

原则：生理性补充，个体化处理，以最小量达到最好效果。

（1）适应证：①绝经相关症状；②泌尿生殖道萎缩症状；③低骨量及绝经后骨质疏松症。

（2）禁忌证：①已知或怀疑妊娠；②原因不明的阴道流血或子宫内膜增生；③已知或怀疑患有乳腺癌；④已知或怀疑患有与性激素相关的恶性肿瘤；⑤6 个月内患有活动性血栓疾病；⑥严重肝肾功能障碍；⑦血卟啉症、耳硬化症、系统性红斑狼疮；⑧与孕激素相关的脑膜瘤。

（3）治疗方案：根据患者具体情况个体化治疗，选用最小有效剂量。首选雌激素。

【名师助记】

怀孕出血乳腺癌，肝肾障碍加血栓，
激素相关性肿瘤，都是禁忌不能用。

【仿真自测】

1. 无排卵性功血子宫内膜的病理变化不包括
   A. 单纯型增生　B. 复杂型增生
   C. 不典型增生　D. 萎缩型子宫内膜
   E. 分泌期子宫内膜
2. 判断有无排卵的检查不包括
   A. 性激素测定　B. 基础体温测定
   C. 诊断性刮宫　D. 宫颈黏液结晶检查
   E. 阴道分泌物检查
3. 绝经过渡期功血的治疗首选
   A. 单纯雌激素止血　B. 单纯孕激素止血
   C. 雌孕激素序贯治疗　D. 丙酸睾酮止血
   E. 刮宫术
4. 女，15 岁。月经周期(7~10)/(15~20)天，量多。此次月经 10 天未净，量多，基础体温呈单相型。下列止血措施应首选
   A. 诊断性刮宫　B. 静脉滴注酚磺乙胺
   C. 肌内注射黄体酮　D. 输注血小板悬液
   E. 大剂量口服雌激素
5. 由于卵巢功能衰竭引起卵巢性闭经，体内 FSH 水平应是
   A. 升高　B. 降低　C. 波动大
   D. 持续下降　E. 测不出

［答案］1. E　2. E　3. E　4. E　5. A

6. 女,28 岁,未婚。闭经 2 年。肛门指检:子宫正常大小,孕激素试验阴性。下一步最佳检查方法是
   A. 垂体兴奋试验　　B. 基础体温测定
   C. 染色体检查　　D. 激素水平测定
   E. 雌孕激素序贯试验
7. 绝经综合征患者 HRT 的常用药物是
   A. 雌激素　　B. 孕激素　　C. 雄激素
   D. 氯米芬　　E. GnRH

(8~10 题共用备选答案)
   A. 子宫内膜呈分泌期改变
   B. 子宫内膜分泌反应不良
   C. 子宫内膜呈增生期改变
   D. 子宫内膜增生反应不良
   E. 刮宫为蜕膜组织
8. 卵巢黄体功能不足时,经前期诊刮的病理检查结果为
9. 子宫内膜不规则脱落时,月经第 5~6 天刮宫的病理检查结果为
10. 无排卵性功血时,经前 3 天刮宫的病理检查结果为

(11~13 题共用题干)
女,49 岁,G_2P_1。月经紊乱半年,经量多。此次阴道出血半月未净,伴头晕、心悸。查体:贫血貌,子宫稍大,子宫颈无新生物,双侧附件未见明显异常。
11. 最可能的诊断是
   A. 子宫肌瘤　　B. 子宫腺肌病
   C. 子宫内膜异位症　　D. 无排卵性功血
   E. 排卵性功血

[答案] 6. E　7. A　8. B　9. A　10. C　11. D

12. 止血措施首选
    A. 口服大剂量雌激素
    B. 肌内注射大剂量孕激素
    C. 雌孕激素联合治疗
    D. 雌孕激素序贯治疗
    E. 诊断性刮宫+病理检查
13. 若病理检查结果为子宫内膜不典型增生,则下一步治疗措施应为
    A. 雌孕激素联合治疗
    B. 雌孕激素序贯治疗
    C. 肌内注射丙酸睾酮
    D. 宫腔镜下行子宫内膜切除术
    E. 子宫切除术

第十七节 子宫内膜异位症和子宫腺肌病

【自测摸底】

女,29 岁。经期腹痛 4 年,经前期 1~2 天开始下腹痛,经后逐渐消失。结婚 3 年未孕。查体:子宫正常大小,后倾,不活动,压痛,右侧附件区可触及直径 7cm 大小的囊性包块,不活动,压痛,阴道后穹窿有一痛性结节。最可能的诊断是

A. 子宫内膜异位症　B. 子宫肌瘤
C. 子宫腺肌病　D. 葡萄胎
E. 输卵管囊肿

[答案] 12. E 13. E

【名师精讲】

一、子宫内膜异位症

（一）概念与病因

1. 概念　具有生长功能的子宫内膜组织(腺体和间质)出现在子宫腔以外的身体其他部位时称子宫内膜异位症。异位子宫内膜可以侵袭全身任何部位,但绝大多数位于盆腔内,其中以卵巢、直肠子宫陷凹及子宫骶韧带等部位最常见。子宫内膜异位症虽属良性疾病,但有侵袭性和复发性。

2. 病因　子宫内膜异位症的发病机制目前尚未完全阐明,主要的学说有子宫内膜种植学说、体腔上皮化生学说、免疫学说、内分泌学说、遗传学说、淋巴及静脉播散学说、环境学说、在位子宫内膜决定论学说等。

（二）病理

主要病理变化为异位子宫内膜随卵巢激素的变化而发生周期性出血+周围纤维组织增生、粘连、囊肿形成。

发生部位:卵巢最常见,其次为子宫骶韧带、直肠子宫陷凹等。

卵巢子宫内膜异位囊肿,囊肿内含有柏油样似巧克力色液体,故又称卵巢巧克力囊肿。

（三）临床表现

1. 症状

(1) 痛经及慢性盆腔痛:疼痛是子宫内膜异位症的主要症状之一,其典型表现是继发性痛经,呈进行性加重。疼痛严重程度与病灶大小不一定成正比。

(2) 不孕:子宫内膜异位症患者的不孕率高达40%～50%,而30%的不孕症患者合并子宫内膜异位症。

(3) 月经失调:表现为经量增多、经期延长或经前点滴出血。

(4) 性交痛:直肠子宫陷凹的子宫内膜异位症病灶使子宫后倾固定,性交时阴道穹窿受阴茎碰撞引起性交疼痛，以经前期最明显。

（5）盆腔以外子宫内膜异位症的临床表现：病变部位周期性出血导致相应症状。

2. 体征　子宫后位，后倾固定，附件区囊性包块（卵巢巧克力囊肿）。直肠子宫陷凹、子宫骶韧带或子宫后壁下段可触及痛性结节。

【名师助记】

典型临床表现是继发性痛经进行性加重+盆腔触痛结节。

（四）辅助检查

1. 腹腔镜检查　是诊断子宫内膜异位症的最佳方法，并可进行临床分期。

2. CA125　子宫内膜异位症患者血清 CA125 升高，但很少超过 100U/ml。

（五）处理

目的是减轻及控制疼痛，治疗不孕及促进生育，减缩及去除病灶，预防及减少复发。

1. 原则

（1）症状轻或近绝经期：期待治疗。随访+非甾体抗炎药。

（2）有生育要求：①病情轻者，性激素+尽快妊娠；②病情重者，保留生育功能手术。

（3）无生育要求：①45 岁以下重症患者，保留卵巢功能手术；②症状及病变严重者，可行根治手术。

2. 药物治疗　适应证：症状明显、无生育要求、无卵巢子宫内膜异位囊肿形成者。治疗目的：抑制雌激素合成，使异位的子宫内膜萎缩或切断下丘脑-垂体-卵巢轴的刺激。

（1）假孕疗法：孕激素为首选药。

（2）假绝经疗法：①促性腺激素释放激素激动剂（GnRH-a），如亮丙瑞林、戈舍瑞林。②达那唑，能抑制 FSH、LH 峰，抑制卵巢甾体激素的分泌，并直接与子宫内膜的雄激素和孕激素受体结合，抑制内膜细胞增生，导致子宫内膜萎缩，短暂闭经，称为假绝经疗法。

3. 手术治疗

（1）适应证：①药物治疗后症状不缓解；②卵巢子宫内膜异位囊肿直径>6cm。

（2）术式：①腹腔镜手术；②<45 岁者行保留卵巢功能手术；③>45 岁者行根治性手术。

二、子宫腺肌病

（一）概念与病因

1. 概念　具有生长功能的子宫内膜腺体及间质侵入子宫肌层称为子宫腺肌病。异位内膜组织多在子宫肌层内弥漫性生长，亦可局限性增生形成团块，后者称为子宫腺肌瘤。

2. 病因　目前认为子宫腺肌病是由子宫内膜基底层向子宫肌层内生长或内陷所致，其发病机制与子宫内膜异位症不同，对药物治疗反应性差。

（二）病理特征

子宫多均匀性增大，呈球形，一般不超过 12 周妊娠子宫大小。

（三）临床表现和诊断

1. 临床表现

（1）症状：约 1/3 的患者无任何症状。

1）痛经：约 30% 的患者有继发性痛经，其特点为进行性加重。

2）月经异常：约 50% 的患者出现月经增多、经期延长。

3）其他症状：患者可有性交痛及慢性盆腔痛，但较少见。增大的子宫刺激和压迫膀胱出现尿频等。另外，早期流产的发生率增加。

（2）体征：妇科检查子宫呈均匀性增大或局限性

隆起,质地硬并有压痛。经期子宫体较平时增大,压痛更加明显。

【名师助记】

继发性痛经进行性加重+子宫均匀增大,子宫有压痛。

2. 诊断 B超检查最常用,表现为子宫增大,边界清楚,子宫肌层增厚,回声不均。CA125可轻度升高。

(四)治疗

根据患者年龄、生育要求和症状而定。

1. 药物治疗 目前尚无根治本病的有效药物。

2. 手术治疗

(1)全子宫切除术:症状严重、无生育要求或药物治疗无效者。

(2)病灶挖除术:年轻患者或有生育要求者,可试行,但术后易复发。

(3)病灶大部切除术:年轻的弥漫性子宫腺肌病患者,但术后妊娠率低。

【名师助记】

子宫内膜异位症与子宫腺肌病的鉴别见表1-30。

表1-30 子宫内膜异位症与子宫腺肌病的鉴别

鉴别要点	子宫内膜异位症	子宫腺肌病
发生部位	卵巢(最多见,巧克力囊肿)、直肠子宫陷凹及子宫骶韧带	子宫
临床表现	继发性痛经且呈进行性加重;典型体征为子宫后位,后倾固定,盆腔内触及痛性结节	继发性痛经且呈进行性加重;月经增多,经期延长;妇科检查子宫呈均匀性增大
诊断	腹腔镜	B超
治疗	假孕疗法(孕激素)、假绝经疗法(雄激素)	手术

【仿真自测】

1. 关于子宫内膜异位症病理变化的叙述错误的是
   A. 异位内膜发生周期性出血
   B. 卵巢巧克力囊肿形成
   C. 病变周围纤维组织增生
   D. 病变区出现紫褐色斑点
   E. 子宫内膜异位症极易发生癌变
2. 育龄期妇女继发性痛经伴不孕症首先考虑的疾病是
   A. 子宫肌瘤　B. 多囊卵巢综合征
   C. 黄体发育不全　D. 子宫内膜异位症
   E. 经前期综合征

(3~6 题共用题干)

女,28 岁。原发不孕,痛经进行性加重 3 年。查体:子宫正常大小,后倾,欠活动,后壁有 2 个黄豆大小痛性结节,左侧附件可扪及直径 3cm 大小的囊性包块,不活动,右侧附件增厚。

3. 最可能的诊断是
   A. 子宫肌瘤　B. 子宫内膜异位症
   C. 子宫腺肌病　D. 附件炎性包块
   E. 输卵管结核
4. 为明确诊断,最有价值的检查是
   A. B 超　B. 输卵管造影
   C. 基础体温测定　D. 腹腔镜
   E. 剖腹探查
5. 为明确诊断,价值最小的检查是
   A. B 超　B. MRI　C. CT
   D. 宫腔镜　E. 腹腔镜

[答案] 1. E　2. D　3. B　4. D　5. D

6. 治疗宜选用
   A. 雄激素　　B. 双侧附件切除
   C. 根治性手术　　D. 保留生育功能手术
   E. GnRH-a

（7~9 题共用题干）

女,48 岁。痛经进行性加重 3 年,月经量多。查体:子宫均匀性增大,如孕 10 周大小,较硬,轻压痛。

7. 最可能的诊断是
   A. 子宫内膜异位症　　B. 子宫腺肌病
   C. 子宫肌瘤　　D. 子宫肉瘤
   E. 子宫内膜癌
8. 该患者首选的检查是
   A. B 超　　B. 宫腔镜　　C. 腹腔镜
   D. MRI　　E. CT
9. 最佳治疗为
   A. 吲哚美辛　　B. 米非司酮　　C. 达那唑
   D. 孕三烯酮　　E. 子宫切除

第十八节 子宫脱垂

【自测摸底】

女,60 岁。发现阴道脱出物 3 个月。查体:屏气用力时子宫颈及部分子宫体脱出阴道口外,宫颈前唇有一溃疡。首选的治疗是

A. 曼氏手术　　B. 经阴道子宫全切除术
C. 阴道纵隔成形术　　D. 子宫托
E. 腹腔镜圆韧带缩短术

［答案］6. E　7. B　8. A　9. E

【名师精讲】

（一）概念与病因

1. 概念 指子宫从正常位置沿着阴道下降，子宫颈外口达到坐骨棘水平以下，甚至子宫全部脱出于阴道口以外。

2. 病因 分娩损伤是最主要的病因，盆底组织发育不良或退行性变及长期腹压增加亦是其原因。

（二）临床分度

子宫脱垂的分度：

1. Ⅰ度

（1）轻型：子宫颈外口距处女膜缘<4cm，未达处女膜缘。

（2）重型：子宫颈外口已达处女膜缘，但未超出该缘。

2. Ⅱ度

（1）轻型：子宫颈已脱出阴道口，子宫体仍在阴道内。

（2）重型：子宫颈和部分子宫体已脱出阴道口。

3. Ⅲ度 子宫颈及子宫体全部脱出阴道口外。

【名师助记】

Ⅰ度以处女膜缘为界，达到处女膜缘为重度，未达为轻度。Ⅱ度看子宫体位置，子宫体部分脱出为重度，子宫体未脱出为轻度。Ⅲ度是子宫体和子宫颈全部脱出。

（三）临床表现

1. 轻度 患者多无自觉症状。

2. 重度 有不同程度的腰骶部酸痛或下坠感，站立过久或劳累后症状明显，卧床休息则症状减轻。

3. 继发感染 块状物长期脱出在外，摩擦可出现宫颈溃疡，继发感染。

4. 尿潴留。

（四）治疗

无症状者不需治疗。有症状者采用保守治疗或手术治疗，治疗方案应个体化。治疗以安全、简单和有效为原则。

1. 支持治疗 加强营养，避免重体力劳动，保持大便通畅，积极治疗长期腹压增加的疾病。

2. 非手术治疗 可采用子宫托、盆底肌肉锻炼、补充雌激素、针灸及物理疗法等。

3. 手术治疗 目的是消除症状，修复盆底支持组织。应根据患者年龄、脱垂分度、生育要求、全身健康状况选择手术方式。

（1）曼氏（Manchester）手术：阴道前后壁修补+子宫主韧带缩短+子宫颈部分切除术。适用于年龄较轻、子宫颈延长、希望保留子宫的患者。

（2）经阴道子宫全切除+阴道前后壁修补术：适用于Ⅱ度、Ⅲ度子宫脱垂伴阴道前、后壁脱垂，年龄较大，不需保留子宫的患者。

【仿真自测】

1. 子宫脱垂最主要的病因是
   A. 盆底组织发育不良　B. 激素水平低落
   C. 盆底组织退行性变　D. 分娩损伤
   E. 长期腹压增加
2. Ⅱ度重型以上子宫脱垂患者的主要临床表现是
   A. 下腹坠胀感　B. 外阴部有肿物脱出
   C. 排尿困难　D. 排便困难
   E. 张力性尿失禁

［答案］1. D　2. B

第十九节　不　孕　症

【自测摸底】

不孕症夫妇首选的检查项目是

A. 基础体温测定

B. 盆腔 B 超检查

C. 输卵管通畅度检查

D. 宫腔镜检查

E. 精液常规检查

【名师精讲】

（一）概念与分类

不孕症是指夫妇同居 1 年、有正常性生活、未采取避孕措施而未受孕。我国不孕症发病率为 7%～10%。

原发性不孕指婚后未避孕而从未妊娠者；继发性不孕指曾有过妊娠而后未避孕超过 1 年未孕者。

（二）病因

据调查，女性不孕因素约占 50%，男性不育因素约占 40%，男女双方因素约占 10%。

1. 女性不孕因素　以输卵管因素和排卵障碍最常见。

（1）外阴与阴道因素：先天性发育异常、创伤和手术导致阴道瘢痕性狭窄及严重阴道炎症。

（2）子宫颈因素：子宫颈畸形、位置异常、炎症、黏液性质改变等因素。

（3）子宫因素：子宫腔解剖或功能异常。

（4）输卵管因素：占女性不孕因素的 1/3。主要有输卵管发育异常、输卵管炎症（淋病、沙眼衣原体感染、结核等）及继发于阑尾炎、产后、手术后的炎症粘连等。

（5）卵巢因素：最多见的是排卵功能障碍。主要见于卵巢病变、下丘脑-垂体-卵巢轴功能紊乱和全身性疾病等。

2. 男性不育因素　主要是精液异常与输精障碍。

（1）精液异常：因先天或后天因素导致无精子或精子数目过少、活力减弱、形态异常。

（2）精子输出障碍：性功能障碍、附睾及输精管发育异常、附睾结核等。

3. 男女双方因素

（1）缺乏性生活的基本知识或盼子心切造成精神过度紧张导致不孕。

（2）免疫因素。

（三）检查与诊断

通过男女双方全面检查明确不孕原因，是诊断不孕症的关键。

1. 卵巢功能检查　了解卵巢有无排卵及黄体功能。

（1）基础体温测定。

（2）阴道脱落细胞及宫颈黏液检查。

（3）月经期前子宫内膜活组织检查。

（4）垂体促性腺激素测定。

2. 腹部或阴道超声检查　了解子宫和卵巢的发育、子宫内膜情况。

3. 子宫输卵管造影（HSG）及输卵管通畅试验。

（四）治疗

1. 输卵管炎症及阻塞　输卵管通液注药术。

2. 诱发排卵　枸橼酸氯米芬（CC）为首选促排卵药。

【仿真自测】

1. 女,27 岁。平素月经不规律,婚后 3 年未孕。以下最常用于评价卵巢功能的检查是
   A. 性激素测定　B. 宫颈醋酸白试验
   C. B 超　D. 宫颈细胞学检查
   E. 子宫内膜活检
2. 不能诱发排卵的药物是
   A. LH　B. 氯米芬
   C. 孕激素　D. 绒毛膜促性腺激素
   E. 人绝经期促性腺激素

(3~4 题共用题干)

女,29 岁。继发性不孕 3 年。3 年前人工流产 1 次,术后发热、下腹痛 1 周,经抗生素治疗痊愈。既往月经规律,但伴痛经,基础体温呈双相型。丈夫精液常规分析无异常。妇科检查:宫颈轻度糜烂,子宫后位、固定,大小正常,两侧附件区未触及肿块。

3. 该患者不孕症的最可能病因是
   A. 阴道因素　B. 子宫颈因素
   C. 卵巢功能不全　D. 免疫因素
   E. 输卵管因素
4. 最可能有阳性发现的检查项目是
   A. 诊断性刮宫
   B. 宫腔镜检查
   C. 子宫输卵管碘油造影
   D. 性激素测定
   E. 抗精子抗体检查

[答案] 1. C　2. C　3. E　4. C

第二十节 计划生育

【自测摸底】

女，30 岁，G_2P_2。月经量少 1 年，患滴虫阴道炎。宜选用的避孕措施是

A. 宫内节育器　　B. 安全期避孕

C. 避孕套　　D. 阴道隔膜

E. 口服短效避孕药

【名师精讲】

一、概述

避孕控制生殖过程中的三个关键环节：①抑制精子与卵子产生；②阻止精子与卵子结合；③使子宫环境不利于精子获能、生存，或不适宜受精卵着床和发育。

二、宫内节育器避孕

宫内节育器（IUD）是一种安全、有效、简便、经济、可逆的避孕工具，为我国育龄妇女的主要避孕措施。

（一）种类

1. 惰性宫内节育器（第一代 IUD）　由惰性原料如金属、硅胶、塑料或尼龙等制成。

2. 活性宫内节育器（第二代 IUD）　其内含有活性物质如金属、激素、药物及磁性物质等，以提高避孕效果，减少不良反应。

（1）含铜宫内节育器：是目前我国应用最广泛的 IUD。

（2）含药宫内节育器：包括含孕激素 IUD 和含吲哚美辛 IUD。

（二）避孕机制

避孕机制主要有杀精、毒胚作用和干扰着床。

【名师助记】

杀精、毒胚、干扰着床!

(三) 放置与取出

1. 宫内节育器放置术

(1) 适应证:育龄妇女无禁忌证者,优先用于月经稀发者。

(2) 禁忌证:①妊娠或妊娠可疑;②生殖道急性炎症;③严重全身性疾病;④生殖器官肿瘤、生殖器官畸形;⑤子宫颈内口过松、重度陈旧性宫颈裂伤或子宫脱垂;⑥有铜过敏史;⑦子宫腔<5.5cm 或>9.0cm;⑧近 3 个月内有月经失调、阴道不规则流血。

【名师助记】

IUD 放置禁忌证:炎症、肿瘤、畸形、出血、宫口松。

(3) 放置时间:①月经干净后 3~7 天无性交;②人工流产术后立即放置;③产后 42 天,恶露已净,会阴伤口已愈合;④剖宫产术后半年放置;⑤哺乳期放置应先排除早期妊娠;⑥性交后 5 天内放置为紧急避孕的方法之一。

(4) 术后注意事项及随访:术后休息 3 天,1 周内忌重体力劳动,2 周内忌性交及盆浴,保持外阴清洁。术后第一年第 1、3、6、12 个月进行随访,以后每年随访 1 次直至停用。含铜节育器可放置 10 年以上。

2. 宫内节育器取出术

(1) 适应证

1) 生理情况:计划再生育或不需避孕者,如丧偶或离异等;放置期限已满需更换者;绝经过渡期停经 1 年内者;拟改用其他避孕措施或绝育者。

2) 病理情况:有并发症及副反应,经治疗无效者;带器妊娠,包括宫内和宫外妊娠者。

(2) 禁忌证:并发生殖道炎症时,先给予抗感染治疗,治愈后再取出 IUD。全身情况不良或在疾病的急性期,应待病情好转后再取出。

(3) 取器时间:月经干净后 3~7 天为宜。

(4) 注意事项:取器前应做 B 超查或 X 线检查,确定节育器是否在子宫腔内。

(四) 副作用

不规则阴道流血是放置 IUD 常见的副作用。

(五) 并发症

1. 节育器异位。
2. 节育器嵌顿或断裂。
3. 节育器下移或脱落。
4. 带器妊娠。

三、激素避孕

激素避孕是指用女性甾体激素避孕,是一种高效的避孕方法。激素成分是雌激素和孕激素。

(一) 避孕机制

主要有抑制排卵、改变宫颈黏液性状、改变子宫内膜形态与功能、改变输卵管功能。

(二) 适应证和禁忌证

1. 适应证 生育期健康妇女。优先用于慢性宫颈炎和月经过多、过频者。

2. 禁忌证 ①严重心血管疾病;②急、慢性肝炎和肾炎;③内分泌疾病,如糖尿病、甲亢等;④恶性肿瘤、癌前期病变;⑤哺乳期妇女;⑥有严重偏头痛,反复发作;⑦年龄>35 岁的吸烟妇女;⑧精神病长期服药。

【名师助记】

激素避孕的禁忌证:炎症、肿瘤、哺乳期、吸烟妇女。

(三) 不良反应及处理

1. 类早孕反应 食欲缺乏、恶心、呕吐、乏力、头晕等类似妊娠早期的反应,无须特殊处理。
2. 阴道不规则流血。
3. 闭经 常发生于月经不规则妇女。
4. 体重增加 雌激素使体内水钠潴留所致。
5. 皮肤问题 面部出现淡褐色色素沉着。

（四）服药方法及不良反应

1. 服药方法

（1）短效避孕药：月经第 5 天开始服用，连服 22 天。

（2）探亲避孕药：性交前 8 小时服 1 片，当晚再服 1 片，以后每晚服 1 片，至探亲结束次日晨加服 1 片。

（3）紧急避孕药：米非司酮，同房后 72 小时内服用。

2. 不良反应

（1）服药期间不规则流血：加服（前半周期加服炔雌醇，后半周期加服避孕药 1/2～1 片），漏服则 24 小时内补服。

（2）闭经：连续停经 3 个月应停药。

四、其他避孕方法

男用避孕套：避孕，防止性传播疾病传播。

五、输卵管绝育术

输卵管绝育术是一种安全、永久性节育措施，通过手术将输卵管结扎或用药物使输卵管腔粘连堵塞，阻断精子与卵子相遇而达到绝育。

（一）适应证

要求接受绝育手术且无禁忌证者；患严重全身疾病不宜生育者。

（二）禁忌证

1. 24 小时内两次测量体温达 37.5℃或以上。

2. 全身状况不佳，如心力衰竭、血液病等，不能胜任手术。

3. 患严重的神经症。

4. 各种疾病急性期。

5. 腹部皮肤有感染灶或患有急、慢性盆腔炎。

【名师助记】

输卵管绝育术的禁忌证：炎症+各种疾病急性期。

（三）手术时间

非孕妇女在月经干净后 3～4 天。

（四）并发症

1. 出血或血肿。

2. 感染。

3. 损伤。

4. 输卵管再通。

六、人工流产

（一）概念

人工流产是指妊娠 14 周以内，因意外妊娠、优生或疾病等原因，采用人工方法终止妊娠，是避孕失败的补救方法。终止早期妊娠的人工流产方法包括手术流产和药物流产。

（二）药物流产

1. 药物配伍

（1）米非司酮：有抗孕激素及抗糖皮质激素作用。

（2）米索前列醇：有子宫兴奋和子宫颈软化作用。

2. 适应证

（1）早期妊娠≤49 天可门诊行药物流产；>49 天应酌情考虑，必要时住院流产。

（2）本人自愿，血或尿 HCG 阳性，超声确诊为宫内妊娠。

（3）人工流产术高危因素者，如瘢痕子宫、哺乳期、宫颈发育不良或严重骨盆畸形。

（4）多次人工流产术史，对手术流产有恐惧和顾虑心理者。

（三）手术流产

1. 种类

（1）负压吸引术：适用于妊娠 10 周内。

（2）钳刮术：适用于妊娠 10~14 周。

2. 禁忌证　生殖道炎症，各种疾病的急性期；全身情况不良，不能耐受手术；术前两次测量体温在 37.5℃以上。

3. 近期并发症的处理

（1）子宫穿孔

1）临床表现：手术时突然有无宫底感觉，或手术器械进入深度超过原来所测深度，吸出物中有黄色物质。

2）处置：①立即停止手术；②穿孔小，注射子宫收缩剂，抗生素预防感染，密切观察；③破口大、有内出血或怀疑脏器损伤，应剖腹探查做相应处理。

（2）人工流产综合征

1）临床表现：术中或结束时突然出现心动过缓、心律失常、血压下降、面色苍白、出汗、头晕、胸闷，严重时晕厥和抽搐。

2）原因：子宫颈、子宫受机械刺激引起迷走神经兴奋所致。

3）处置：阿托品 0.5mg 或 1.0mg 静脉注射。

（3）漏吸或空吸

1）临床表现：①漏吸，手术未吸出胚胎及绒毛，导致继续妊娠或胚胎停止发育；②空吸，误诊宫内妊娠行人工流产术。

2）处置：发现漏吸应再次行负压吸引术。发现吸出物肉眼未见绒毛，要重复尿妊娠试验及 B 超。宫内未见妊娠囊为空吸，须警惕宫外孕。

（4）吸宫不全

1）临床表现：手术后流血超过 10 天，血量多，或流血停止后又有多量流血，应考虑吸宫不全。

2）处置：B 超检查有助于诊断。无明显感染征象，应尽早行刮宫术，术后给予抗生素预防感染。伴有感染，应控制感染后再行刮宫术。

七、计划生育方法的知情选择

1. 新婚期　避孕套、短效避孕药。

2. 哺乳期　IUD、避孕套，不用避孕药。

3. 生育后期　IUD，长、短效避孕药，各种屏障避孕法；已生育两个或以上的妇女，宜采用绝育术。

4. 分居夫妇　探亲避孕药、避孕套，不宜使用自然避孕法（安全期避孕）。

【仿真自测】

1. 女,28 岁。口服短效避孕药半年。此周期服用 5 天后出现阴道流血 3 天,量少于月经量,无腹痛。其正确处理为
   A. 立即停服避孕药
   B. 每天肌内注射黄体酮,共 3 天
   C. 每晚加服雌激素,共 14 天
   D. 每晚加服短效避孕药
   E. 每天肌内注射酚磺乙胺,共 3 天
2. 既可避孕又可防止性病传播的避孕措施是
   A. IUD　　B. 口服避孕药
   C. 避孕套　　D. 阴道隔膜
   E. 皮下埋植
3. 输卵管结扎术的禁忌证是
   A. 两次开腹手术史
   B. 正常分娩后 48 小时
   C. 严重的神经症
   D. 已婚妇女要求绝育
   E. 心脏病患者 NYHA Ⅰ级
4. 女,23 岁。新婚,月经规律,经量较多。尚无生育计划。最应该建议的避孕方法是
   A. 长效避孕针
   B. 安全期避孕
   C. 宫内节育器
   D. 体外排精
   E. 复方短效口服避孕药

[答案] 1. C　2. C　3. C　4. E

（5~6 题共用题干）

女，30 岁，已婚。使用 IUD 避孕 3 年来院做常规检查，自诉 IUD 为含铜 IUD，此次月经干净已 6 天。

5. 首选的检查是
   A. 盆腔 X 线片　　B. B 超检查
   C. 宫腔镜检查　　D. 子宫碘油造影检查
   E. 窥器检查

6. 若检查发现 IUD 位于子宫腔中央，最合适的处理是
   A. 无须处理，定期复查
   B. 更换新的 IUD
   C. 立即取出 IUD，无须再放
   D. 取出 IUD，下次再放
   E. 下次月经干净后 3~7 天取出

（7~8 题共用题干）

女，28 岁。产后 8 个月，哺乳。厌食 1 周。妇科检查：子宫软，如妊娠 40 天大小。人工流产术中，探针探子宫腔深度 14cm。患者无明显腹痛，无阴道流血。

7. 患者应考虑为
   A. 子宫肌瘤　　B. 子宫肥大
   C. 子宫后位　　D. 子宫畸形
   E. 子宫穿孔

8. 应采取的处理是
   A. 继续操作吸宫
   B. 请上级医师再次探子宫腔深度
   C. 立即剖腹探查
   D. 严密观察 1 周后再吸宫
   E. 后穹窿穿刺确定有无内出血

［答案］5. B　6. A　7. E　8. D

第二章

儿科疾病

【考情分析】

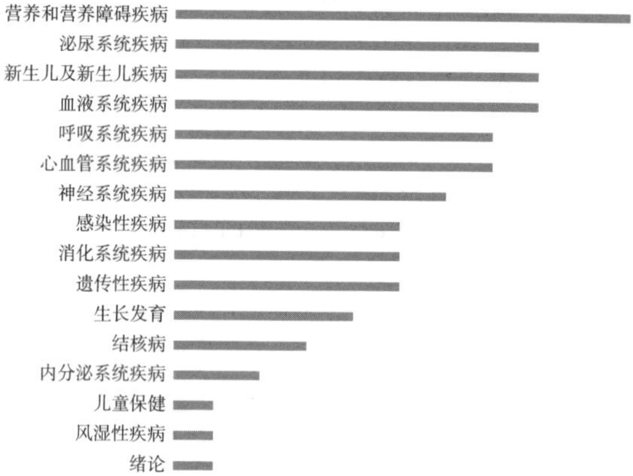

营养和营养障碍疾病
泌尿系统疾病
新生儿及新生儿疾病
血液系统疾病
呼吸系统疾病
心血管系统疾病
神经系统疾病
感染性疾病
消化系统疾病
遗传性疾病
生长发育
结核病
内分泌系统疾病
儿童保健
风湿性疾病
绪论

第一节 绪 论

【自测摸底】

新生儿期保健的重点时间是

A. 生后 1 小时内　　B. 生后 1 天内
C. 生后 3 天内　　D. 生后 1 周内
E. 生后 2 周内

【名师精讲】

儿童年龄分期和各期特点

儿童年龄分期及各期特点见表 2-1。

表 2-1　儿童年龄分期及各期特点

年龄分期	时间	特点
新生儿期	自胎儿娩出脐带结扎开始至生后 28 天内	患病率及死亡率高,尤以早期新生儿(第一周新生儿)最高; 围产期死亡率是衡量一个国家医疗卫生水平的重要指标
婴儿期	出生后至满 1 周岁之前	生长发育最迅速;消化紊乱与营养障碍性疾病多见;感染性疾病(包括传染病)多见
幼儿期	1 周岁后到满 3 周岁之前	意外事故较多见;营养障碍性疾病及腹泻亦较多见
青春期	女孩:11~12 岁到 17~18 岁 男孩:13~14 岁到 19~20 岁	第二个体格生长高峰;第二性征及生殖系统迅速发育并逐渐成熟

【名师助记】

1. 患病率及死亡率　新生儿早期>新生儿期>婴儿期。

2. 生长发育两个高峰　婴儿期和青春期,其中婴儿期最迅速。

3. 婴儿期和幼儿期消化紊乱与营养障碍性疾病都多见,但婴儿期感染性疾病也多见,幼儿期意外事故更多见。

【仿真自测】

1. 儿童生理性免疫功能低下的时期最主要是
   A. 学龄期　　B. 围产期　　C. 幼儿期
   D. 青春期　　E. 婴儿期
2. 儿童体格的两次生长高峰是
   A. 学龄期、青春期　　B. 新生儿期、婴儿期
   C. 婴儿期、青春期　　D. 新生儿期、幼儿期
   E. 幼儿期、学龄前期

第二节 生长发育

【自测摸底】

健康婴儿,前囟约 1.5cm,未出牙,身长 60cm,体重 6kg,能笑出声,不能辨认熟人和陌生人,不能独坐。最可能的月龄是

A. 6 个月　　B. 4 个月　　C. 8 个月
D. 10 个月　　E. 2 个月

【名师精讲】

一、儿童生长发育的规律

生长发育是儿童机体各组织、器官形态的增长和功能成熟的动态过程,是量和质的发展,两者相互联系。

1. 生长发育是一个连续的、有阶段性的过程。

2. 各系统、器官的生长发育不平衡

(1) 神经系统:最先发育,先快后慢。

(2) 生殖系统:最晚发育,先慢后快。

[答案] 1. E 2. C

(3) 体格发育:快→慢→快。

(4) 淋巴系统:儿童期较迅速,青春期达高峰,以后降至成人水平。

3. 生长发育的个体差异　儿童的生长发育水平有一定的正常范围,所谓的正常值不是绝对的,必须考虑影响个体的不同因素,才能作出正确的判断。

4. 生长发育的一般规律　由上到下,由近到远,由粗到细,由低级到高级,由简单到复杂。

二、体格生长常用指标

(一) 体重

体重是反映儿童体格发育与近期营养状况的指标,临床给药、输液也常根据体重计算用量。

1. 生理性体重下降

(1) 原因:哺乳量的不足、不显性失水、排尿及排出胎便。

(2) 时间:出生后 3~4 天内有生理性体重下降,至 7~10 天体重逐渐恢复至出生时的体重。

(3) 程度:下降了原有体重的 3%~9%。

【名师助记】

生理性体重下降存在"双十",即下降时间不超过 10 天,下降程度不超过 10%。

2. 关键年(月)龄体重(表 2-2)。

表 2-2　儿童各关键年(月)龄的体重变化

关键年(月)龄	实际体重/kg	体重变化	体重/出生时体重
出生	3. 25	-	1
3 月龄	6. 5±	0~3 个月增加约 3kg	2
12 月龄	10±	3~12 个月增加约 3kg	3
24 月龄	12±	1~2 岁增加约 3kg	4

3. 体重计算公式

(1) 3~12月龄:体重(kg)=(月龄+9)/2。

(2) 1~6岁:体重(kg)=年龄(岁)×2+8。

(3) 7~12岁:体重(kg)=[年龄(岁)×7-5]/2。

(二)身高(长)

身高(长)是反映儿童骨骼发育的重要指标。

1. 关键年(月)龄身高(长)(表2-3)。

表2-3 儿童各关键年(月)龄的身高(长)变化

关键年(月)龄	实际身高/cm	身高变化
出生	50	前半年增长2.5cm/月
12月龄	75	后半年增长1.5cm/月
24月龄	87	第2年增长10~12cm
>2岁至青春前期		以6~7cm/年增长

2. 身高(长)计算公式

(1) 2~6岁:身高(cm)=年龄(岁)×7+75。

(2) 7~10岁:身高(cm)=年龄(岁)×6+80。

(三)头围

1. 测量方式 经眉弓上方、枕后结节绕头一周的长度为头围。

2. 关键年(月)龄头围 正常新生儿初生时头围约为34cm,3月龄时为40cm,1岁时达46cm,2岁时为48cm,5岁时约为50cm,15岁时接近成人头围(54~58cm)。

(四)胸围

儿童各关键年龄的胸围见表2-4。

表 2-4　儿童各关键年龄的胸围

关键年龄	实际胸围	与头围比较
出生时	32cm	小 1~2cm
1 岁	46cm	约相等
>1 岁	头围+(年龄-1)	大(年龄-1)

三、骨骼发育

(一) 头颅骨发育

1. 前囟　出生时为 1.0~2.0cm,1~2 岁闭合。

2. 后囟　出生时为 0.5cm,生后 6~8 周闭合。

3. 骨缝　出生时可及,生后 3~4 个月闭合。

【名师助记】

前囟饱满、紧张、隆起常提示颅内压增高,是婴儿脑膜炎、脑炎或脑积水等的重要体征。

(二) 脊柱发育

1. 出生时　脊柱无弯曲,仅轻微后凸。

2. 3 月龄　抬头→颈椎前凸。

3. 6 月龄　能坐→胸椎后凸。

4. 1 岁　站立→腰椎前凸。

5. 6~7 岁　3 个脊柱自然弯曲随韧带的发育而固定。

(三) 长骨骨化中心的发育

年长儿摄左手腕部 X 线片。但出生时腕部尚无骨化中心,而股骨近端及胫骨近端已出现骨化中心,因此,婴儿早期拍摄膝部 X 线片。

骨化中心共 10 个,10 岁出齐。

1~9 岁腕部骨化中心的数目=儿童的年龄(岁)+1。

注意:骨化中心公式只能用于计算骨化中心数目,

不可用于计算儿童年龄。

四、牙齿发育

1. 乳牙 总数20颗。

出牙时间:乳牙多于生后4~10个月开始萌出,3岁前出齐。

出牙延迟:超过12个月尚未萌出为异常。

出牙数目:2岁内乳牙数≈月龄-(4~6)。

2. 恒牙 从新生儿时开始骨化,6岁左右开始萌出。

五、运动和语言发育

(一)运动发育

1. 大运动发育 2个月抬头(3个月抬稳);6个月独坐一会儿(8个月能坐稳);7个月会有意识翻身(滚);8个月会爬;11个月能独站片刻;1岁逐渐会走,15个月能走稳,18个月能爬台阶;2岁能双足跳,30个月会单足跳;3岁会跑、骑三轮车。

【名师助记】

三抬(颈椎前凸)四翻六会坐(胸椎后凸);七滚八爬周会走(腰椎前凸);1、2、3,走、跳、跑。

2. 精细运动发育 4个月——握持玩具;6个月——手摇玩具;7个月——玩具倒手;9~10个月——拇、示指对捏,喜撕纸;12~15个月——用汤勺,乱涂画;18个月——堆二三块积木;2岁——堆六七块积木。

【名师助记】

4握6摇7倒手;9捏10撕周涂鸦。

(二)语言发育

语言发育要经过发音、理解、表达三个阶段。

【仿真自测】

1. 儿童1岁时头围与胸围的增长曲线形成交叉，这说明儿童生长发育属于
   A. 正常　B. 肥胖　C. 消瘦
   D. 矮小　E. 低体重
2. 脊柱出现第二个生理性弯曲的年(月)龄是
   A. 3月龄　B. 6月龄　C. 9月龄
   D. 1岁　E. 6岁
3. 婴儿体重4kg，逗能微笑，头能竖直，推测其月龄为
   A. 1月龄　B. 2月龄　C. 3月龄
   D. 4月龄　E. 5月龄

第三节　儿童保健

【自测摸底】

我国规定1岁以内必须完成的计划免疫是
A. 麻疹疫苗　B. 乙脑疫苗
C. 流脑疫苗　D. 流感疫苗
E. 甲型肝炎疫苗

【名师精讲】

一、儿童计划免疫种类

1岁以内儿童必须完成计划免疫的初种(基础免疫)：卡介苗，脊髓灰质炎三型混合疫苗，百日咳、白喉、破伤风类毒素混合制剂(简称“百白破三联针”)，麻疹减毒疫苗和乙型肝炎病毒疫苗等五种疫苗的预防接种(简称“五苗防七病”)。

[答案] 1. A　2. B　3. B

二、儿童计划免疫接种程序

儿童计划免疫接种程序见表 2-5。

表 2-5 儿童计划免疫接种程序

接种起始时间	接种疫苗名称
刚出生	卡介苗、乙肝疫苗(第 1 次)
1 个月	乙肝疫苗(第 2 次)
2 个月	脊髓灰质炎三型混合疫苗(第 1 次)
3 个月	脊髓灰质炎三型混合疫苗(第 2 次)、百白破三联针(第 1 次)
4 个月	脊髓灰质炎三型混合疫苗(第 3 次)、百白破三联针(第 2 次)
5 个月	百白破三联针(第 3 次)
6 个月	乙肝疫苗(第 3 次)
8 个月	麻疹疫苗

【名师助记】

出生乙肝卡介苗，
2 月脊灰炎症好，
345 月百白破，
8 月麻疹一独苗。

注意：执业医师资格考试的考生还需记住脊髓灰质炎三型混合疫苗和百白破三联针的复种时间，分别是 4 岁和 1.5 岁。

【仿真自测】

1. 4 岁儿童应再次接种的疫苗是
   A. 卡介苗　B. 百白破疫苗
   C. 脊髓灰质炎疫苗　D. 乙肝疫苗
   E. 麻疹疫苗

[答案] 1. C

2. 男婴,3 个月。3 周前曾患肺炎。按计划免疫接种程序,此时应接种
   A. 麻疹疫苗第一次
   B. 脊髓灰质炎糖丸第一次
   C. 乙肝疫苗第二针
   D. 百白破混合制剂第二针
   E. 百白破混合制剂第一针

第四节　儿童营养和营养障碍疾病

【自测摸底】

女婴,5 个月。3 天内抽搐 4 次。发作时意识不清,持续 2 分钟,自行缓解,醒后活泼如常,不伴发热。实验室检查:血钙 1.73mmol/L,血镁 1.00mmol/L,血糖 3.9mmol/L。最可能的诊断是

A. 低镁血症
B. 维生素 D 依赖性佝偻病
C. 低血糖症
D. 婴儿痉挛症
E. 维生素 D 缺乏性手足搐搦症

【名师精讲】

一、儿童营养基础

(一) 能量需要

能量主要来源于糖类、脂类和蛋白质三大产能营养素,每克可供能量分别为 4kcal、9kcal 和 4kcal。

年龄越小,相对总能量需要量越大。

[答案] 2. E

1 岁以内婴儿平均每天每千克约需能量 100kcal，以后可按每 3 岁减少 10kcal 推算，15 岁时达成人需要量，约为 50kcal。

1 岁以内婴儿平均每天每千克约需水 150ml，以后可按每 3 岁减少 25ml 推算，12 岁后及成人约为 50ml。

儿童能量需要分下列五个方面：

1. 基础代谢所需　在清醒、安静、空腹状况下，处于 18~25℃环境中人体维持生命进行最基本生理活动所需的能量。在婴儿期基础代谢率所需占总能量的 50%。1 岁以内婴儿约需 55kcal/(kg·d)。

2. 食物热力作用。

3. 活动所需。

4. 排泄丢失。

5. 生长发育所需　此为儿童所特有。

（二）营养素的需要

宏量营养素：糖类、蛋白质、脂类。

微量营养素：矿物质，包括常量元素和微量元素；维生素。

其他膳食成分：膳食纤维、水。

供能占比：蛋白质占 8%~15%，脂肪占 35%~45%，糖类占 55%~65%。

注意：以上 7 大类营养素，仅糖类、蛋白质、脂类产能，其他营养素均不能产能。

二、婴儿喂养

（一）人乳喂养

人乳是婴儿（尤其是 6 个月以下的婴儿）最适宜的天然食物。

1. 母乳喂养的优点

（1）营养丰富，比例适当，易消化吸收

1）人乳中白蛋白多而酪蛋白少。

2）含不饱和脂肪酸的脂肪较多，供给丰富的必需脂肪酸，有利于脑发育；脂肪颗粒小，又含较多解脂酶，有利于消化吸收。

3）乙型乳糖（β-双糖）含量丰富，有利于脑发育；有利于促进肠道乳酸杆菌、双歧杆菌生长，产生 B 族维生素；有利于肠蠕动；有利于小肠钙吸收。

4）含微量元素如锌、铜、碘较多；母乳铁含量虽与牛乳相似，但其铁吸收率达 49%，而牛乳仅为 4%，故母乳喂养者缺铁性贫血发生率低。

5）钙磷比例适宜（2∶1），易于吸收，故较少发生佝偻病。

6）含较多的消化酶，如淀粉酶、乳脂酶等，有助于食物消化。

（2）母乳 pH 为 3.6（牛乳 pH 为 5.3），对酸、碱缓冲力小，对胃酸中和作用弱，有利于食物消化。

（3）母乳含有增进婴儿免疫力的物质

1）母乳含有分泌型 IgA（sIgA），尤以初乳为高，有抗感染和抗过敏作用。

2）母乳中尚有少量 IgG 和 IgM 抗体，B 细胞、T 细胞、巨噬细胞和中性粒细胞等免疫活性细胞，调节免疫功能。

3）人乳中的催乳素可促进新生儿免疫功能成熟。

4）母乳含有较多乳铁蛋白，可抑制大肠埃希菌和白念珠菌的生长。

5）其他：如双歧因子可促进双歧杆菌、乳酸杆菌生长，抑制大肠埃希菌、痢疾杆菌、酵母菌等的生长，减少肠道感染。补体和溶菌酶含量也高于牛乳。

（4）乳量随儿童生长而增加，温度及泌乳速度也较合宜，几乎为无菌食品，简便又经济。

（5）母亲自己喂哺，有利于促进母子感情，密切观察儿童变化，随时照顾护理。

（6）产后哺乳可刺激子宫收缩，促使母亲早日恢复;哺乳期推迟月经复潮,不易怀孕,有利于计划生育;哺乳母亲亦较少发生乳腺癌、卵巢癌等。

【名师助记】

母乳中的主要成分及其作用见表 2-6。

表 2-6 母乳中的主要成分及其作用

主要成分	作用
白蛋白	白蛋白多而酪蛋白少,有利于消化
不饱和脂肪酸	有利于脑的发育
乙型(β)乳糖	促进肠道乳酸杆菌、双歧杆菌生长
微量元素	铁吸收率高,缺铁性贫血发生率低
钙、磷	比例适宜(2:1),易于吸收,故较少发生佝偻病
pH	母乳 pH 为 3.6(牛乳 pH 为 5.3),对胃酸中和作用弱,有利于食物消化
免疫因子	含有 sIgA、IgG 和 IgM 抗体,增进婴儿免疫力

2. 人乳的成分变化

(1) 初乳:产后 4~5 天内的乳汁。

质略稠而带黄色,含脂肪较少而球蛋白较多,微量元素锌、白细胞、sIgA 等免疫物质及生长因子、牛磺酸等都较多,对新生儿生长发育和抗感染十分重要。

(2) 过渡乳:产后 5~14 天内的乳汁。

含脂肪最高,蛋白质与矿物质逐渐减少。

(3) 成熟乳:产后第 15 天至 9 个月的乳汁。

(4) 晚乳:产后 10 个月以后的乳汁。

3. 人乳喂养的方法

(1) 时间:尽早开奶(产后 15 分钟~2 小时内),按需哺乳,每次哺乳 15~20 分钟,不宜过早加喂牛乳或乳制品。

(2) 方法:每次喂哺时应吸空一侧乳房,再吸另一侧，下次喂哺则从未吸空的一侧开始，使每侧乳房轮流吸空。

哺乳时应将乳头和大部分乳晕送入婴儿口中，预防乳头皲裂。

4. 不宜哺乳的情况

（1）乳母患 HIV、严重疾病，停止哺乳，人工喂养。

（2）乳母为乙型肝炎病毒携带者、结核病感染者，无临床症状时，哺乳不是禁忌，可以哺乳。

（3）乳母患流行性感冒、急性传染病时，可挤出乳汁，消毒后喂哺。

5. 断乳　一般于 12 个月左右可完全断乳，母乳量仍多者也可延至婴儿 1.5~2 岁时断乳，但切忌骤然断乳。

（二）人工喂养

母亲因各种原因不能喂哺<6 个月婴儿时，可选用牛乳、羊乳、其他兽乳或配方乳等喂哺，称为人工喂养。

1. 牛乳

（1）牛乳成分特点（表 2-7）：牛乳是最常用的代乳品，但其成分并不适合婴儿。

（2）婴儿配方乳粉：为 0~6 个月婴儿人工喂养的首选。

表 2-7　牛乳成分特点

成分	特点
宏量营养素比例不当	乳糖：甲型（α）乳糖，有利于大肠埃希菌生长 蛋白质：酪蛋白为主，易形成乳凝块 脂肪：饱和脂肪酸为主，脂肪颗粒大，难消化 钙、磷：含磷高，影响钙吸收，易发生佝偻病

续表

成分	特点
微量营养素比例不当	含铁量虽与人乳相仿,但其吸收率低,易发生缺铁性贫血
肾负荷重	矿物质成分较高,加重肾溶质负荷
免疫因子	牛乳缺乏各种免疫因子,这是与人乳的最大区别

2. 羊乳　叶酸、维生素 B_{12} 含量极低,故羊乳喂养者应添加叶酸和维生素 B_{12},否则可引起巨幼细胞贫血。

（三）过渡期食物（辅食）添加

1. 添加过渡期食物(辅食)的原则　由少到多,由稀到稠,由细到粗,由一种到多种。应在儿童健康、消化功能正常时逐步添加。

2. 添加过渡期食物(辅食)的时间和步骤(4 个阶段)

(1) 1~3 个月:汁状食物,如水果汁、青菜汤、鱼肝油和钙剂。

(2) 4~6 个月:泥状食物,如米汤、米糊、稀粥、蛋黄、鱼泥、菜泥、果泥。

(3) 7~9 个月:末状食物,如粥、烂面、碎菜、蛋泥、鱼泥、肝泥、肉末、豆腐、饼干、馒头片、面包片、熟土豆、芋头等。

(4) 10~12 个月:碎状食物,如粥、软饭、烂面、豆制品、碎菜、碎肉、带馅食品等。

【名师助记】

辅食添加的记忆方法:时间可以按四个季度来划分,食物分别对应“支”(汁)、“离”(泥)、“破”(末)、

“碎”。4~6个月需添加含铁的食物，如蛋黄、含铁的米粉等，否则容易发生缺铁性贫血。

三、维生素D缺乏性佝偻病

维生素D缺乏性佝偻病是由于儿童体内维生素D不足使钙、磷代谢紊乱，产生的一种以骨骼病变为特征的全身慢性营养性疾病，主要见于2岁以下婴幼儿。

（一）病因

1. 围产期维生素D不足　早产儿、双胎儿发病率高。

2. 日光照射不足（最主要）　皮肤内7-脱氢胆固醇经紫外线照射转变为维生素D；日光照射不足则易发生维生素D缺乏。冬季高发，城市发病率高。

3. 维生素D摄入不足　母乳和牛乳含维生素D的量均较少，不能满足需要，若不晒太阳或不补充含维生素D丰富的食物，就易患佝偻病。

4. 食物中钙、磷含量过低或比例不当　人工喂养儿更易发生佝偻病。

5. 维生素D需要量增加　婴儿生长速度快，佝偻病的发生率高；早产儿生长速度较足月儿快且体内储钙不足，最易发生佝偻病。

6. 疾病或药物影响　胃肠道或肝胆疾病影响维生素D及钙、磷的吸收和利用。长期服用抗癫痫药物如苯妥英钠、苯巴比妥可加速维生素D的分解，使之失去活性。糖皮质激素能拮抗维生素D对钙的转运。以上都易导致佝偻病。

（二）发病机制

维生素D缺乏性佝偻病的发病机制如图2-1所示。

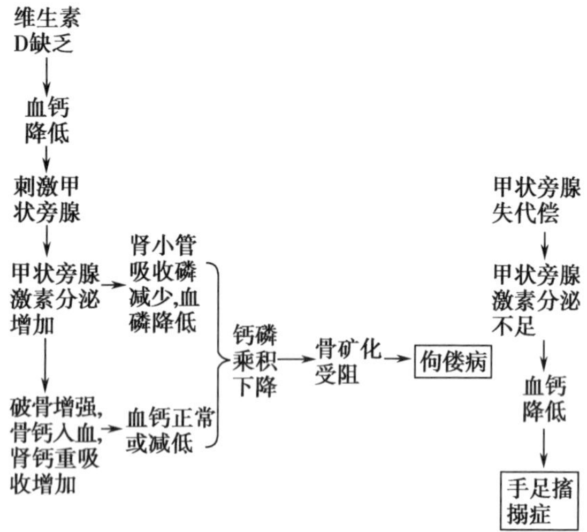

图 2-1 维生素 D 缺乏性佝偻病和维生素 D 缺乏性手足搐搦症的发病机制

【名师助记】

维生素 D 缺乏性佝偻病和维生素 D 缺乏性手足搐搦症均是由维生素 D 缺乏引起,不同点在于维生素 D 缺乏性佝偻病时甲状旁腺激素分泌增加,维生素 D 缺乏性手足搐搦症时甲状旁腺反应迟钝,即失代偿。

（三）临床表现

本病多见于3个月至2岁儿童,主要表现为快速生长部位的骨骼改变、肌肉松弛和非特异性的神经兴奋症状。佝偻病临床上分为初期、活动期、恢复期和后遗症期。

1. 初期(早期)　多见于 6 个月以内,特别是<3 个月的婴儿。

(1) 症状:非特异性的神经兴奋性增高症状,如易激惹、烦躁、睡眠不安、夜间惊啼、多汗(与季节无关)。

(2) 体征:枕秃,无骨骼改变。

(3) 血液生化检测及骨骼 X 线片改变:除血清

25-(OH)D_3 下降外，其余指标基本正常，故其为可靠的早期诊断指标。

2. 活动期（激期）

（1）症状：继续加重。

（2）体征：主要表现为骨骼改变和运动功能发育迟缓。骨骼改变往往在生长最快的部位最明显，故不同年龄有不同的骨骼表现（表 2-8）。

表 2-8　维生素 D 缺乏性佝偻病活动期的骨骼改变

部位	骨骼改变
头部	颅骨软化（乒乓颅）——3~6 个月婴儿； 方颅——7~8 个月以上儿童，由于骨样组织增生，致额骨及顶骨双侧呈对称性隆起； 前囟增大及闭合延迟，出牙延迟
胸部	胸廓畸形——1 岁左右； 肋骨串珠、肋膈沟、鸡胸、漏斗胸
四肢	手镯或脚镯样改变——多见于 6 个月以上儿童； "O"形腿或"X"形腿——见于 1 岁后儿童
其他	脊柱后凸或侧弯，重症者可引起骨盆畸形，形成扁平型骨盆

【名师助记】

3 到 6 月乒乓球；7 到 8 月方脑袋；手镯脚镯都戴上；一岁以上腿和胸。

（3）血液生化检测及骨骼 X 线片改变

1）血液生化检测：血钙稍降低，血磷明显降低，钙磷乘积常低于 30，碱性磷酸酶（AKP）明显升高（"三低一高"）。

2）X 线片改变：干骺端临时钙化带模糊或消失，呈毛刷样，并有杯口状改变。骺软骨明显增宽。骨质稀疏，密度降低。

3. 恢复期 经适当治疗后患儿临床症状减轻至消失，精神活泼，肌张力恢复。

血钙、磷浓度数日后恢复正常；碱性磷酸酶 4~6 周恢复正常；X 线片 2~3 周改善，逐渐恢复正常。

4. 后遗症期 多见于 3 岁以后儿童；无临床症状；辅助检查正常；可遗留不同程度的骨骼畸形。

（四）诊断

1. 病史 日光照射不足及维生素 D 缺乏。

2. 症状和体征 非特异性神经系统及骨骼改变。

3. X 线片改变 干骺端钙化带消失，骨皮质稀疏，骨密度减低。

4. 血液生化检测 “三低一高”。25-(OH)D_3 和 1,25-$(OH)_2D_3$ 在初期就已明显降低，为可靠的早期诊断指标。

（五）治疗与预防

1. 治疗 目的是控制活动期，防止骨骼畸形。

（1）一般治疗：坚持母乳喂养，及时添加辅食，尤其是含维生素 D 较多的食物；多晒太阳；活动期勿使患儿多坐、多站，防止发生骨骼畸形。

（2）补充维生素 D 制剂

1）口服：维生素 D 0.2 万~0.4 万 IU；连服 2~4 周后改为预防量，恢复期可用预防量维持。

注意：需长期大量服用维生素 D 时宜用纯维生素 D 制剂，而不宜用鱼肝油，以防维生素 A 中毒。

2）肌内注射：维生素 D_3 20 万~30 万 IU，一般 1 次即可，1 个月后复查好转改为预防量口服。

2. 预防 儿童应提倡母乳喂养，及时添加辅食，增加户外活动。

（1）胎儿期预防：孕母应注意摄入富含维生素 D 及钙、磷的食物，并多晒太阳，冬春季妊娠或体弱多病者可于孕后期给予维生素 D(800IU/d)及钙剂。

（2）新生儿期预防：早产儿、低出生体重儿、双胎儿生后1周开始补充维生素D 800IU/d，3个月后改为预防量；足月儿出生2周后即应补充维生素D，一般维生素D每日生理需要量为400IU，连续服用。均补充至2岁。

（3）婴幼儿期预防：多晒太阳是预防佝偻病简便有效的措施。一般维生素D每日需要量为400IU。2岁以后儿童生长发育减慢，户外活动增多，饮食多样化，一般已不需补充维生素D制剂。如果饮食中含钙丰富，不必加服钙剂。

注意：本病防重于治，故多考查新生儿期预防。

四、维生素D缺乏性手足搐搦症

维生素D缺乏性手足搐搦症是由维生素D缺乏致血清钙离子浓度降低，神经肌肉兴奋性增高所致，表现为全身惊厥、手足肌肉抽搐或喉痉挛等。多见于6个月以内的小婴儿。

（一）病因和发病机制

正常血清总钙浓度为2.25～2.27mmol/L（9～11mg/dl），依靠维生素D、甲状旁腺激素和降钙素三者进行调节而保持相对稳定。

血清钙有三种形式：结合钙（即与蛋白质结合）、离子钙和枸橼酸钙。其中以离子钙（游离钙）活性最强，对神经肌肉兴奋性影响也最强。

1. 血清钙离子浓度的影响因素

（1）血pH：酸中毒时pH低，总血钙虽低，但离子钙不低，不发生抽搐，酸中毒纠正后却可发生（pH高时离子钙降低）。

（2）血浆蛋白浓度：蛋白浓度低时，蛋白结合钙减少，虽总钙量降低，但离子钙不低，故在营养不良时不发生抽搐。而输血后血浆蛋白增加，结合钙多而离子钙少，则可诱发抽搐。

（3）血磷浓度：血磷增加，抑制 25-(OH)D_3 转化为 1,25-$(OH)_2D_3$，使血离子钙减少，出现抽搐。

【名师助记】

酸中毒时不容易“抽”，酸中毒纠正后容易“抽”；
营养不良时不容易“抽”，输血后容易“抽”；
血磷增加时（发热、感染、饥饿）容易“抽”。

2. 引起血钙降低的主要原因

（1）维生素 D 缺乏早期：甲状旁腺反应迟钝，甲状旁腺激素尚不能充分代偿，致使血磷正常而血钙降低。当血总钙低于 1.75～1.88mmol/L（7～7.5mg/dl）或钙离子低于 1.0mmol/L（4mg/dl）时，可引起手足搐搦发作。

（2）春夏季阳光充足或开始维生素 D 治疗时：骨脱钙减少，肠吸收钙相对不足，而骨骼已加速钙化，钙沉积于骨，使血钙降低而诱发本病。

（3）血磷增加：有发热、感染、饥饿时，组织细胞分解释放磷，使血磷增加、钙离子下降而发病。

（4）长期腹泻时机体钙减少。

（5）有影响血离子钙浓度的因素存在。

【名师助记】

血钙降低容易“抽”，故“抽”主要发生在：维生素 D 缺乏早期；春夏季阳光充足或开始维生素 D 治疗时；长期腹泻时；离子钙浓度降低时。

（二）临床表现

除有不同程度的活动期佝偻病表现外，主要为惊厥、手足搐搦和喉痉挛，以无热惊厥最常见。

1. 典型发作　血清钙<1.75mmol/L（7mg/dl），可出现手足抽搐、喉痉挛或惊厥。

（1）惊厥：最常见，无热惊厥；发作次数可数天 1 次或每天数次，甚至多达每天数十次。抽搐发作停止后意识恢复，活泼如常。

（2）手足抽搐：见于6个月以上的婴幼儿。

（3）喉痉挛：婴儿多见。喉部肌肉及声门突发痉挛，呼吸困难，严重者窒息死亡。

2. 隐匿型 血清钙浓度多为1.75~1.88mmol/L。

（1）低钙击面征（Chvostek征、面神经征）：以指尖或叩诊锤轻叩颧弓与口角间的面颊部，出现眼睑及口角抽动为阳性，新生儿可呈假阳性。

（2）腓反射：以叩诊锤击膝下外侧腓骨小头处的腓神经，引起足向外侧收缩者为阳性。

（3）低钙束臂征（Trousseau征、陶瑟征）：以血压计袖带包裹上臂，使血压维持在收缩压与舒张压之间，5分钟内该手出现痉挛为阳性。

（三）诊断

1. 病史 冬末春初发病，人工喂养儿，缺少户外活动又未服鱼肝油或未添加富含维生素D的辅食。

2. 临床表现 佝偻病的症状、体征；无热惊厥+抽搐后玩耍如常。

3. 血液生化检测 总血清钙<1.75~1.88mmol/L，或离子钙<1.0mmol/L。

4. 用钙剂治疗后抽搐停止。

（四）治疗

在治疗维生素D缺乏性手足搐搦症时，要严格遵守用药顺序，先治“标”，后治“本”，不可颠倒。应立即控制惊厥，解除喉痉挛，补充钙剂，然后补充维生素D。

1. 急救处理 应迅速控制惊厥或喉痉挛。可用苯巴比妥、10%水合氯醛或地西泮。保持呼吸道通畅，必要时行气管插管。

2. 钙剂治疗 尽快给予钙剂。

方法：10%葡萄糖酸钙5~10ml加入葡萄糖液10~20ml中缓慢（10分钟以上）静脉注射或静脉滴注。

注意事项：①钙剂注射不可过快，否则有引起心搏骤停的危险；②每天 2~3 次，至惊厥停止，然后改口服；③钙剂不宜与乳类同服，以免形成凝块影响其吸收。

3. 维生素 D 治疗　症状控制并应用钙剂后，可按维生素 D 缺乏性佝偻病补充维生素 D。

【名师助记】

维生素 D 缺乏性手足搐搦症的治疗步骤见表 2-9。

表 2-9 维生素 D 缺乏性手足搐搦症的治疗步骤

步骤	治疗措施
第一步：控制惊厥	10% 水合醛酸、地西泮、苯巴比妥
第二步：补充钙剂	10% 葡萄糖酸钙 5~10ml 加入葡萄糖液 10~20ml 中缓慢（10 分钟以上）静脉注射或静脉滴注
第三步：补充维生素 D	同维生素 D 缺乏性佝偻病中的补充维生素 D 制剂

五、蛋白质-能量营养不良

蛋白质-能量营养不良简称营养不良，是因长期缺乏能量和/或蛋白质所致的一种营养缺乏症。主要见于 3 岁以下婴幼儿。

临床常见三种类型：①消瘦型，以能量供应不足为主；②水肿型，以蛋白质供应不足为主；③消瘦-水肿型，介于两者之间。

（一）病因

1. 喂养或饮食不当　多有长期喂养不当或长期偏食、摄入不足。如果能量和蛋白质摄入不足即可致病。

2. 疾病诱发　最常见为消化系统疾病（如迁延性腹泻、过敏性肠炎、肠吸收不良综合征等）、先天畸形

(唇裂、腭裂、幽门梗阻等)。

(二)临床表现

1. 症状、体征 体重不增是最先出现的症状,继之体重下降、皮下脂肪逐渐减少或消失,久病者身高也低于正常。皮下脂肪逐渐减少或消失,首先为腹部,其次为躯干、臀部、四肢,最后为面颊部。腹部皮下脂肪层厚度是判断营养不良程度的重要指标之一。

2. 分型分度标准(适用于5岁以下儿童) 根据体重低下、生长迟缓、消瘦三项指标进行分度。三项指标中,符合一项即可作出诊断(表2-10)。

表2-10 蛋白质-能量营养不良的分度标准

诊断标准及意义	体重低下	生长迟缓	消瘦
诊断标准	体重低于同年龄、同性别参照人群均值的-2SD。	身高低于同年龄、同性别参照人群均值的-2SD。	体重低于同性别、同身高参照人群均值的-2SD。
	中度:低于均值-2SD~-3SD。	中度:低于均值-2SD~-3SD。	中度:低于均值-2SD~-3SD。
	重度:低于均值-3SD	重度:低于均值-3SD	重度:低于均值-3SD
指标意义	反映慢性或急性营养不良	反映慢性长期营养不良	反映近期急性营养不良

注:SD为标准差。

【名师助记】

-2SD为诊断标准,低于均值-2SD~-3SD为中度,低于均值-3SD为重度。

（三）并发症

1. 营养性贫血　最多见为缺铁性贫血，亦可见营养性巨幼细胞贫血，或二者兼有。

2. 各种维生素缺乏　常见者为维生素 A、D 缺乏，也有维生素 B、C 缺乏。营养不良时，维生素 D 缺乏的症状不明显，而在恢复期生长速度加快时则症状比较突出。

3. 感染　由于非特异性及特异性免疫功能均低下，易继发各类细菌、病毒、真菌感染，如呼吸道感染、肠道感染、尿路感染、败血症等。特别是腹泻病，可迁延不愈而加重营养不良，形成恶性循环。

4. 自发性低血糖　可突然发生，表现为面色灰白、神志不清、脉搏减慢、呼吸暂停、体温不升，但一般无抽搐。若未及时诊治，可因呼吸麻痹而死亡。

【名师助记】

营养不良的并发症中，最常见的贫血类型是缺铁性贫血；维生素缺乏中以维生素 A 缺乏最常见，表现为干眼症；自发性低血糖是致死的主要原因，常在清晨发生。

（四）治疗

治疗原则是积极处理各种危及生命的合并症、去除病因、调整饮食、促进消化功能。

1. 治“标”——积极处理各种危及生命的合并症　如腹泻时的严重脱水和电解质紊乱、酸中毒、休克、肾衰竭、自发性低血糖、继发感染及维生素 A 缺乏所致的眼部损害等。

2. 治“本”——去除病因　积极治疗原发病，如纠正消化道畸形、控制感染性疾病、根治各种消耗性疾病、改进喂养方法等。

3. “补”——调整饮食　原则：从慢从缓、越重越缓。

（1）轻度营养不良：从热量 80~100kcal(334.72~

418.4kJ)/(kg·d)、蛋白质3g/(kg·d)开始。

(2) 中度营养不良：从热量60~80kcal(251.04~334.72kJ)/(kg·d)、蛋白质2g/(kg·d)、脂肪1g/(kg·d)开始。

(3) 重度营养不良：从热量40~60kcal(167.36~251.04kJ)/(kg·d)、蛋白质1.5~2g/(kg·d)、脂肪1g/(kg·d)开始。

4. "帮"——促进消化　给予各种消化酶(胃蛋白酶、胰酶等)以助消化。

补充缺乏的维生素和微量元素(如维生素A、B、C,锌、铁等)。血锌降低者口服1%硫酸锌糖浆,从0.5ml/(kg·d)开始,逐渐增至2ml/(kg·d),补充锌剂可促进食欲、改善代谢。

必要时可肌内注射蛋白质同化类固醇制剂如苯丙酸诺龙,以促进机体对蛋白质的合成、增进食欲。

对进食极少或拒绝进食者可试用胰岛素葡萄糖疗法,皮下注射胰岛素2~3U/次,每天1~2次。在注射前需先服20~30g葡萄糖或静脉注射25%葡萄糖液40~60ml以防发生低血糖,每1~2周为一个疗程。

【名师助记】

治疗最常考查的是"补"。原则：从慢从缓、越重越缓。

【仿真自测】

1. 儿童总能量消耗中所占比例最大的部分是

A. 食物热力作用　B. 活动消耗

C. 基础代谢　D. 排泄消耗

E. 生长发育

[答案] 1. C

2. 母乳喂养的优点应除外
   A. 三大物质比例适宜
   B. 含很多的抗感染物质
   C. 钙、磷的含量很低
   D. 维生素 D 含量高
   E. 容易消化吸收
3. 母乳喂养婴儿引入的第一种食物应是
   A. 配方米粉　　B. 配方乳粉
   C. 鲜牛乳　　D. 水果泥
   E. 维生素 A、D 强化乳
4. 女婴,5 个月。3 天内抽搐 4 次。发作时意识不清,持续 2 分钟,自行缓解,醒后活泼如常,不伴发热。实验室检查:血钙 1.73mmol/L,血镁 1.00mmol/L,血糖 3.9mmol/L。最可能的诊断是
   A. 低镁血症
   B. 维生素 D 缺乏性佝偻病
   C. 低血糖症
   D. 婴儿痉挛症
   E. 维生素 D 缺乏性手足搐搦症
5. 维生素 D 缺乏性手足搐搦症的主要死因是
   A. 颅内出血　　B. 脑水肿
   C. 呼吸衰竭　　D. 喉痉挛
   E. 误吸

[答案] 2. D　3. B　4. E　5. D

6. 男婴,6月龄。近1个月烦躁、多汗、夜惊不安。查体:头发稀疏,心肺检查未见异常,不能独坐。就诊过程中突然发生两眼上窜、面色青紫、四肢抽动。紧急处理首选
   A. 维生素 D_3 30万U肌内注射
   B. 10%葡萄糖液15ml静脉注射
   C. 地西泮3mg缓慢静脉注射
   D. 20%甘露醇20ml静脉注射
   E. 10%葡萄糖酸钙10ml稀释1倍缓慢静脉注射
7. 蛋白质-能量营养不良好发于
   A. 6个月以下婴幼儿
   B. 1岁以下婴幼儿
   C. 2岁以下婴幼儿
   D. 3岁以下婴幼儿
   E. 5岁以下婴幼儿
8. 男孩,4岁。身高90cm,体重11kg,皮肤较松弛。查表知,4岁男孩的正常体重应为(17.4±2.0)kg,身高为(106±4)cm。该男孩的营养状况属于
   A. 正常
   B. 轻度营养不良
   C. 中度营养不良
   D. 重度营养不良
   E. 单纯性肥胖
9. 治疗蛋白质-能量营养不良,补充铁剂的时机宜选在
   A. 开始治疗时
   B. 开始治疗48小时后
   C. 进食1周后
   D. 体重开始增加时
   E. 网织红细胞开始增加时

[答案] 6. C 7. D 8. D 9. D

(10~13题共用题干)

女,2岁。自幼牛乳喂养,未按要求添加辅食,有时腹泻,逐渐消瘦。体检:身高80cm,体重7 000g,皮下脂肪减少,苍白,肌张力明显减低,肌肉松弛,脉搏缓慢,心音较低钝。

10. 此患儿目前最可能的主要诊断是
    A. 营养性缺铁性贫血
    B. 先天性甲状腺功能减退症
    C. 营养不良
    D. 婴幼儿腹泻
    E. 心功能不全

11. 假设该患儿出现哭而少泪,眼球结膜有比托斑,则并发有
    A. 维生素A缺乏
    B. 维生素B_{12}缺乏
    C. 维生素C缺乏
    D. 维生素D缺乏
    E. 维生素E缺乏

12. 假设此患儿清晨突然面色苍白、神志不清、体温不升、呼吸暂停,首先应考虑的原因是
    A. 急性心力衰竭
    B. 低钾血症引起的呼吸肌麻痹
    C. 重度脱水伴休克
    D. 低钙血症引起的喉痉挛
    E. 自发性低血糖

13. 该情况下,除立即给氧外,首先应采取的紧急抢救措施为
    A. 给予呼吸兴奋剂
    B. 输液纠正脱水
    C. 测血糖,静脉注射高渗葡萄糖
    D. 立即测血钙,补充钙剂
    E. 立即给予强心剂治疗

[答案] 10. C 11. A 12. E 13. C

第五节　新生儿与新生儿疾病

【自测摸底】

早产儿,胎龄34周。生后3小时出现呼吸困难、呻吟。胸部X线片示双肺透亮度降低,毛玻璃样改变。应立即给予的处理是

A. 地塞米松

B. 持续气道正压通气

C. 面罩吸氧

D. 纠正酸中毒

E. 抗生素

【名师精讲】

一、新生儿分类

不同胎龄和出生体重新生儿的发育特点及生理状况明显不同,根据胎龄、出生体重、胎龄与体重关系、出生后时间、是否存在高危因素等进行分类,并依据各类新生儿的生理特点分别进行医疗护理。

1. 根据出生时胎龄分类(表2-11)。

表2-11　新生儿按出生时胎龄分类

类型	胎龄
足月儿	胎龄 37^{+0}~41^{+6} 周(259~293天)
早产儿	胎龄<37周(<259天) 晚期早产儿:胎龄 34^{+0}~36^{+6} 周 极早产儿:胎龄 28^{+0}~31^{+6} 周 超早产儿:胎龄<28周
过期产儿	胎龄≥42周(≥294天)

2. 根据出生体重分类(表2-12)。

表 2-12 新生儿按出生体重分类

类型	体重
正常出生体重儿	体重在 2 500~3 999g 的新生儿
低出生体重儿	体重<2 500g 的新生儿 极低出生体重儿:体重<1 500g 的新生儿 超低出生体重儿:体重<1 000g 的新生儿
巨大儿	体重≥4 000g 的新生儿

3. 根据出生体重与胎龄关系分类(表 2-13)。

表 2-13 新生儿按出生体重与胎龄关系分类

类型	出生体重与胎龄关系
适于胎龄儿(AGA)	第 10 百分位数~第 90 百分位数
小于胎龄儿(SGA)	出身体重<第 10 百分位数 足月小样儿:指胎龄已足月,但出生体重<2 500g 的新生儿
大于胎龄儿(LGA)	出生体重>第 90 百分位数

4. 按出生后周龄分类(表 2-14)。

表 2-14 新生儿按出生后周龄分类

类型	周龄
早期新生儿	出生后 1 周以内的新生儿,也属于围产儿
晚期新生儿	出生后第 2~4 周的新生儿

5. 高危新生儿　已经发生或可能发生危重疾病而需要监护的新生儿。

二、正常足月儿和早产儿的特点及护理

正常足月儿是指出生时胎龄 37^{+0} ~ 41^{+6} 周,出生

体重 2 500~3 999g,无疾病的新生儿。

1. 外观特点　正常足月儿和早产儿的外观特点见表 2-15。

表 2-15　正常足月儿和早产儿的外观特点

部位	足月儿	早产儿
皮肤	红润,皮下脂肪丰满和毳毛少细	鲜红发亮,水肿,毳毛多
头发	分条清楚	头发细、乱而软
耳郭	软骨发育好,耳舟成形	软,缺乏软骨,耳舟不清楚
指(趾)甲	达到或超过指(趾)端	未达到指(趾)端
足纹	遍及整个足底	足底纹理少
乳腺	结节>4mm	无结节或结节<4mm
外生殖器	男婴睾丸已降至阴囊,阴囊皱纹多;女婴大阴唇遮盖小阴唇	男婴睾丸未降至阴囊,阴囊皱纹少;女婴大阴唇不能遮盖小阴唇

2. 呼吸系统

(1) 肺液:足月儿肺液 30~60ml/kg,出生时经产道挤压排出(占 1/3)以及由肺血管与淋巴系统吸收和转运(占 2/3)。如吸收延迟,则出现湿肺症状。

(2) 肺泡表面活性物质:由Ⅱ型肺泡上皮细胞产生,胎龄 34~35 周时迅速增加,到足月时更为丰富,可降低肺泡表面张力,使肺泡不易萎陷。早产儿缺乏表面活性物质,易导致新生儿呼吸窘迫综合征。

(3) 呼吸频率

1) 足月儿:生后第 1 小时内呼吸频率可达 60~80 次/min;1 小时后呼吸频率降至 40~50 次/min;以后维

持在 40 次/min 左右;如持续超过 60 次/min,称为呼吸急促。

2)早产儿:早产儿呼吸中枢尚不成熟,呼吸浅表且节律不规整,常出现周期性呼吸及呼吸暂停。周期性呼吸是指呼吸停止<20 秒,不伴有心率减慢及发绀。呼吸暂停是指呼吸停止>20 秒,伴心率减慢(<100 次/min)及发绀。长时间机械通气和/或吸高浓度氧,易引起支气管肺发育不良(BPD)。

3. 免疫系统　新生儿的特异性和非特异性免疫功能均不够成熟。皮肤黏膜薄嫩,易擦伤。脐部为开放伤口,细菌易繁殖并进入血液。血清补体含量低,缺乏趋化因子,白细胞吞噬作用差。IgG 是唯一可通过胎盘的免疫球蛋白,出生后约 6 个月用完,故易患细菌感染,尤其是革兰氏阴性杆菌感染。新生儿缺乏 sIgA,使新生儿尤其易患呼吸道及消化道感染。

4. 体温调节　新生儿体温调节功能差,产热少,散热多,易发生低体温。

(1)散热多:皮下脂肪薄,体表面积相对较大,容易散热,早产儿尤甚。

(2)产热少:产热依靠棕色脂肪。早产儿棕色脂肪少,常出现低体温,甚至体温不升。

5. 能量和体液代谢　足月儿每天的基础热量消耗为 50kcal/kg。每天共需热量为 100~120kcal/kg。

足月儿每天钠、钾需要量各为 1~2mmol/kg,但生后 10 天内不需补充钾。<32 周早产儿每天需钠 3~4mmol/kg。

早产儿皮质醇和降钙素分泌较高,且终末器官对甲状旁腺激素反应低下,故早产儿常有低钙血症。

6. 常见的几种特殊生理状态(表 2-16)。

表 2-16 常见的特殊生理状态

特殊生理状态	发生原因	表现	处理
生理性体重下降	生后不显性失水,胎粪排出	体重下降,一般不超过 9%,生后 10 天左右恢复到出生时体重	
生理性黄疸	胆红素生成较多,运转胆红素能力不足,肝功能不完善	生后 2~3 天即出现黄疸,4~5 天最重。足月儿最迟 2 周内消退,早产儿可延迟到 3~4 周消退	
乳腺肿大	母体的孕酮和催乳素经胎盘至胎儿体内,出生后突然中断所致	生后 4~7 天,乳腺触到蚕豆到鸽蛋大小的肿块,多于 2~3 周消退	不需处理
假月经	母体雌激素在孕期进入胎儿体内,出生后突然消失引起	部分女婴生后 5~7 天可见阴道流出少量的血液	
“马牙”	上皮细胞堆积或黏液腺分泌物积留	新生儿上颚中线和齿龈上有黄白色小斑点,民间称“马牙”,又称“上皮珠”,数周后自然消失	

三、新生儿窒息与复苏

新生儿窒息是指气体交换障碍导致的低氧血症和高碳酸血症伴代谢性酸中毒，为新生儿常见的症状，迄今仍是我国围产儿死亡和致残的重要原因之一。

窒息的本质是缺氧。

新生儿复苏是指新生儿出生时恢复呼吸、循环功能，是产房急救处理的关键技术。

（一）病因

1. 母亲因素　妊娠相关疾病、全身性疾病。

2. 分娩因素　胎盘早剥、前置胎盘、脐带血流受阻、产程延长、头盆不称等。

3. 胎儿因素　宫内感染、羊水或胎粪吸入、先天畸形等。

（二）病理生理

1. 呼吸变化　可分为四个时期：原发性呼吸增强、原发性呼吸暂停、继发性呼吸增快、继发性呼吸暂停。

2. 各脏器变化　窒息时机体出现潜水反射，为保证心、脑、肾上腺等重要器官的供血，血流重分布，消化道、肺、肾、皮肤、肌肉的血管收缩，血流量减少。若缺氧持续，血压下降，代谢性酸中毒加重，心、脑等各脏器都将发生缺氧缺血性损伤。

（三）临床表现

1. 脑　缺氧缺血性脑病和颅内出血。

2. 心脏　缺氧缺血性心肌损害（各种心律失常、心力衰竭、心源性休克）。

3. 肺　羊水或胎粪吸入综合征、肺出血、持续性肺动脉高压、急性肺损伤、呼吸窘迫综合征。

4. 肾脏　肾功能不全、肾衰竭。

5. 胃肠道　应激性溃疡和坏死性小肠结肠炎。

6. 血液　DIC、血小板减少等。

7. 代谢紊乱　低血糖或高血糖、低血钙、低钠血症、低氧血症、高碳酸血症、代谢性酸中毒。

注意:全身各器官的损害中,最严重的是脑损害。新生儿窒息是导致新生儿缺氧缺血性脑病的最常见病因。

(四)新生儿 Apgar 评分

1. 评分标准(表 2-17)。

表 2-17　新生儿 Apgar 评分标准

体征	生后 1 分钟内评分(一评)		
	0 分	1 分	2 分
心率(P)	无	<100 次/min	≥100 次/min
呼吸(R)	无	浅慢,不规则	规则,哭声响
肌张力(A)	松弛	四肢略屈曲	四肢屈曲,活动好
对刺激反应(G)	无反应	有些反应,如皱眉	哭,喷嚏
皮肤颜色(A)	青紫或苍白	躯干红,四肢青紫	全身红
总分	10 分		

2. 评分结果判定　①正常:8~10 分;②轻度窒息:4~7 分;③重度窒息:0~3 分。

注意:5 分钟评分仍≤3 分是新生儿脑损伤的高危因素。

(五)新生儿复苏

1. 复苏基本原则

A(airway):保持气道通畅是根本!

B(breathing):建立有效通气是关键!

C(circulation):保证循环功能。

D(drug):适当应用药物。

E(evaluation):评价贯穿整个过程!

2. 复苏流程　要熟练掌握新生儿复苏流程中的

每个环节,从出生开始,一边评估一边复苏处理。

第一步:保持气道通畅(A),30 秒内完成。先快速进行 3 项最初评估:是否足月?有无呼吸或哭声?肌张力好吗?如 3 项都回答“是”,不需复苏,观察。如 3 项中有 1 项或多项回答“否”,就开始复苏:①保暖;②清理呼吸道(必要时);③擦干,刺激呼吸。评价:评估心率和呼吸。

评价结果:①有自主呼吸、心率>100 次/min、肤色红,观察;②有自主呼吸、心率>100 次/min、发绀,吸氧;③有呼吸不规则(呼吸暂停或喘息),或心率<100 次/min,进入第二步复苏。

第二步:建立呼吸(B),30 秒内完成。复苏过程中的持续评估项目是呼吸、心率和氧合状态,氧合状态通过监测右上肢的经皮血氧饱和度来反映。如发生呼吸不规则(呼吸暂停或喘息),或心率<100 次/min,进行面罩正压人工通气;仅有青紫,则给氧。在 30 秒人工正压呼吸或给氧后再评价,如心率<60 次/min,进入第三步复苏。

第三步:保持循环功能(C),30 秒内完成。在进行有效人工正压通气 30 秒后,如心率仍低于 60 次/min,则开始进行胸外按压支持循环功能。再评价:在 45~60 秒胸外按压和人工正压通气后进行再评价,如心率仍<60 次/min,进入第四步复苏。

第四步:药物(D)。在继续做胸外按压和人工正压通气的同时,使用 1∶10 000 肾上腺素,经气管插管给药,剂量为 0.05~0.1mg/kg,经静脉给药剂量为 0.01~0.03mg/kg。如果有明确的容量丢失病史,给予生理盐水扩容,一般为每次 10ml/kg。母亲分娩前 4 小时内用过全身麻醉剂的,可以考虑给予纳洛酮,剂量为 0.1mg/kg,静脉注射或肌内注射;但如果母亲吸毒或持续使用美沙酮,禁用纳洛酮,否则可能引起惊厥。

【名师助记】

新生儿窒息复苏：

第一步：保持气道通畅(A)，30秒内完成。

第二步：建立呼吸(B)，30秒内完成。

第三步：保持循环功能(C)，30秒内完成。

第四步：药物(D)。

新生儿窒息复苏评估的三大指标：呼吸、心率和皮肤颜色。

四、新生儿缺氧缺血性脑病

新生儿缺氧缺血性脑病（HIE）是一种由缺氧缺血的各种因素引起的胎儿和新生儿脑损伤性疾病。围产期窒息多见。严重者导致神经系统后遗症。HIE是新生儿窒息后的严重并发症。

（一）病因和发病机制

1. 病因　产前、产时和出生后的缺氧缺血事件都可以导致新生儿HIE。导致胎儿缺氧缺血的急性产时事件包括胎盘早剥、脐带脱垂、子宫破裂、横位滞产等急性胎盘或脐带障碍。

2. 发病机制　HIE是由缺氧缺血事件所启动并在缺氧缺血后继续进展和演变的病理过程，大多数神经元死亡不是发生在窒息缺氧时，而是发生在缺氧缺血后的继发阶段中，HIE的防治重点应主要针对迟发性神经元损伤。

（二）临床表现

HIE的临床症状和体征取决于窒息缺氧事件的严重性和持续时间，神经系统症状一般于生后6~12小时出现，逐渐加重，至72小时达高峰，随后逐渐好转。严重者多在72小时内恶化或死亡。

1. 分度　根据患儿生后3天内的神经表现，可将HIE分为轻、中、重三度（表2-18）。

表 2-18 新生儿缺氧缺血性脑病分度

项目	轻度	中度	重度
意识	兴奋、抑制交替	嗜睡	昏迷
肌张力	正常或稍增高	降低	松软或间歇性增高
拥抱反射	活跃	减弱	消失
惊厥	可有肌阵挛	常有	常频繁惊厥
中枢性呼吸衰竭	无	有	明显
病程	症状在 72 小时内消失	症状在 14 天内消失	症状可持续数周

【名师助记】

缺氧缺血性脑病、结核性脑膜炎、化脓性脑膜炎，轻度都无特异性表现，主要是性格的改变，或淡漠和激惹交替出现；中度表现为嗜睡+惊厥；重度表现为昏迷+频繁惊厥。

2. 病程

（1）出生到 12 小时：主要症状是继发于大脑半球的抑制，呈周期性呼吸。半数患儿可在出生后 6~12 小时表现为肌张力低下、颤动或惊厥。

（2）12~24 小时：患儿明显激惹，部分患儿开始惊厥或发生呼吸暂停、颤动和近端肢体软弱无力（上肢重于下肢）。拥抱反射亢进，哭声尖而单调，深腱反射增强。

（3）24~72 小时：严重受累患儿意识水平进一步恶化，深度昏睡或昏迷，常在一段时间不规则呼吸之后呼吸停止。脑干功能障碍在此期比较常见，严重受累患儿常在此期死亡。

（4）72 小时以后：通常在以后的几天到几周中逐渐改善，而某些神经学异常体征仍持续存在。患儿可有轻到中度昏睡、喂养障碍。脑干功能障碍在累及深部核团的选择性神经元坏死的患儿中特别明显。四肢肌张力低下是普遍特征。

（三）诊断

1. 临床诊断　同时具备以下 4 项者方可确诊：①有明确的胎儿宫内窘迫史，胎心率<100 次/min，持续 5 分钟以上；和/或羊水Ⅲ度污染，或者在分娩过程中有明显窒息史。②出生时有明确窒息，Apgar 评分 1 分钟≤3 分，并延续至 5 分钟时仍≤5 分；和/或出生时脐动脉血气 pH≤7.00。③出生后不久出现神经系统症状，并持续至 24 小时以后，意识改变（过度兴奋、嗜睡、昏迷）、肌张力改变（升高或减弱）、原始反射异常（吸吮、拥抱反射减弱或消失），病重时可有惊厥、脑干体征（呼吸节律改变、瞳孔改变、对光反应迟钝或消失）、前囟张力升高。④排除电解质紊乱、颅内出血和产伤等原因引起的抽搐，以及宫内感染、遗传代谢性疾病和其他先天性疾病引起的脑损伤。

2. 神经影像学检查　影像学检查的目的不是诊断 HIE，而是明确 HIE 的神经病理类型及病变的部位和范围。足月儿 HIE 的 MRI 表现：①以基底核、丘脑损伤为主，见于急性缺氧缺血之后；②以分水岭区域损伤占优势，见于不完全性窒息之后，或低血压、感染和低血糖之后。

3. 振幅整合脑电图　HIE 患儿生后 1 周内脑电图异常程度基本与临床分度一致，主要表现为背景活动异常，如低电压、等电位和爆发抑制等。

（四）治疗

1. 维持适当的血糖水平　纠正低血糖，按 6～8mg/(kg·mim)输注葡萄糖。严密监测血糖水平，维持在4.2~5.6mmol/L(75~100mg/dl)。

2. 适当限制入液量,预防脑水肿 不建议常规使用甘露醇或激素预防脑水肿,预防液体负荷过重,应维持尿量>1ml/(kg·h)。

3. 控制惊厥 苯巴比妥是治疗新生儿HIE惊厥的首选药物,但不建议苯巴比妥作为HIE惊厥发生的预防用药。

五、新生儿黄疸

(一)新生儿胆红素代谢特点

1. 胆红素生产相对较多 新生儿每天产生的胆红素(8.5mg/kg)为成人(3.8mg/kg)的2倍多。

2. 肝细胞对胆红素的摄取能力不足 新生儿肝脏配体蛋白较少,肝细胞对胆红素的摄取能力不足。

3. 肝细胞对胆红素的代谢能力不足 肝功能尚未成熟,缺乏将未结合胆红素转化为结合胆红素的酶。

4. 胆红素排泄能力不足 肠道内缺乏正常菌群,不能将结合胆红素还原成尿胆素原和尿胆素而排出体外。

5. 肠肝循环 新生儿肠壁有较多的β-葡糖醛酸苷酶,可将结合胆红素水解为未结合胆红素,又被肠道吸收入血液循环,加重肝脏的胆红素负荷。

【名师助记】

新生儿因未结合胆红素生成多,肝脏合成结合胆红素少,肠道排出少,易出现黄疸。

(二)生理性黄疸

新生儿生理性黄疸和病理性黄疸的鉴别见表2-19。

表 2-19 新生儿生理性黄疸和病理性黄疸的鉴别

鉴别要点	生理性黄疸	病理性黄疸
出现时间	生后 2~3 天	生后 24 小时内或其他时间
高峰时间	生后 4~6 天	不定
消退时间	足月儿生后 2 周	2 周后不退
总胆红素	<204μmol/L	>204μmol/L
结合胆红素	<25μmol/L	>25μmol/L

【名师助记】

生理性黄疸出现晚，消退快，程度轻，时间短；病理性黄疸出现早，消退晚，程度重，再出现。

注意：早产儿不提所谓“生理性黄疸”概念，因为早产儿即使总胆红素在足月儿的正常范围，也有可能发生胆红素脑病。

（三）病理性黄疸的病因和临床特点

1. 按黄疸发生时间分类

（1）早发型黄疸：又称母乳喂养性黄疸。发生在生后第 1 周，可能与热量摄入不足、肠蠕动少和肠肝循环增加有关。

（2）晚发型黄疸：在生后第 5 天开始出现，第 2 周达高峰，患儿一般情况较好，黄疸完全消退需 1~2 个月。与母乳中含有影响婴儿胆红素代谢的物质有关。

2. 按胆红素性质分类

（1）以未结合胆红素升高为主的黄疸：①溶血病，如血型不合溶血病，其他有 G6PD 缺陷症、球形红细胞增多症等；②葡糖醛酸转移酶活性低下；③母乳性黄疸，喂母乳后发生未结合胆红素升高，发病机制尚未完全明确；④胎粪延迟排出；⑤感染性黄疸，如新生儿败血症；⑥其他，如头颅血肿、颅内出血等。

（2）以结合胆红素升高为主的黄疸：①新生儿肝炎；②胆汁淤积综合征；③胆道疾病，如先天性胆道闭锁、胆总管囊肿等；④先天性代射疾病，如甲状腺功能低下等。

【名师助记】

①以未结合胆红素升高为主的黄疸性疾病常带“血”字，跟“儿科”（如母乳、胎粪等）有关；②以结合胆红素升高为主的黄疸性疾病常为肝胆相关疾病。

（四）胆红素脑病

胆红素脑病是指胆红素引起的神经系统损害，主要受累部位在脑基底核、视下丘核、尾状核、苍白球等。

1. 发病机制 ①胆红素的细胞毒性；②血脑屏障功能受损；③神经元易感。

2. 临床表现 主要发生在生后2～7天。典型的临床表现可分为四期：警告期、痉挛期、恢复期、后遗症期。痉挛期病死率较高，严重病例可发生后遗症。

早产儿和低出生体重儿发生胆红素脑病通常缺乏上述典型症状，而表现为呼吸暂停、心动过缓、循环和呼吸功能急骤恶化等。在后遗症期也缺乏典型的后遗症表现，而听力障碍成为主要表现。

【名师助记】

在未结合胆红素升高的基础上出现嗜睡，喂养困难，吸吮无力，拥抱反射减弱、消失，肌张力降低，就要考虑发生了胆红素脑病。

（五）治疗

1. 一般治疗 生理性黄疸一般不需治疗，病理性黄疸根据原发病不同采取相应治疗。

2. 药物治疗 ①静脉用丙种球蛋白(IVIg);②白蛋白。

3. 光疗

(1) 原理:未结合胆红素在光照下转变为水溶性的异构体胆红素和光红素,从胆汁和尿液中排泄。

(2) 波长:420~470nm 的蓝光照射效果最好。

(3) 光疗指征:应根据不同胎龄、出生体重、生后时间(时龄)的胆红素值而定。

(4) 光疗注意事项:①光疗会导致不显性失水增加、发热、皮疹、核黄素破坏、腹泻、呼吸暂停等不良反应,应给予相应治疗;②用黑色眼罩保护眼睛;③如血清结合胆红素大于 68μmol/L 进行光疗,会发生青铜症,皮肤呈青铜色,停止光疗后青铜色会逐渐消退。

4. 换血疗法

(1) 换血指征:血清胆红素达到换血标准,出现胎儿水肿或早期胆红素脑病表现应予以换血。如有缺氧、酸中毒、低蛋白血症、前一胎为 Rh 溶血病者,应放宽指征。

(2) 血源选择:①Rh 血型不合者,采用与母亲相同的 Rh 血型,ABO 血型与新生儿相同;②ABO 血型不合者,采用 AB 型血浆和 O 型红细胞混合的血。

(3) 换血量:换血量为新生儿血容量的 2 倍。新生儿血容量通常为 80ml/kg,因此换血量为 160ml/kg 左右。

六、新生儿败血症

新生儿败血症是指新生儿期致病细菌侵入血液循环并繁殖,产生毒素,引起全身性症状的全身感染性疾病,可致感染性休克及多脏器功能不全综合征。

(一) 病因和发病机制

1. 新生儿免疫功能不完善 ①屏障功能差;②多形核白细胞功能差;③补体含量低;④免疫球蛋白水平

低;⑤T 细胞免疫功能较差。

2. 围产期的环境 新生儿败血症感染可以发生在宫内、产时或出生后。病原菌进入胎儿或新生儿的方式有四种:①血流;②子宫颈或阴道;③娩出时;④出生后环境。

3. 病原菌 我国大部分地区以大肠埃希菌和葡萄球菌为主要致病菌。

(二) 临床表现

不典型,早产儿可无明显临床表现。

1. 一般表现 反应低下,不吃、不哭、不动、体重不增、发热或体温不升等非特异症状("五不一低下")。

2. 特殊表现

(1) 黄疸:生理性黄疸迅速加重或退而复现(有时是唯一表现)。

(2) 肝脾大:轻至中度,出现较晚。

(3) 出血倾向:皮肤黏膜瘀点、瘀斑,针眼处渗血不止,消化道出血、肺出血等。

(4) 休克:面色苍灰,皮肤呈大理石样花纹,血压下降,尿少或无尿,硬肿症出现常提示预后不良。

(5) 其他:呕吐、腹胀、中毒性肠麻痹、呼吸窘迫或暂停、青紫。

3. 合并症 肺炎、化脓性脑膜炎、坏死性小肠结肠炎、化脓性关节炎和骨髓炎等。

【名师助记】

新生儿败血症表现为"五不一低下"+黄疸,有时黄疸是唯一表现。

(三) 实验室检查

1. 血培养 阳性可确诊。尤其是母亲胎膜早破、伴羊膜炎、羊水有臭味或患儿有消化道穿孔者。

2. 外周血白细胞计数 外周血白细胞计数可以正常或升高,亦可以减少,白细胞减少或未成熟白细胞

（杆状核粒细胞）与中性粒细胞之比（I/T）≥0.2 提示存在感染，对诊断有参考价值。

3. C 反应蛋白（CRP）测定　一般在感染后 12~24 小时升高，2~3 天达峰值，但围产期窒息、脑室内出血等非感染性疾病患儿亦可有升高。

4. 前降钙素原（PCT）测定　正常新生儿 PCT 水平极低（<0.1ng/ml），细菌全身感染时 PCT 明显升高。

【名师助记】

新生儿败血症确诊的核心是血培养阳性，但是阴性结果也不能排除，需综合考虑。

（四）治疗

核心是抗生素治疗。

在获得血培养结果前，可根据病史和临床特点开始经验治疗。

1. 针对革兰氏阳性菌（G^+菌）　青霉素类和第一、第二代头孢菌素。对于金黄色葡萄球菌，可选择苯唑西林，耐药则选择万古霉素。

2. 针对革兰氏阴性菌（G^-菌）　哌拉西林、阿莫西林、第三代头孢菌素等。对于铜绿假单胞菌，可选择头孢他啶。

【仿真自测】

1. 一顺产新生儿，胎龄 35 周，出生体重 1 900g，位于同胎龄儿平均体重的第 5 百分位数。对该新生儿全面而准确的诊断是
   A. 早产儿，极低出生体重儿
   B. 早产儿，小于胎龄儿
   C. 足月儿，小于胎龄儿
   D. 足月儿，低出生体重儿
   E. 早产儿，适于胎龄儿

［答案］1. B

2. 不属于新生儿窒息 Apgar 评分内容的是
   A. 拥抱反射　B. 肌张力　C. 皮肤颜色
   D. 呼吸　E. 心率
3. 新生儿窒息复苏评估的三大指标是
   A. 呼吸、皮肤颜色、哭声
   B. 呼吸、心率、哭声
   C. 心率、呼吸、皮肤颜色
   D. 心率、呼吸、肌张力
   E. 心率、皮肤颜色、肌张力
4. 足月婴儿出生时全身皮肤青紫,Apgar 评分为 3 分。查体:昏迷,反射消失,肌张力低下,心率慢,呼吸不规则。诊断为缺氧缺血性脑病,其临床分度为
   A. 极轻度　B. 轻度　C. 中度
   D. 重度　E. 极重度
5. 女婴,出生 30 小时,出现嗜睡伴肌张力低下,初步诊断为缺氧缺血性脑病。欲了解患儿丘脑、基底核有无病灶,应首选的检查是
   A. 头颅 CT　B. 脑电图
   C. 颅脑透照试验　D. B 超
   E. 头颅 MRI
6. 女婴,25 天。不明原因反复惊厥发作 3 次,首选的止惊药物是
   A. 苯巴比妥　B. 地西泮
   C. 苯妥英钠　D. 异丙嗪
   E. 硫喷妥钠

[答案] 2. A　3. C　4. D　5. A　6. A

7. 导致新生儿胆红素生成过多的疾病是
   A. 新生儿败血症
   B. 先天性甲状腺功能减退症
   C. 先天性胆道闭锁
   D. 新生儿窒息
   E. 胆汁黏稠综合征
8. 女婴,7 天。足月顺产,体重 3.2kg,母乳喂养,一般情况尚好,但出生后 3 天面部出现黄疸,近 2 天加重。实验室检查:血红蛋白 152g/L,血清总胆红素 171mmol/L。最可能的诊断是
   A. 新生儿生理性黄疸
   B. 新生儿母乳性黄疸
   C. 新生儿败血症
   D. 新生儿肝炎
   E. 新生儿溶血病
9. 女婴,8 天,足月顺产,母乳喂养。近 2 天来哭声低弱,不吃奶,黄疸加深。体检:体温不升,面色发灰,脐部有脓性分泌物。血清总胆红素 221μmol/L(13mg/dl),结合胆红素 17μmol/L(1mg/dl);女婴血型为 O 型,母血型为 A 型。引起黄疸的原因是
   A. 母乳性黄疸
   B. 新生儿肝炎
   C. 新生儿败血症
   D. 新生儿 ABO 溶血病
   E. 新生儿 Rh 溶血病

[答案] 7. A　8. A　9. C

（10~12 题共用备选答案）

A. 过期小于胎龄儿　B. 足月儿
C. 早产儿　D. 足月小样儿
E. 过期产儿

10. 胎龄 37 周的新生儿属于
11. 胎龄 43 周的新生儿属于
12. 胎龄 35 周的新生儿属于

第六节 遗传性疾病

【自测摸底】

苯丙酮尿症早治疗的主要目的是

A. 减少头皮湿疹
B. 防止智力发育落后
C. 使头发及皮肤颜色转为正常
D. 控制惊厥
E. 减少尿臭味

【名师精讲】

一、唐氏综合征

唐氏综合征又称 21-三体综合征，属于常染色体畸变，是染色体病中最常见的一种，是由于患者细胞内多了一个小的 G 组染色体，即 21 号染色体所致。母亲年龄愈大，发生率愈高。

（一）临床表现

唐氏综合征患儿的主要特征为智力低下、特殊面

[答案] 10. B　11. E　12. C

容和生长发育迟缓,并可伴有多种畸形。

1. 智力低下　所有患儿均有不同程度的智力低下,随年龄增长而逐渐明显。

2. 生长发育迟缓　身材矮小,头围小,骨龄落后于年龄,出牙延迟且常错位。四肢短,手指粗短,小指向内弯曲。肌张力低下,韧带松弛,关节可过度弯曲。运动发育和性发育延迟。

3. 特殊面容　患儿出生时即有明显的特殊面容。眼距宽,眼裂小,眼外眦上斜;鼻根低平;外耳小;硬腭窄小,舌常伸出口外;皮肤细腻。

4. 皮肤纹理特征　通贯手。

5. 其他　可伴有其他畸形,常见的有先天性心脏病,其次是消化道畸形,腭、唇裂,多指(趾)畸形等。免疫功能低下,易患各种感染,白血病的发病率升高。男孩有隐睾、小阴茎,无生殖能力。

【名师助记】

以下三种情况可诊断唐氏综合征:智力低下+皮肤细腻;智力低下+通贯手;智力低下+先天性心脏病。

(二)细胞遗传学检查

各种染色体疾病的诊断与鉴别诊断的关键手段是外周血淋巴细胞染色体核型分析。

1. 标准型　最多见。核型为47,XX(或XY),+21。

2. 易位型

(1) D/G易位:核型为46,XX(或XY),-14,+t(14q21q)。

(2) G/G易位:核型为46,XX(或XY),-21,+t(21q21q)或46,XX(或XY),-22,+t(21q22q)。

(三)诊断与鉴别诊断

1. 诊断

(1) 确诊:染色体核型分析。

（2）筛查：高危孕妇孕中期（孕 15~20 周）可做三联筛查，即检测母体血清甲胎蛋白（AFP）、游离雌三醇（FE_3）和绒毛膜促性腺激素（HCG）水平。

2. 鉴别诊断 唐氏综合征与苯丙酮尿症和先天性甲状腺功能减退症的鉴别见表 2-20。

表 2-20 唐氏综合征与苯丙酮尿症和先天性甲状腺功能减退症的鉴别

鉴别要点		唐氏综合征	苯丙酮尿症	先天性甲状腺功能减退症
相同点		智力低下		
不同点	临床表现	皮肤细腻，通贯手，先天性心脏病	毛发、皮肤和虹膜色泽变浅，尿和汗液有霉臭或呈鼠尿味	皮肤粗糙，舌大宽厚，腹胀和便秘，腹部膨隆，常有脐疝
	辅助检查	三联筛查：母体血清 AFP、FE_3 和 HCG；确诊：染色体核型分析	筛查：新生儿筛查 Guthrie 试验；较大婴儿或儿童初筛：尿三氯化铁试验或 2,4-二硝基苯肼试验；确诊：血浆游离氨基酸分析和尿液有机酸分析	筛查：新生儿干血滴纸片检测 TSH 浓度↑；确诊：血清 T_4↓、TSH↑即可确诊
	治疗	无有效方法	低苯丙氨酸饮食，至少到青春期后	L-甲状腺素，终身替代治疗

（四）再发风险

1. 标准型 再发风险为 1%。

2. 易位型 ①母方为 D/G 易位，再发风险为 10%；②父方为 D/G 易位，再发风险为 4%；③G/G 异位，再发风险为 100%。

二、苯丙酮尿症

苯丙酮尿症(PKU)是氨基酸代谢障碍疾病中较常见的一种，属常染色体隐性遗传病，是苯丙氨酸代谢途径中酶缺陷所致的氨基酸代谢病。患儿尿液中排出大量苯丙酮酸。临床特征为智力低下、癫痫发作和色素减少。

（一）发病机制

1. 典型 PKU 苯丙氨酸羟化酶(PAH)缺乏，占绝大多数。

2. 非典型 PKU 属于四氢生物蝶呤(BH_4)缺乏型。少见，症状重，不易治疗。

（二）临床表现

1. 神经系统 以智力发育落后为主。BH_4 缺乏型神经系统症状出现早且重，常见肌张力降低、嗜睡或惊厥，智力落后明显。

2. 外貌 因黑色素合成不足，毛发、皮肤和虹膜色泽变浅。

3. 其他 尿和汗液有霉臭或呈鼠尿味。常有呕吐。

（三）诊断

1. 新生儿期筛查 采用干血滴纸片法（喂乳 3 天后）测定血液苯丙氨酸浓度，即 Guthrie 细菌生长抑制试验。

2. 较大婴儿和儿童初筛 尿三氯化铁试验和 2,4-二硝基苯肼试验。

3. 血浆游离氨基酸分析和尿液有机酸分析 用于提供诊断与鉴别诊断依据。

4. 尿蝶呤分析 可以鉴别三种非典型 PKU。

（四）治疗

本病一旦确诊应立即治疗。治疗的关键是减少苯丙氨酸摄入。

1. 低苯丙氨酸饮食

（1）婴儿：低苯丙氨酸乳粉。

（2）幼儿：添加辅食时应以淀粉类、蔬菜和水果等低蛋白食物为主。

注意事项：苯丙氨酸应按每天 30~50mg/kg 适量给予。饮食控制至少需持续到青春期以后。

2. BH_4、5-羟色胺和左旋多巴（L-DOPA） 对非典型 PKU，除饮食控制外，尚应给予此类药物。

3. 伴有惊厥者，使用抗惊厥药物。

【仿真自测】

1. 唐氏综合征的特点不包括

A. 眼裂小，眼距宽　　B. 张口伸舌，流涎多

C. 皮肤粗糙、增厚　　D. 常合并先天性畸形

E. 精神运动发育迟缓

2. 女孩，18 个月。因体格发育迟缓就诊。查体：身长 63cm，表情呆滞，眼距宽，鼻梁低，双眼外侧向上斜，口半张，舌伸出口外，通贯手，四肢肌张力低下。最易与该患儿所患疾病混淆的是

A. 苯丙酮尿症

B. 巨幼细胞贫血

C. 先天性甲状腺功能减退症

D. 癫痫

E. 黏多糖病

［答案］1. C　2. C

3. 唐氏综合征最常伴发畸形的器官是
   A. 心脏　　B. 消化道　　C. 呼吸道
   D. 肾脏　　E. 生殖器
4. 苯丙酮尿症患儿临床上最突出的表现是
   A. 肌张力增高　　B. 毛发、皮肤色泽变浅
   C. 尿和汗液有鼠尿臭味　　D. 智力低下
   E. 惊厥
5. 女婴,1岁。生后智力渐渐落后,皮肤和头发色泽逐渐变浅,身上有鼠尿臭味。有助于诊断的检查是
   A. 脑电图　　B. 血钙　　C. 有机酸分析
   D. 血钾　　E. 血镁
6. 典型苯丙酮尿症最主要的治疗方法是给予
   A. 低苯丙氨酸饮食　　B. 酪氨酸
   C. 四氢生物蝶呤　　D. 5-羟色胺
   E. 左旋多巴

第七节　儿童风湿免疫性疾病

【自测摸底】

川崎病急性期的最佳治疗药物是
A. 阿司匹林
B. 糖皮质激素
C. 丙种球蛋白
D. 糖皮质激素+阿司匹林
E. 丙种球蛋白+阿司匹林

[答案] 3. A　4. D　5. C　6. A

【名师精讲】

川崎病

川崎病又称皮肤黏膜淋巴结综合征，是一种以全身性中、小动脉炎性病变为主要病理改变的急性热性发疹性疾病，最严重的危害是冠状动脉损伤，是儿童后天性心脏病的主要病因之一。表现为发热、皮疹、球结膜充血、口腔黏膜充血、手足红斑和硬性水肿以及颈部淋巴结肿大。发病以婴幼儿多见，80%在5岁以下。

（一）诊断标准

必备条件：发热持续5天以上，抗生素治疗无效。

伴下列5项表现中4项者，或不足4项，但超声心动图有冠状动脉损害者，即可作出诊断。①手足变化：急性期掌跖红斑、手足硬性水肿；恢复期指（趾）端膜状脱皮。②皮肤：多形性红斑。③眼结膜：充血，为非化脓性。④唇及口腔：口唇充血皲裂，口腔黏膜弥漫充血，舌乳头突起、充血呈草莓舌。⑤颈淋巴结：肿大，不红，无化脓。

（二）心脏表现

冠状动脉损害多发于病程2~4周，亦可见于恢复期，心肌梗死和冠状动脉瘤破裂可致心源性休克，甚至猝死。

（三）辅助检查

超声心动图：急性期可见心包积液，左心室内径增大，二尖瓣、主动脉瓣或三尖瓣反流；可有冠状动脉异常，如冠状动脉扩张（直径>3mm而≤4mm为轻度，>4~7mm为中度）、冠状动脉瘤（≥8mm）、冠状动脉狭窄等。

（四）治疗

1. 阿司匹林　为首选药物，30~50mg/（kg·d），热退后3天逐渐减量，热退2周减至3~5mg/（kg·d），维持6~8周。

2. 静脉用丙种球蛋白(IVIg)　宜于发病早期(10天以内)应用,可迅速退热,预防冠状动脉病变发生。应同时合并应用阿司匹林。

3. 糖皮质激素　一般不用,也不宜单独应用。

原因:因糖皮质激素可促进血栓形成,易并发冠状动脉瘤并影响冠状动脉病变的修复。

使用条件:用于丙种球蛋白耐药、合并全心炎或无法得到丙种球蛋白时,可与阿司匹林和双嘧达莫(潘生丁)合并应用。

4. IVIg 非敏感型川崎病的治疗　IVIg 非敏感型川崎病是指川崎病患儿在发病 10 天内已接受 IVIg 治疗,若 48 小时后仍发热(高于 38℃),或给药 2~7 天(甚至 2 周)后再次发热,并符合至少一项川崎病诊断标准者。

(1) 重复 IVIg 治疗:首剂 IVIg 治疗后仍发热者,建议尽早再次应用 IVIg 2.0g/kg 一次性输注。

(2) 三联治疗:在 IVIg 使用基础上,联合使用肾上腺皮质激素与阿司匹林治疗。

【名师助记】

川崎病治疗的核心是阿司匹林+丙种球蛋白,激素一般不用。

【仿真自测】

1. 男孩,10 岁。因发热 7 天、抗生素治疗无效入院。查体:球结膜充血,口唇皲裂,草莓舌,颈部淋巴结肿大,全身可见多形性红斑。临床治愈出院 2 个月猝死于家中,其最可能的死因是

A. 心肌炎　　B. 脑栓塞

C. 脑出血　　D. 心包炎

E. 冠状动脉瘤破裂

[答案] 1. E

2. 男孩,3 岁。因发热 1 周伴手足硬性水肿住院。查体:球结膜充血,皮疹,颈部淋巴结肿大。给予阿司匹林后体温正常。后续阿司匹林治疗方案是
   A. 热退后 15 天停药
   B. 热退后 7 天开始逐渐减量,维持 2~3 周
   C. 热退后 7 天停药
   D. 热退后 3 天停药
   E. 热退后 3 天开始逐渐减量,维持 6~8 周

第八节 儿童感染性疾病

【自测摸底】

男孩,4 岁。发热 2 天,皮疹 1 天,伴咽部疼痛。查体:T 39.2℃,全身皮肤弥漫性充血,伴密集针尖大小丘疹,咽红,扁桃体Ⅱ度肿大,可见少许渗出。血常规:Hb 135g/L,WBC 12.6×10^9/L,N 0.65,Plt 250×10^9/L,CRP 15mg/L。最可能的诊断是

A. 幼儿急疹　　B. 水痘
C. 猩红热　　D. 麻疹
E. 丘疹样荨麻疹

【名师精讲】

儿童常见发疹性疾病

(一) 麻疹

1. 概述

(1) 病原:麻疹病毒。

(2) 传染源:麻疹患者是唯一传染源。

[答案] 2. E

(3) 传播途径：飞沫传播。

(4) 传染性：出疹前、后5天。并发肺炎则延至出疹后10天。

(5) 预后：病后可产生持久的免疫力，大多可获得终身免疫。

2. 临床表现

(1) 潜伏期：大多为6~18天，平均为10天左右。

(2) 前驱期：一般持续3~4天。发热，上呼吸道感染症状。麻疹黏膜斑（Koplik斑，出现在口腔颊黏膜上的灰白色小点）为早期诊断的重要依据。

(3) 出疹期：持续3~4天。全身中毒症状加重，体温骤然升高，可达40℃以上（“疹出热盛”）。

出疹顺序：皮疹先见于耳后、发际，渐及额部、面部、颈部，然后自上而下延至躯干和四肢，最后达手掌和足底。

皮疹特点：初发时皮疹稀疏，疹间皮肤正常，其后部分融合成片，颜色加深呈暗红色。不伴痒感。

(4) 恢复期：持续3~4天。疹退后皮肤有糠麸样脱屑并留棕褐色色素沉着。

3. 并发症

(1) 喉、气管、支气管炎：麻疹病毒本身可引起呼吸道炎症。重者可窒息死亡。

(2) 肺炎：是麻疹最常见的并发症，占麻疹死因的90%以上。

(3) 心肌炎：轻者仅有心音低钝、心率增快；重者可出现心力衰竭、心源性休克。

(4) 麻疹脑炎：多见于婴幼儿，发病率低，病死率高。

(5) 营养障碍：易发生营养不良性水肿，维生素A缺乏引起干眼症等。

(6) 结核病恶化。

4. 治疗

（1）一般治疗：注意休息，加强护理。给予易消化、富于营养的食物，补充足够的水分。

（2）对症治疗：高热时可用小剂量的退热剂，切忌退热过猛。烦躁可给予苯巴比妥等镇静。剧咳时用祛痰镇咳剂。继发细菌感染可用抗生素。麻疹患儿应给予维生素 A；有干眼症者，1~4 周后应重复给予维生素 A 制剂。

（3）并发症的治疗：有并发症者，给予相应治疗。

5. 预防

（1）控制传染源：一般患者隔离至出疹后 5 天，合并肺炎者延长至出疹后 10 天。对接触麻疹的易感者应隔离检疫 3 周。

（2）切断传播途径：麻疹流行季节，易感儿尽量少去公共场所。患者曾住过的房间通风，并用紫外线照射；患者的衣物在阳光下曝晒或用肥皂水清洗。

（3）被动免疫：接触麻疹患者后 5 天内立即肌内注射免疫球蛋白，可预防麻疹。

（4）主动免疫：接种麻疹减毒活疫苗。

【名师助记】

麻疹的考查重点在临床表现及预防，前驱期特征性表现为 Koplik 斑，出疹期重在“疹出热盛”，恢复期为糠麸样脱屑。

（二）风疹

1. 概述

（1）病原：风疹病毒。

（2）传染源：风疹患者。

（3）传播途径：经飞沫传播或经胎盘传播。

（4）临床特征：全身症状轻，皮疹类似于轻型麻疹，为持续约 3 天的斑丘疹，枕后、耳后和颈后淋巴结肿大及压痛。

与麻疹的主要鉴别点：麻疹全身症状比风疹重。

2. 临床表现

（1）后天风疹：前驱期短或不显，表现出上呼吸道感染症状。发热第 2 天出疹并于 1 天内出齐。出疹顺序：面部→颈部→躯干→四肢，疹退时体温恢复正常。

（2）先天性风疹综合征：孕妇在孕早期感染风疹病毒，可引起流产、死胎。活产儿可患先天性风疹综合征，表现为永久性器官畸形和组织损伤。

3. 治疗　无特殊治疗。

（三）幼儿急疹

1. 病原　人类疱疹病毒 6 型。

2. 流行病学　多见于 6~18 个月儿童，3 岁以后少见。

3. 临床表现

（1）潜伏期：7~15 天，平均 10 天。

（2）发热期：突起高热，体温 39~40℃，持续 3~5 天，可伴有惊厥。咽峡部充血，头颈部浅表淋巴结轻度肿大，轻微腹泻。

（3）出疹期：发热 3~5 天，热退疹出，一天出齐。

4. 治疗　无特殊治疗。

（四）水痘

1. 概述

（1）病原：水痘-带状疱疹病毒。

（2）传播途径：病毒经直接接触、空气飞沫传播。

（3）传染性：水痘传染性极强，从出疹前 1~2 天至全部结痂，共 7~8 天，都具有传染性。

（4）预后：感染后获得持久免疫，但以后可发生带状疱疹。

2. 临床表现

（1）典型水痘：潜伏期为 10~21 天，一般为 14 天左右。重要临床特征为发热1天出痘。

皮疹特点：皮疹演变快，斑疹→丘疹→水疱疹→结痂疹（"四世同堂"）。有痒感。

出疹顺序：皮疹呈向心性，开始为头皮、面部、躯干和腰部，四肢远端较少。

（2）重症水痘：见于免疫缺陷或恶性疾病的患者。表现为高热，皮疹广泛呈离心分布，四肢多，易融合成大疱型或呈出血性，偶有血小板减少而出血，常可致死。

3. 并发症

（1）继发细菌感染：皮肤化脓性感染最为常见，严重时可播散为全身败血症。

（2）重症可致水痘脑炎、水痘肺炎、心肌炎等。

4. 治疗

（1）抗病毒治疗：首选阿昔洛韦。

（2）防治继发细菌感染：可局部或全身使用抗生素。皮质激素有导致病毒播散的可能，不宜使用。

5. 预防

（1）隔离患者：隔离患者至全部皮疹结痂为止。对接触的易感者检疫3周。

（2）保护易感者：1岁以上未患过水痘者，可注射水痘减毒活疫苗进行预防。

（五）手足口病

1. 概述

（1）病原：由多种肠道病毒（EV）感染引起。

（2）传染源：现症患者和隐性感染者。

（3）传播途径：主要通过消化道、呼吸道和密切接触等途径传播。

（4）易感人群：多发生于学龄前儿童，尤以婴幼儿为主。

2. 临床表现

(1) 普通病例：急性起病，上呼吸道感染症状。

出疹部位：手、足、口、臀。

出疹特点：斑丘疹和疱疹，“四不”（不痛、不痒、不结痂、不留疤）。

预后良好，多在1周内痊愈。

(2) 重症病例：有手足口病的典型临床表现，同时伴有脑膜炎、脑脊髓炎、脑炎、脑干脑炎、神经源性肺水肿、肺出血、循环障碍等，病情凶险，可致死亡，存活病例可留有后遗症。

3. 治疗　治疗原则主要为支持对症治疗。应严密观察，密切监护，及早发现重症病例，以利于积极抢救重症病例。

4. 预防　加强监测，尤其是托幼单位，做好疫情报告。

（六）猩红热

1. 概述

(1) 病原：A群乙型（β）溶血性链球菌。

(2) 传染源：患者和带菌者。

(3) 传播途径：呼吸道飞沫传播。

2. 临床表现

(1) 前驱期：起病急，高热伴咽痛和头痛。咽部与扁桃体充血、水肿，可见脓性分泌物。可见杨梅舌。

(2) 出疹期：起病24小时出疹，24小时内遍布全身。

皮疹特点：全身皮肤弥漫性充血、发红，其间广泛存在密集而均匀的红色细小丘疹，呈鸡皮样皮疹，触之有砂纸感。疹间无正常皮肤。

口周苍白圈：面部潮红无皮疹，口唇周围发白，形成口周苍白圈。

帕氏线:皮肤皱褶处如腋窝、肘窝及腹股沟等处,皮疹密集,其间有出血点,形成明显的横纹线。

(3)恢复期:疹退1周后开始脱皮,面部、躯干糠屑样脱皮,手足可呈大片状脱皮,无色素沉着。

3. 并发症 少数患者病后1~5周可发生急性肾小球肾炎或风湿热。

4. 治疗 首选青霉素,肌内注射或静脉滴注7~10天;青霉素过敏可选红霉素、头孢菌素类。

5. 预防

(1)隔离传染源:隔离患者至痊愈及咽拭子培养阴性。

(2)切断传播途径:消毒处理患者的分泌物及污染物,戴口罩检查患者。

(3)保护易感者:对曾密切接触患者的易感儿,可口服复方磺胺甲噁唑3~5天,也可肌内注射一次长效青霉素60万~120万U。

【名师助记】

儿童常见发疹性疾病的鉴别见表2-21。

表2-21 儿童常见发疹性疾病的鉴别

疾病	病原	传染性	临床表现	治疗
麻疹	麻疹病毒	出疹前、后5天;并发肺炎延至出疹后10天	前驱期:Koplik斑 出疹期:疹出热盛 恢复期:糠麸样脱屑和棕色色素沉着	对症;抗病毒
风疹	风疹病毒	出疹后5~7天;飞沫传播、胎盘传播	发热第2天出疹,1天出齐; 面部→颈部→躯干→四肢; 先天性风疹综合征	无特殊
幼儿急疹	人类疱疹病毒6型	飞沫传播	热退疹出,1天出齐	无特殊

续表

疾病	病原	传染性	临床表现	治疗
水痘	水痘-带状疱疹病毒	出疹前1~2天至全部结痂，共7~8天	四世同堂；痒感重；向心性分布（典型水痘）；离心性分布（恶性水痘）	对症；抗病毒
手足口病	肠道病毒（EV）	传播途径多，传染性强，可引起暴发流行	普通病例："四不"；重症病例：脑炎、脑膜炎、急性肺水肿、循环障碍	对症
猩红热	A群乙型溶血性链球菌	患者和带菌者为传染源；呼吸道飞沫传播	前驱期：化脓性扁桃体炎；出疹期：起病24小时内出疹，24小时内遍布全身，口周苍白圈、帕氏线；恢复期：大片状脱皮	青霉素

【仿真自测】

1. 关于手足口病皮疹特点的描述错误的是
   A. 常见于手、足、口、臀部
   B. 常为斑丘疹和疱疹
   C. 常呈向心性分布
   D. 不痛、不痒、不结痂、不留疤
   E. 水疱和皮疹常在1周内消退

［答案］1. C

2. 男孩,6 岁。低热 1 天后躯干出现散在分布的红色斑丘疹,继之变为透明的水疱,逐渐混浊并部分破溃,有痒感,枕后浅表淋巴结如黄豆大小,多个,精神尚可,食欲减退,大小便正常。关于该患儿治疗措施的叙述错误的是
   A. 对症治疗
   B. 早期应用阿昔洛韦
   C. 早期使用糖皮质激素
   D. 隔离治疗
   E. 皮肤瘙痒者局部用炉甘石洗剂
3. 男孩,4 岁。发热(T 38.2℃),有结膜炎。发热 1 天后出疹,由面部开始,1 天后遍及全身,3 天后皮疹消退,枕后、耳后淋巴结肿大。最可能的诊断是
   A. 麻疹
   B. 风疹
   C. 水痘
   D. 猩红热
   E. 手足口病

(4~8 题共用备选答案)
   A. 发热 1~2 天出疹,出疹时高热
   B. 高热 3~4 天出疹,出疹时热更高
   C. 高热 3~5 天,热退出疹
   D. 发热 1~2 天出疹,1 天出齐,伴颈淋巴结肿大
   E. 发热 1~2 天出疹,斑疹、丘疹、疱疹、结痂同时出现
4. 麻疹的出疹特点是
5. 水痘的出疹特点是
6. 风疹的出疹特点是
7. 幼儿急疹的出疹特点是
8. 猩红热的出疹特点是

[答案] 2. C 3. B 4. B 5. E 6. D 7. C 8. A

（9~10 题共用题干）
男孩，2 岁。未接种麻疹疫苗。今天上午在托儿所接触过麻疹患儿。

9. 应立即采取的措施是
   A. 隔离观察
   B. 注射麻疹疫苗
   C. 注射免疫球蛋白
   D. 口服板蓝根冲剂
   E. 口服利巴韦林

10. 对该患儿应隔离检疫观察
   A. 5 天
   B. 10 天
   C. 21 天
   D. 28 天
   E. 无须检疫观察

第九节　儿童结核病

【自测摸底】

婴幼儿不典型结核性脑膜炎的首发症状是
   A. 突发高热
   B. 嗜睡
   C. 惊厥
   D. 前囟膨隆
   E. 喷射性呕吐

【名师精讲】

一、儿童结核病概述

（一）病因

1. 病原体　结核分枝杆菌（简称结核杆菌），属于分枝杆菌属，具有抗酸性，为需氧菌，革兰氏染色阳性，抗酸染色呈红色。对人类致病的结核杆菌主要为人型和牛型两种，其中人型是人类结核病的主要病原体。

2. 主要传染源　开放性肺结核患者。

［答案］9. C　10. C

3. 主要传播途径 呼吸道传播。

（二）结核菌素试验的强度判断与临床意义

1. 强度判定

（1）试验依据：儿童受结核杆菌感染4～8周后，做结核菌素试验即呈阳性反应。

（2）试剂：常用结核菌纯蛋白衍生物（PPD），一般用0.1ml PPD（每0.1ml含5个结素单位）。

（3）方法：皮内注射入左前臂掌侧面中下1/3交界处皮内，使之形成直径6～10mm皮丘，48～72小时观测结果。

（4）观测指标：取局部硬结横径、纵径的平均值（表2-22）。

表2-22 结核菌素试验强度判定

硬结直径	强度判定
<5mm	（－）
5～9mm	（＋）
10～19mm	（＋＋）
≥20mm	（＋＋＋）
局部除硬结外，还有水疱、破溃、淋巴管炎及双圈反应	（＋＋＋＋）

2. 临床意义

（1）阳性反应：①接种卡介苗后；②年长儿无明显症状，仅呈一般阳性，提示曾感染过结核杆菌；③3岁以下，尤其1岁以内或未接种卡介苗者，阳性反应多表示有新的结核病灶；④强阳性者，表示体内有活动性结核病灶；⑤由阴转阳，或由<10mm增至>10mm，且幅度>6mm，表示新近有感染。

（2）阴性反应：①未感染过结核杆菌；②迟发型变态反应前期（初次感染后4～8周内）；③假阴性反应，如危重结核病，急性传染病如麻疹、水痘等，重度营养不良；④原发或继发免疫缺陷病；⑤技术误差或结核菌素失效。

接种卡介苗与自然感染阳性反应的鉴别见表2-23。

表2-23　接种卡介苗与自然感染阳性反应的鉴别

鉴别要点	接种卡介苗	自然感染
硬结直径	多为5~9mm	多为10~15mm
硬结颜色	浅红	深红
硬结质地	较软,边缘不整	较硬,边缘清楚
阳性持续时间	较短,2~3天即消失	较长,可达7~10天及以上
阳性反应变化	有较明显的逐年减弱倾向,一般于3~5年内逐渐消失	短时间内反应无减弱倾向,可持续若干年,甚至终身

（三）治疗

1. 一般治疗　加强营养,适当休息。保持室内最佳温度、湿度,空气流通。

2. 抗结核药物治疗　用药原则:早期、联合、规则、适量、分段、全程。

(1) 常用抗结核药物

1) 异烟肼(INH或H):为全杀菌药、一线抗结核药。副作用为周围神经炎。

【名师助记】

象形记忆法,烟囱(H)里的烟向四周(周围神经炎)飘散。

2) 利福平(RFP或R):为全杀菌药、一线抗结核药。副作用为肝毒性和神经毒性。

3) 吡嗪酰胺(PZA或Z):为半杀菌药、一线抗结核药。副作用为肝毒性和肾毒性。

【名师助记】

串音记忆法,痞子(Z)随地大小便(尿酸高)。

4）链霉素（SM 或 S）：为半杀菌药。副作用为神经毒性和肾毒性。

【名师助记】

女士戴的耳链（S），耳毒性。

5）乙胺丁醇（EMB 或 E）：为抑菌药。副作用为视神经炎和红绿色盲。5 岁以下儿童禁用。

【名师助记】

谐音记忆法，E（乙），视力测试表（E），视神经炎。

（2）常用抗结核治疗方案：WHO 推荐短程化疗方案，分为两个阶段。①强化治疗阶段：3~6 个月；②巩固治疗阶段：3~9 个月。

（四）预防

1. 隔离开放性结核病患者。

2. 接种卡介苗 新生儿预防接种。1998 年卫生部规定不再复种卡介苗；应于 6~7 岁、12 岁时进行复查，结核菌素试验阴性时加种卡介苗。

3. 药物预防性治疗的指征 ①与开放性结核病患者密切接触者，不论年龄大小，亦不论结核菌素试验阳性或阴性；②未接种卡介苗，而新近结核菌素试验呈阳性反应的 3 岁以下婴幼儿；③未接种卡介苗，结核菌素试验由阴性转为阳性的儿童；④近期患过百日咳或麻疹等传染病的儿童，结核菌素试验阳性者；⑤需长期应用肾上腺皮质激素或免疫抑制剂治疗的结核菌素试验阳性儿童。

4. 药物预防性治疗的方法

（1）方案一：异烟肼（H）。每天 10mg/kg（≤300mg/d），疗程 6~9 个月。

（2）方案二：异烟肼（H）+利福平（R）。每天各 10mg/kg（≤300mg/d），疗程 3 个月。

二、原发性肺结核

原发性肺结核为结核杆菌初次侵入肺部后发生的

原发感染，是儿童肺结核的主要类型，也是原发性结核病中最常见者。

原发性肺结核包括原发综合征和支气管淋巴结结核。①原发综合征：由肺原发病灶、局部淋巴结病变和两者相连的淋巴管组成；②支气管淋巴结结核：以胸腔内肿大的淋巴结为主。

（一）病理

1. 基本病变　渗出、增殖与坏死。

2. 原发性肺结核的病理转归

（1）吸收好转：最常见。病变完全吸收、钙化或硬结。出现钙化表示病变至少已有6~12个月。

（2）进展：局限在肺内。①原发病灶扩大，产生空洞；②支气管淋巴结周围炎，形成淋巴结支气管瘘，导致支气管内膜结核或干酪性肺炎；③支气管淋巴结肿大，造成肺不张或阻塞性肺气肿；④结核性胸膜炎。

（3）恶化：因血行播散导致急性血行播散性肺结核或全身血行播散性结核。

（二）临床表现

1. 症状

（1）结核中毒症状：低热、盗汗、消瘦等。

（2）胸腔内淋巴结高度肿大时可产生一系列压迫症状：①压迫气管分叉处可出现类似百日咳样痉挛性咳嗽；②压迫支气管使其部分阻塞时可引起喘鸣；③压迫喉返神经可致声嘶；④压迫静脉可致胸部一侧或双侧静脉怒张。

2. 体征　结核变态反应：眼疱疹性结膜炎、皮肤结节性红斑、多发性一过性关节炎。

（三）诊断

1. 病史　结核病接触史、卡介苗接种史。

2. 临床表现　结核中毒症状；眼疱疹性结膜炎、

皮肤结节性红斑、多发性一过性关节炎。

3. 结核杆菌检查 强阳性或由阴转阳。

4. 实验室检查

(1) 痰结核杆菌检查,找到可确诊。

(2) 血清抗结核抗体检测。

(3) 红细胞沉降率(血沉)检测。

5. 胸部X线检查

(1) 原发综合征:双极影或哑铃影。

(2) 支气管淋巴结结核:肺门肿大的淋巴结。

(四)治疗

1. 无明显症状的原发性肺结核 治疗目的是杀灭病灶中结核杆菌,防止血行播散。方案:HR,疗程9~12个月。

2. 活动性原发性肺结核 宜分阶段治疗,常用方案为2HRZ/4HR。

三、结核性脑膜炎

结核性脑膜炎简称结脑,是儿童结核病中最严重的类型,多伴有急性血行播散性肺结核。常在结核原发感染后1年以内发生,尤其在初染结核杆菌3~6个月最易发生结脑。以3个月至6岁儿童多见,其中3岁以内婴幼儿约占60%。

(一)病理

1. 脑膜病变 软脑膜弥漫充血、水肿、炎性渗出,并形成许多结核结节。

2. 脑神经损害 最常见的为面神经瘫痪,其次为动眼神经、舌下神经、展神经、滑车神经障碍。

3. 脑血管病变 急性动脉炎。

4. 脑实质病变。

5. 脑积水及室管膜炎。

6. 脊髓病变。

(二)临床表现

1. 早期(前驱期) 1~2周。主要表现为儿童性格和精神状态改变。

2. 中期(脑膜刺激期) 1~2周。①脑膜刺激征:年长儿表现典型,幼婴则常表现为前囟隆起、紧张;②颅内压增高:剧烈头痛和呕吐,呈喷射性,尖叫、惊厥或嗜睡;③脑神经和脑实质损害。

3. 晚期(昏迷期) 1~3周。症状加重,昏迷,频繁发作惊厥。

【名师助记】

早期性格改变,中期嗜睡,晚期昏迷。

(三)诊断

1. 病史 结核病接触史,卡介苗接种史,既往结核病病史。

2. 临床表现 眼底检查发现有脉络膜粟粒结节有助诊断。

3. 结核菌素试验 可为阳性或强阳性。但约50%的患儿可呈假阴性结果。

4. 脑脊液检查 外观呈毛玻璃样,静置12~24小时后有蜘蛛网状薄膜形成。脑脊液抗酸染色阳性。白细胞(50~500)×10^6/L,以淋巴细胞为主,糖、氯化物水平降低,蛋白质水平升高(0.4~3.0g/L)。

脑脊液查到结核杆菌是诊断结脑最可靠的依据。

【名师助记】

结脑脑脊液特点:

结脑有膜还有菌,乒多淋巴是主力,大量减少糖和氯,尸横一片蛋白多。

(四)治疗

治疗的重点是抗结核和降低颅内压。

1. 抗结核治疗 分阶段治疗:强化治疗阶段联合使用INH、RFP、PZA及EMB,疗程为2个月,巩固治疗阶段继续用INH、RFP,总疗程不少于12个月,或待脑脊液恢复正常后继续治疗6个月。

2. 降低颅内压

（1）脱水剂：甘露醇。

（2）利尿剂：呋塞米。

（3）侧脑室穿刺引流：一般每天30~150ml。

（4）腰椎穿刺(腰穿)减压和鞘内注药：脑疝时禁止腰穿。

3. 糖皮质激素 足量抗结核药物应用的同时适当加用糖皮质激素。早期使用效果好(对脑底脑膜炎型效果最好)。

【仿真自测】

1. 儿科抗结核治疗原则不包括

A. 早期治疗　　B. 适宜剂量

C. 联合用药　　D. 症状控制后减量

E. 分段治疗

2. 较大儿童原发性肺结核最常见的临床表现是

A. 生长发育障碍

B. 反复呕吐、惊厥

C. 肝脾大

D. 干咳、轻度呼吸困难

E. 发热、盗汗、食欲减退

3. 诊断儿童原发性肺结核的重要方法是

A. 血沉测定

B. 血清结核抗体检测

C. 痰涂片找抗酸杆菌

D. 痰结核分枝杆菌培养

E. 胸部X线片

[答案] 1. D　2. E　3. E

4. 患儿,3 岁。体检时发现肺部有原发综合征,PPD 试验(++),无任何症状。应给予的治疗为
   A. 不予治疗,严密观察
   B. 青霉素
   C. 链霉素
   D. 吡嗪酰胺
   E. 异烟肼+利福平

(5~7 题共用题干)

患儿,2 岁。低热、盗汗、乏力半个月,头痛、间断抽搐 5 天入院。查体:精神萎靡,颈项强直,克氏征阳性,心、肺、腹检查(-)。胸部正侧位 X 线片正常。PPD 试验(+)。腰椎穿刺脑脊液检查:无色透明,压力 $25cmH_2O$,蛋白质 2g/L,葡萄糖 1.58mmol/L,氯化物 94mmol/L,WBC 150×10^9/L,N 0.4,L 0.6。

5. 最可能的诊断为
   A. 化脓性脑膜炎
   B. 结核性脑膜炎
   C. 病毒性脑膜炎
   D. 真菌性脑膜炎
   E. 颅内出血
6. 首选治疗方案为
   A. 使用广谱抗生素
   B. 抗结核化疗
   C. 抗病毒治疗
   D. 降低颅内压
   E. 对症治疗
7. 若最终确诊为结核性脑膜炎,其强化治疗应选择
   A. 异烟肼+利福平+链霉素+泼尼松
   B. 异烟肼+利福平+乙胺丁醇+泼尼松
   C. 异烟肼+利福平+吡嗪酰胺+泼尼松
   D. 异烟肼+链霉素+吡嗪酰胺+泼尼松
   E. 异烟肼+利福平+吡嗪酰胺+链霉素+泼尼松

[答案] 4. E 5. B 6. B 7. E

第十节 儿童消化系统疾病

【自测摸底】

女孩，2岁。腹泻伴呕吐3天，大便7~8次/d，为黄绿色稀水样便，黏液较多，时有发热、腹痛。粪常规检查示白细胞(+)。不宜采用的治疗是

A. 止泻剂　　B. 液体疗法
C. 锌制剂　　D. 肠道黏膜保护剂
E. 肠道微生态制剂

【名师精讲】

一、儿童消化系统解剖生理特点

（一）解剖特点

1. 口腔　黏膜薄嫩，血管丰富，唾液腺发育不够完善，唾液分泌少，口腔黏膜干燥，易受损伤和细菌感染。

2. 食管　新生儿和婴儿的食管呈漏斗状，食管下段贲门括约肌发育不成熟，控制能力差，常发生胃食管反流，易发生溢乳。

3. 胃　胃呈水平状，再加上幽门紧张度高，自主神经调节功能不成熟，是婴幼儿时期易呕吐的原因。

4. 肠　儿童肠管相对比成人长，一般为身高的5~7倍，对消化吸收有利。但肠系膜柔软而长，黏膜下组织松弛，尤其结肠无明显结肠带与脂肪垂，升结肠与后壁固定差，易发生肠扭转和肠套叠。

5. 肝　年龄愈小，肝脏相对愈大。婴儿肝脏结缔组织发育较差，肝细胞再生能力强，不易发生肝硬化，但易受各种不利因素的影响，如缺氧、感染、药物中毒等均可影响其正常生理功能。

（二）生理特点

3个月以下儿童不宜喂淀粉类食物，主要是由于

新生儿唾液分泌少，唾液中淀粉酶含量低。

婴儿胃排空时间随食物种类而异，水为 1.5~2 小时，母乳为 2~3 小时，牛乳为 3~4 小时。

幼婴对脂肪及蛋白质的消化、吸收不完善，主要因为胰酶活性低、胆汁分泌少。

酶类最先出现的是胰蛋白酶，之后依次为糜蛋白酶、羧基肽酶、脂肪酶，最后是淀粉酶。

新生儿出生后几小时，肠道开始出现细菌。肠道菌群受食物成分影响。母乳喂养者以双歧杆菌为主；人工喂养和混合喂养儿肠内的大肠埃希菌、嗜酸杆菌、双歧杆菌所占比例几乎相等。

二、儿童腹泻病

儿童腹泻或称腹泻病，是一组由多病原、多因素引起的以大便次数增多和大便形状改变为特点的儿科常见病。临床上主要表现为腹泻和呕吐，严重病例伴有脱水、电解质和酸碱平衡紊乱。

发病年龄：6 个月 ~2 岁，<1 岁者约占 50%。

发病季节：四季均可发病。

【名师助记】

6 个月内以生理性腹泻常见，6 个月 ~2 岁以儿童腹泻病常见。

（一）病因

1. 易感因素

（1）消化系统发育不健全。

（2）生长发育快。

（3）机体防御功能较差。

（4）肠道菌群易失调。

（5）人工喂养。

2. 感染因素　可由病毒、细菌、真菌、寄生虫引起，以前两者多见，尤其是病毒。

（1）病毒感染：轮状病毒是婴幼儿秋冬季腹泻的

最常见病原。

（2）细菌感染：致病性大肠埃希菌是夏季腹泻的常见病原。

3. 非感染因素

（1）饮食因素：①喂养不当，多为人工喂养儿，喂养不定时、食量不当或过早喂淀粉和脂肪食物；②过敏性腹泻，如对牛乳或大豆过敏；③原发性或继发性双糖酶（主要为乳糖酶）缺乏或活力降低，肠道对糖的消化吸收不良，使乳糖积滞引起腹泻。

（2）气候因素：气候突然变化、腹部受凉使肠蠕动增加；天气过热、消化液分泌减少或由于口渴饮乳过多等都可能诱发消化功能紊乱而致腹泻。

（二）临床表现

1. 临床分期

（1）按病程分期。①急性腹泻：连续病程在 2 周内；②迁延性腹泻：病程在 2 周～2 个月；③慢性腹泻：病程在 2 个月以上。

（2）按病情分期。①轻型腹泻：胃肠道症状为主；②重型腹泻：胃肠道症状+水、电解质及酸碱平衡紊乱。

2. 急性腹泻的共同临床表现

（1）胃肠道症状：呕吐、腹泻频繁，大便性状改变。

（2）水、电解质及酸碱平衡紊乱

1）脱水：按脱水程度可分为轻度、中度、重度脱水。按脱水性质分为低渗、等渗、高渗性脱水。

2）代谢性酸中毒：轻度酸中毒，HCO_3^- 为 13～18mmol/L；中度酸中毒，HCO_3^- 为 9～13mmol/L；重度酸中毒，$HCO_3^- < 9$mmol/L。表现为口唇樱红、呼吸深大等。

3）低钾血症：指血清钾<3.5mmol/L。神经精神兴奋性下降，如精神萎靡、肌张力减低、腱反射减弱或

消失；腹胀、肠鸣音减少或消失；心音低钝、心律失常；心电图出现T波低平、倒置，ST段下移，QT间期延长，U波增大。

4）低钙和低镁血症：指血清钙<1.85mmol/L，血清镁<0.58mmol/L。主要表现为手足抽搐和惊厥。

【名师助记】

简单记忆：低钾血症——“蔫”；低钙和低镁血症——“抽”。

3. 几种常见类型肠炎的临床特点（表2-24）。

表2-24 几种常见类型肠炎的临床特点

肠炎	粪便外观	粪便镜检
轮状病毒肠炎	稀水蛋花汤样，无腥臭味	少量白细胞，脂肪球（+）
致病性大肠埃希菌肠炎	黄绿色或蛋花样稀便伴较多黏液，有霉臭味	少量白细胞
侵袭性大肠埃希菌肠炎	黏液状，带脓血，有腥臭味	有数量不等的白细胞和红细胞
金黄色葡萄球菌肠炎	腥臭味，呈黄色或暗绿色	粪便镜检有大量脓细胞；培养有金黄色葡萄球菌生长，凝固酶试验（+）
假膜性小肠结肠炎	黄色或黄绿色	有假膜排出
真菌性肠炎	稀黄，泡沫较多，带黏液，有时可见豆腐渣样细块（菌落）	可见真菌芽生细胞和假菌丝

（三）鉴别诊断

生理性腹泻：多见于6个月以内婴儿。外观虚胖，常有湿疹，生后不久即出现腹泻，除大便次数增多外，无其他症状，食欲好，不影响生长发育。近年来发现此类腹泻可能为乳糖不耐受的一种特殊类型，添加辅食后大便即逐渐转为正常。

（四）治疗与预防

治疗原则：调整饮食；预防和纠正脱水；合理用药；加强护理，预防并发症。

1. 饮食疗法 目的是防止营养不良的发生。①不限制饮水；②母乳喂养儿，可减少哺乳次数，或缩短每次哺乳时间，暂停辅食；③人工喂养儿，可将牛乳稀释或喝脱脂乳、米汤；④病毒性肠炎常有双糖酶（乳糖酶）缺乏，可喂不含乳糖的食品，如豆制代乳品、发酵乳、去乳糖配方乳粉。

2. 药物治疗 包括控制感染，应用肠道微生态制剂、肠黏膜保护剂等。

（1）控制感染：水样泻（占70%）+WBC不高，不需抗生素；脓血便（占30%）+WBC升高，需要抗生素。

（2）肠道微生态疗法：有助于恢复肠道正常菌群的生态平衡，抑制病原菌定植和侵袭，有利于控制腹泻。常用双歧杆菌、嗜酸乳杆菌、粪链球菌、需氧芽孢杆菌、蜡样芽孢杆菌制剂。

（3）肠黏膜保护剂：能吸附病原体和毒素，维持肠黏膜细胞的吸收和分泌功能，与肠道黏液糖蛋白相互作用可增强其屏障功能，阻止病原微生物的攻击。如蒙脱石散。

（4）避免使用止泻剂：因有抑制胃肠动力的作用，增加细菌繁殖和毒素的吸收，对感染性腹泻有时是很危险的。如洛哌丁胺。

（5）补锌治疗：急性腹泻患儿应每日补充锌制

剂，可缩短病程。6个月以上患儿按20mg/d补充；6个月以内患儿按10mg/d补充。疗程10~14天。

（五）儿童液体疗法

1. 水、电解质、酸碱平衡紊乱的定义和临床表现

（1）脱水：是指体液总量尤其是细胞外液量的减少，因水丢失量过多和/或摄入量不足所致，除失水外，还同时伴有钠、钾等电解质成分的丢失及酸碱平衡紊乱。

1）脱水程度（表2-25）。

表2-25 不同程度脱水的临床表现与判断标准

指标	轻度脱水	中度脱水	重度脱水
失水量	<5%（30~50ml/kg）	5%~10%（50~100ml/kg）	>10%（100~120ml/kg）
精神状态	稍差，略烦躁	萎靡，烦躁	淡漠，昏睡，昏迷
皮肤、黏膜	稍干燥，弹性好	明显干燥，弹性差	极干燥，弹性极差，花纹
前囟、眼窝	稍凹陷	明显凹陷	深度凹陷
四肢末梢循环	温暖	稍凉	厥冷
血压	正常	正常	下降
休克征	无	无	有
眼泪	有泪	泪少	无泪
尿量	稍减少	明显减少	极少或无尿

【名师助记】

轻度脱水判定关键词“稍”“温暖”；中度脱水判定关键词“明显”；重度脱水判定关键词“极”“厥冷”。

2）脱水性质（表2-26）。

表 2-26 通过血钠浓度判定脱水性质

脱水性质	血钠浓度/(mmol·L^{-1})
等渗性脱水	130~150
低渗性脱水	<130
高渗性脱水	>150

(2) 代谢性酸中毒:详见上文"水、电解质及酸碱平衡紊乱"。

(3) 低钾血症:详见上文"水、电解质及酸碱平衡紊乱"。

(4) 低钙、低镁血症:详见上文"水、电解质及酸碱平衡紊乱"。

2. 儿童液体疗法中常用混合溶液的名称、张力与组成成分(表 2-27)。

表 2-27 儿童液体疗法中常用混合溶液的名称、张力与组成成分

溶液名称	溶液张力	溶液的组成成分
2:1含钠液	1 张	2 份 0.9% 氯化钠,1 份 1.4% 碳酸氢钠或 1.87% 乳酸钠(2:1等张含钠液不含葡萄糖液)
4:3:2含钠液	2/3 张	4 份 0.9% 氯化钠,3 份 5% 或 10% 葡萄糖,2 份 1.4% 碳酸氢钠或 1.87% 乳酸钠
2:3:1含钠液	1/2 张	2 份 0.9% 氯化钠,3 份 5% 或 10% 葡萄糖,1 份 1.4% 碳酸氢钠或 1.87% 乳酸钠
2:6:1含钠液	1/3 张	2 份 0.9% 氯化钠,6 份 5% 或 10% 葡萄糖,1 份 1.4% 碳酸氢钠或 1.87% 乳酸钠

续表

溶液名称	溶液张力	溶液的组成成分
1:1含钠液	1/2 张	1 份 0.9% 氯化钠,1 份 5% 或 10% 葡萄糖(不含碱性溶液)
1:2含钠液	1/3 张	1 份 0.9% 氯化钠,2 份 5% 或 10% 葡萄糖(不含碱性溶液)
1:4含钠液	1/5 张	1 份 0.9% 氯化钠,4 份 5% 或 10% 葡萄糖(不含碱性溶液)

【名师助记】

混合溶液的张力为等张含钠液体量与总液体量的比值,即混合溶液的张力等于等张含钠液体的份数除以液体的总份数,即(含盐液体份数+含碱液体份数)/(含盐液体份数+糖份数+含碱液体份数)。溶液配比过程中 0.9% NaCl(盐):1.4% $NaHCO_3$(碱)恒等于2:1。

3. 儿童液体疗法的实施方案

(1) 口服补液实施方案

1) 口服补液盐。①传统配方:氯化钠 3.5g、碳酸氢钠 2.5g、氯化钾 1.5g、葡萄糖 20g,加水至 1 000ml,2/3 张;②低渗配方:氯化钠 2.6g、枸橼酸钠 2.9g、氯化钾 1.5g、葡萄糖 13.5g,加水至 1 000ml,1/2 张。

2) 适应证与不适应证:适于轻、中度脱水而无明显周围循环障碍者。不适用于明显呕吐、腹胀、周围循环障碍、心肾功能不全者及新生儿。

3) 用量与用法:轻度脱水按 50~80ml/kg、中度脱水按 80~100ml/kg 给予。少量多次,每 5~10 分钟口服一次,每次 10~15ml,累积损失量宜在 8~12 小时内给完。

（2）第一天静脉补液实施方案

1）原则：先快后慢，先浓后淡，见尿补钾，抽搐补钙。

2）步骤：通过三步明确补液量、补液种类和补液速度。

第一步：补多少——定量（计算，根据脱水的程度，见表 2-28）。

补液总量包括补充累积损失量、继续损失量和生理需要量。

表 2-28 补液总量的确定

脱水程度	补液总量/($ml \cdot kg^{-1}$)
轻度	90~120
中度	120~150
重度	150~180
扩容（抗休克）	20

第二步：补什么——定性（选药，根据脱水的性质，见表 2-29）。

表 2-29 补液种类的确定

脱水性质	血钠浓度/($mmol \cdot L^{-1}$)	补液张力
低渗性	<130	2/3(4:3:2)
等渗性	130~150	1/2(2:3:1)
高渗性	>150	1/3(2:6:1)
扩容（抗休克）	等张，即 1 张（2:1等张含钠液）	

第三步：怎么补——定速（目的，确定补液阶段，见表 2-30）。

表 2-30　补液速度的确定

补液阶段	阶段目的	液体张力	补液速度	补液时间
扩容阶段	抗休克（重度脱水时）	2∶1等张含钠液	20～40ml/（kg·h）	0.5～1小时
快速补液阶段	累积损失量=总量的 1/2－扩容量	等渗：补 1/2 张含钠液 低渗：补 2/3 张含钠液 高渗：补 1/3 张含钠液	10ml/（kg·h）	8～10小时
维持补液阶段	继续损失量和生理需要量=余下的 1/2 总量	1/5～1/3 张含钠液	5ml/（kg·h）	14～16小时

（3）第二天及以后补液：继续损失量+生理需要量。

一般生理需要量：按每天 60～80ml/kg 1/3～1/5 张含钠液补充。

继续损失量：丢多少补多少，随时丢随时补，1/2～1/3 张含钠液。

二者相加为 1/3～1/4 张。

速度：这两部分补液在 12～24 小时内补完。

（4）纠正低钾：见尿后（有尿或来院前 6 小时内有尿）应及时补钾。

补钾量：每天 3～4mmol/kg（相当于氯化钾 200～300mg/kg），缺钾症状明显者可增至 4～6mmol/kg（相当于氯化钾 300～450mg/kg）。

补钾方法：轻度脱水可分次口服；中、重度脱水可予静脉滴注。

注意事项:①氯化钾静脉滴注浓度不得超过0.3%(40mmol/L);②每天静脉补钾时间不应少于8小时;③切忌将钾盐静脉推入,可能引起心肌抑制、死亡;④一般静脉补钾要持续4~6天(因钾离子为细胞内离子,为平衡细胞内外液钾离子浓度而补充)。

(5)纠正低钙、低镁:补液过程中出现抽搐,先补钙,若无效,再补镁。

补钙:可静脉给予10%葡萄糖酸钙,每次5~10ml,稀释后缓慢静脉注射或静脉滴注,必要时重复使用,每6~12小时一次。

补镁:25%硫酸镁。

【仿真自测】

1. 下述婴儿排便情况异常的是
   A. 足月儿生后13小时排胎粪
   B. 母乳喂养,每天排便2~4次
   C. 人工喂养,每天排便1~2次
   D. 母乳喂养,粪便可有红色物
   E. 混合喂养,粪便可有绿色物
2. 下列关于婴幼儿胃肠道结构与功能的叙述正确的是
   A. 母乳喂养儿比牛乳喂养儿更易发生便秘
   B. 肠道免疫功能低下,故不易发生过敏反应
   C. 升结肠与后壁固定差,故易发生肠套叠
   D. 正常情况下婴幼儿肠道是无菌的
   E. 婴儿肠管相对成人短,不容易发生肠扭转

[答案] 1. D 2. C

3. 女婴,8个月。发热、腹泻、轻咳2天入院。大便每天10余次,蛋花汤样。粪便镜检示白细胞2~3/HP,粪便细菌培养阴性。血常规示WBC 7.5×10^9/L。除轻度脱水征外,无其他异常。最可能的诊断是
   A. 细菌性痢疾
   B. 金黄色葡萄球菌肠炎
   C. 真菌性肠炎
   D. 病毒性肠炎
   E. 致病性大肠埃希菌肠炎
4. 女孩,2岁。发热、腹痛、腹泻1天。无里急后重,大便6次,黏液状,带脓血,有腥臭味。镜检示RBC 25/HP,WBC 25~30/HP。导致患儿腹泻的最可能病原体是
   A. 痢疾志贺菌
   B. 产毒性大肠埃希菌
   C. 侵袭性大肠埃希菌
   D. 金黄色葡萄球菌
   E. 白念珠菌

(5~8题共用题干)

女婴,10个月。腹泻2天,于2019年10月20日收入院。粪便为蛋花汤样,8~10次/d,无腥臭味,哭时泪少,尿量明显减少。查体:精神萎靡,皮肤弹性差,眼窝及前囟明显凹陷。血钠135mmol/L。

5. 最可能的诊断是
   A. 生理性腹泻
   B. 轮状病毒肠炎
   C. 产毒性大肠埃希菌肠炎
   D. 侵袭性大肠埃希菌肠炎
   E. 金黄色葡萄球菌肠炎

[答案] 3. D 4. C 5. B

6. 患儿脱水的性质和程度是
   A. 中度低渗性脱水　　B. 中度等渗性脱水
   C. 中度高渗性脱水　　D. 重度低渗性脱水
   E. 重度等渗性脱水
7. 入院第一天补液总量应为
   A. 50~80ml/kg　　B. 80~100ml/kg
   C. 90~120ml/kg　　D. 120~150ml/kg
   E. 150~180ml/kg
8. 入院第一天补液性质应为
   A. 1/3 张含钠液　　B. 2/3 张含钠液
   C. 1/5 张含钠液　　D. 1/2 张含钠液
   E. 等张含钠液

第十一节　儿童呼吸系统疾病

【自测摸底】

男孩,5 岁。咳嗽 4 个月,凌晨及活动后加剧,服用多种抗生素无效,服用特布他林后可缓解。查体:无发热,面部及颈部散在湿疹,两肺呼吸音粗。该患儿最可能的诊断是
   A. 毛细支气管炎
   B. 支气管异物
   C. 咳嗽变异性哮喘
   D. 支气管淋巴结结核
   E. 儿童哮喘

[答案] 6. B　7. D　8. D

【名师精讲】

一、儿童呼吸系统解剖生理特点

（一）解剖特点

1. 上呼吸道

（1）咽鼓管：婴幼儿咽鼓管较宽、直、短，呈水平位，故鼻咽炎时易致中耳炎。

（2）咽部：咽部较狭窄而垂直。

扁桃体包括咽扁桃体及腭扁桃体。

咽扁桃体又称腺样体，6个月已发育，位于鼻咽顶部与后壁交界处。严重的腺样体肥大是儿童阻塞型睡眠呼吸暂停综合征的重要原因。

腭扁桃体至1岁末逐渐增大，4～10岁发育达高峰，青春期逐渐退化，故扁桃体炎常见于年长儿。

2. 下呼吸道

（1）气管、支气管：婴幼儿气管、支气管因感染而充血、水肿，分泌物增加，易导致呼吸道阻塞。右支气管粗短，为气管直接延伸，异物易坠入右支气管内。

（2）肺：儿童肺含血量丰富而含气量较少，故易于感染，并易引起间质炎症、肺气肿或肺不张等。

（二）生理特点

1. 呼吸频率与节律　年龄愈小，呼吸频率愈快。小婴儿由于呼吸中枢发育尚未完全成熟，可出现深、浅呼吸交替，或呼吸节律不齐、间歇、暂停等现象，尤以早产儿、新生儿最为明显。

2. 呼吸型　婴幼儿呼吸肌发育差，呼吸肌肌力弱，容易疲劳，易发生呼吸衰竭。呼吸时肺主要向膈肌方向扩张而呈腹膈式呼吸。

3. 儿童呼吸道免疫特点　儿童呼吸道的非特异性和特异性免疫功能均较差，故儿童易患呼吸道感染。随年龄增长，儿童呼吸道免疫功能逐步成熟。

二、急性上呼吸道感染

急性上呼吸道感染简称“上感”，俗称“感冒”，是儿童最常见的疾病，系由各种病原引起的上呼吸道急性感染，主要侵犯鼻、鼻咽部和咽部。

（一）病因

1. 病毒 占90%以上，主要有鼻病毒、呼吸道合胞病毒、流感病毒、副流感病毒、腺病毒、柯萨奇病毒、冠状病毒等。

2. 细菌 最常见为溶血性链球菌。

（二）临床表现

1. 一般类型急性上呼吸道感染

（1）症状

1）局部症状：可出现鼻塞、流涕、喷嚏、干咳、咽部不适和咽痛等。

2）全身症状：发热，热度高低不一。婴幼儿可骤然起病，高热、食欲缺乏、咳嗽，可伴有呕吐、腹泻、腹痛、烦躁，甚至热性惊厥。部分患儿发病早期出现脐周阵痛，与发热所致反射性肠蠕动增强或肠系膜淋巴结炎有关。

（2）体征：体格检查可见咽部充血，扁桃体肿大，下颌淋巴结肿大、触痛。肠道病毒感染者，常伴不同形态的皮疹。

一般病程3~5天。

【名师助记】

症状特点：婴幼儿——全身症状重而鼻咽炎症状轻；年长儿——以鼻咽炎症状为主。

2. 两种特殊类型急性上呼吸道感染

（1）疱疹性咽峡炎：病原体为柯萨奇A组病毒，好发于夏秋季。临床表现为急起高热、咽痛、流涎、呕吐等。查体可见咽部充血，咽腭弓、悬雍垂、软腭等处有2~4mm大小的疱疹，周围有红晕，一旦破溃则形成小溃疡。病程1周左右。

（2）咽结合膜热：病原体为腺病毒3型、7型。临床表现为发热、咽炎、结合膜炎，多呈高热，咽痛，眼部刺痛，咽部充血，滤泡性眼结膜炎，可伴球结膜出血。颈部、耳后淋巴结肿大。有时有胃肠道症状。

（三）并发症

1. 可继发中耳炎、鼻窦炎、气管支气管炎、肺炎等，以婴幼儿多见。

2. 病毒感染可并发急性病毒性心肌炎，可致心力衰竭、心律失常，甚至猝死。

3. A群溶血性链球菌感染者，可继发急性肾小球肾炎和风湿热。

4. 急性上呼吸道感染可出现热性惊厥。

（四）治疗

1. 一般治疗　注意休息，多饮水，补充多种维生素；进行呼吸道隔离，防止交叉感染；防治各种并发症。

2. 病因治疗

（1）抗病毒：利巴韦林、磷酸奥司他韦（达菲、可威）。

（2）抗生素：青霉素类、头孢菌素类。

3. 对症治疗。

4. 中医中药治疗。

三、支气管哮喘

支气管哮喘简称哮喘，是儿童期最常见的慢性呼吸道疾病。

（一）临床表现

70%～80%的哮喘始发于5岁以前。

临床表现为反复发作的咳嗽、喘息、气促、胸闷等症状，常在夜间和/或清晨发作或加剧。严重病例呈端坐呼吸、恐惧不安、大汗淋漓、面色青灰。

（二）诊断

1. 儿童哮喘的诊断标准

（1）反复发作的喘息、气促、胸闷和咳嗽，常在夜间和/或清晨发作或加剧。

（2）发作时双肺可闻及散在或弥漫性的、以呼气相为主的哮鸣音，呼气相延长。

（3）上述症状和体征经抗哮喘治疗有效或自行缓解。

（4）除外其他疾病引起的喘息、气促、胸闷和咳嗽。

（5）临床表现不典型者（如无明显喘息或哮鸣音），应至少具备以下1项：

1）支气管激发试验或运动激发试验阳性。

2）证实存在可逆性气道受限：①支气管舒张试验阳性。吸入速效 β_2 受体激动剂后15分钟，FEV_1 增加≥12%。②抗哮喘治疗有效。使用支气管舒张剂和口服（或吸入）糖皮质激素治疗1~2周后，FEV_1 增加≥12%。

3）呼气流量峰值（PEF）每日变异率（连续监测1~2周）≥20%。

【名师助记】

儿童哮喘的诊断标准（不分年龄）：①症状——喘！②体征——哮鸣音！③抗哮喘治疗有效！④除外其他！⑤不典型——做试验！

2. 咳嗽变异性哮喘的诊断标准

（1）咳嗽持续>4周，常在夜间和/或清晨发作或加剧，以干咳为主。

（2）临床上无感染征象，或经较长时间抗生素治疗无效。

（3）抗哮喘药物诊断治疗有效。

（4）排除其他病因引起的咳嗽。

(5) 支气管激发试验阳性(或)PEF 每日变异率(连续监测 1~2 周)≥20%。

(6) 个人或一级、二级亲属有特应性病史,或变应原测试阳性。

以上(1)~(4)项为诊断的基本条件。

【名师助记】

咳嗽变异性哮喘的诊断标准:①咳嗽持续>4 周;②抗生素治疗无效;③抗哮喘药物诊断治疗有效;④排除其他病因引起的咳嗽。

以上①~④项为诊断的基本条件。⑤不典型——做试验!

3. 哮喘危重状态　指哮喘发作在合理应用常规缓解药物治疗后,仍有严重或进行性呼吸困难者。表现为哮喘急性发作,出现咳嗽、喘息、呼吸困难、大汗淋漓和烦躁不安,甚至表现出端坐呼吸、语言不连贯、严重发绀、意识障碍及心肺功能不全的征象。

(三)治疗

哮喘的治疗原则:去除诱因,控制发作和预防复发。应长期、持续、规范和个体化治疗。

1. 急性发作期　选择快速缓解症状的药物。①短效吸入型 β_2 受体激动剂:首选,如沙丁胺醇、特布他林;②全身性糖皮质激素:口服(泼尼松)或静脉(氢化可的松)给药;③抗胆碱能药物:异丙托溴铵;④短效茶碱:氨茶碱(口服或静脉给药)。

2. 慢性持续期　选择可长期预防、副作用小、依从性好的药物。①吸入型糖皮质激素:首选,如布地奈德、丙酸倍氯米松;②长效 β_2 受体激动剂:福莫特罗、沙美特罗;③白三烯调节剂:孟鲁司特、扎鲁司特;④茶碱:缓释、控释制剂;⑤肥大细胞膜稳定剂:色甘酸钠,只能预防发作。

3. 哮喘危重(持续)状态

（1）氧疗：初始吸氧浓度以 40% 为宜，流量 4～5L/min，使 PaO_2 保持在 9.3～12.0kPa（70～90mmHg）。

（2）氢化可的松或甲泼尼龙：静脉、大剂量给药。

（3）支气管扩张药：肾上腺素、异丙肾上腺素。

（4）$PaCO_2$≥65mmHg（8.6kPa）时行气管插管。

四、儿童肺炎

儿童肺炎是不同病原体或其他因素所致的肺部炎症，临床以急性支气管肺炎最多见。

支气管肺炎是累及支气管壁和肺泡的急性炎症，为儿童最常见的肺炎，2 岁以内儿童多发。肺炎的共同临床表现是发热、咳嗽、气促、呼吸困难以及肺部固定中、细湿啰音。

（一）支气管肺炎

1. 临床表现

（1）轻症肺炎的表现：以呼吸系统症状为主。

1）主要症状：①发热。新生儿可不发热，甚至低体温。②咳嗽。有痰，新生儿表现为口吐白沫。③气促。重者呈点头式呼吸。④全身症状，如精神不振、食欲减退、烦躁、呕吐、腹泻。

2）主要体征：①呼吸加快，是重要表现。②呼吸急促，指婴幼儿<2 月龄，呼吸频率≥60 次/min；2～12 月龄，呼吸频率≥50 次/min；1～5 岁，呼吸频率≥40 次/min。③呼吸困难，有鼻翼扇动、三凹征。④发绀。⑤肺部啰音，为固定的中、细湿啰音。

（2）重症肺炎的表现

1）心血管系统。肺炎合并心力衰竭的诊断：①呼吸突然加快，>60 次/min；②心率突然加快，>180 次/min；③突然极度烦躁不安，明显发绀，面色苍白或发灰，指（趾）甲微血管再充盈时间延长；④心音低钝、奔马律，颈静脉怒张；⑤肝脏迅速增大；⑥尿少或无尿，眼睑或双下肢水肿。具备前 5 项即可诊断肺炎合并心力衰竭。

2）神经系统。缺氧中毒性脑病：①烦躁、嗜睡，眼球上窜、凝视；②球结膜水肿，前囟隆起；③昏睡、昏迷、惊厥；④瞳孔改变，对光反应迟钝或消失；⑤呼吸节律不整，呼吸、心搏解离（有心搏，无呼吸）；⑥脑膜刺激征阳性。

3）消化系统。①中毒性肠麻痹：严重腹胀、肠鸣音消失；②消化道出血：呕吐咖啡样物，粪便隐血试验阳性或柏油样便。

4）脑性低钠血症［又称抗利尿激素异常分泌综合征（SIADH）］。①血钠≤130mmol/L，血渗透压<275mmol/kg；②肾脏排钠增加，尿钠≥20mmol/L；③尿渗透压>血渗透压；④临床上无血容量不足，皮肤弹性正常；⑤肾功能正常；⑥肾上腺皮质功能正常；⑦抗利尿激素（ADH）升高。

2. 并发症　多见于金黄色葡萄球菌肺炎和某些革兰氏阴性杆菌肺炎。①脓胸；②脓气胸；③肺大疱：X 线片可见薄壁空洞。

3. 治疗

（1）根据不同病原选择抗生素

1）肺炎链球菌：青霉素敏感者首选青霉素或阿莫西林。

2）金黄色葡萄球菌：首选苯唑西林钠或氯唑西林钠，耐药者选用万古霉素或联用利福平。

3）流感嗜血杆菌：首选阿莫西林加克拉维酸（或加舒巴坦）。

4）大肠埃希菌和肺炎杆菌：首选头孢曲松或头孢噻肟。

5）肺炎支原体和衣原体：首选大环内酯类抗生

素，如红霉素、罗红霉素。

（2）用药时间：一般持续至体温正常后5~7天，症状、体征消失后3天停药。

支原体肺炎至少使用抗菌药物2~3周。

葡萄球菌肺炎易于复发及产生并发症，在体温正常后2~3周可停药，总疗程≥6周。

（3）糖皮质激素的应用：常用琥珀酸氢化可的松或地塞米松。

适应证：全身中毒症状明显；严重喘憋或呼吸衰竭；合并感染性休克；伴有脑水肿、中毒性脑病等；胸腔短期有较大量渗出。

（4）并发症及并存症的治疗

1）肺炎合并心力衰竭的治疗：吸氧、镇静、利尿、强心、血管活性药物。

2）肺炎合并中毒性脑病的治疗：脱水、改善通气、扩血管、止痉、应用糖皮质激素、促进脑细胞恢复。

（二）几种不同病原体所致肺炎的特点

1. 呼吸道合胞病毒肺炎　是最常见的病毒性肺炎。

（1）婴幼儿多见，尤其是1岁以内者。

（2）多有低至中度发热，以呼吸困难、喘憋、发绀、鼻扇、三凹征为主要表现，肺部听诊可闻及中、细湿啰音，亦可闻及哮鸣音。

（3）喘憋严重时合并心力衰竭、呼吸衰竭。

（4）胸部X线片特征：两肺见小点片状、斑片状阴影，可有不同程度的肺气肿。

2. 腺病毒肺炎　多由腺病毒3型、7型所致。

（1）多见于6~24个月婴幼儿。

（2）起病急骤，高热可持续2~3周，中毒症状重，萎靡嗜睡，咳嗽较剧，频咳或阵咳，可出现阵发性喘憋、呼吸困难、发绀等。

(3) 肺部体征出现较晚，常在高热 3~7 天后闻及湿啰音，肺部病变融合可出现肺实变体征。

(4) 易合并心肌炎、心力衰竭和多器官功能衰竭。

(5) 胸部 X 线片改变较肺部体征出现早，为大小不等的片状阴影或融合成大病灶，甚至一个大叶，肺气肿多见。

3. 金黄色葡萄球菌肺炎

(1) 多见于新生儿及婴幼儿。

(2) 起病急，病情重，发展快。多呈弛张高热，婴儿可呈稽留热。

(3) 全身中毒症状明显，苍白，呻吟，咳嗽，呼吸困难，并发脓胸、脓气胸时会加重呼吸困难。

(4) 肺部体征出现早，双肺可闻及中、细湿啰音。

(5) 易合并循环、神经及胃肠道功能障碍，皮肤常见猩红热样或荨麻疹样皮疹。

(6) 胸部 X 线片常见肺浸润、多发性肺脓肿、肺大疱和脓胸、脓气胸等。多变、易变是金黄色葡萄球菌肺炎的 X 线征象之一，故短期内应重复摄片。

4. 肺炎支原体肺炎　病原体为肺炎支原体。

(1) 刺激性咳嗽为本病的突出表现，咳出黏稠痰，甚至带血丝。

(2) 冷凝集试验阳性。

(3) 胸部 X 线片：支气管肺炎改变；间质性肺炎改变；均一的片状阴影似大叶性肺炎改变；肺门阴影增浓。

【名师助记】

几种不同病原体所致肺炎的鉴别见表 2-31。

表 2-31 几种不同病原体所致肺炎的鉴别

肺炎	鉴别要点
呼吸道合胞病毒肺炎	憋喘+三凹征 X 线片：肺气肿
腺病毒肺炎	急、热、毒，症状重、体征晚 频咳+喘憋+中毒症状重 X 线片：大病灶
金黄色葡萄球菌肺炎	急、重、热、毒、疹 X 线征象多变
肺炎支原体肺炎	刺激性咳嗽，体征不明显 X 线片：改变明显
衣原体肺炎	沙眼衣原体是引起 1~3 个月婴儿肺炎的重要病原

【仿真自测】

1. 婴幼儿常见的呼吸类型是
   A. 胸式呼吸 B. 腹式呼吸
   C. 胸腹式呼吸 D. 混合性呼吸
   E. 点头样呼吸
2. 引起儿童急性上呼吸道感染最常见的致病菌是
   A. 肺炎链球菌 B. 流感嗜血杆菌
   C. 溶血性链球菌 D. 变形杆菌
   E. 铜绿假单胞菌

［答案］1. B 2. C

3. 链球菌性上呼吸道感染后 2~3 周可引起
   A. 咽后壁脓肿
   B. 川崎病
   C. 中耳炎
   D. 颈淋巴结炎
   E. 急性肾小球肾炎
4. 儿童夜间阵发性咳嗽和喘息,首先应考虑为
   A. 急性支气管炎
   B. 支气管哮喘
   C. 腺病毒肺炎
   D. 呼吸道合胞病毒肺炎
   E. 支原体肺炎
5. 女孩,从 3 岁至 8 岁类似哮喘发作 10 余次,肺功能明显降低,舒张试验阳性,确诊为支气管哮喘。2 天前因感冒诱发咳喘加重,使用口服糖皮质激素、支气管舒张剂仍无缓解。查体:呼吸困难,大汗淋漓,不能平卧,面色青灰,有三凹征,心音较低钝,双肺呼吸音减低,无哮鸣音。最可能的诊断是
   A. 并发肺源性心脏病
   B. 合并细菌性肺炎
   C. 哮喘持续状态
   D. 水、电解质紊乱
   E. 使用 β_2 受体激动剂过量
6. 肺功能检查是确诊支气管哮喘的常用方法,主要适用于
   A. 2 岁以上患儿
   B. 3 岁以上患儿
   C. 5 岁以上患儿
   D. 8 岁以上患儿
   E. 10 岁以上患儿

[答案] 3. E 4. B 5. C 6. C

7. 男孩,2 岁。发热 3 天,伴咳嗽。呼吸较急促,50 次/min,心音正常,双肺可闻及较固定的中、细湿啰音,腹部平软,肝脾不大。该患儿应诊断为
   A. 哮喘性支气管炎　　B. 急性支气管肺炎
   C. 毛细支气管炎　　D. 急性重症肺炎
   E. 急性支气管炎
8. 女孩,3 岁。发热、咳嗽和气促 1 周。查体:精神不振,面色苍白,呼吸急促,皮肤可见荨麻疹样皮疹,双肺可闻及细湿啰音。胸部 X 线片示双肺多发性小脓肿。最可能的诊断是
   A. 肺炎支原体肺炎
   B. 金黄色葡萄球菌肺炎
   C. 流感嗜血杆菌肺炎
   D. 呼吸道合胞病毒肺炎
   E. 腺病毒肺炎

第十二节 儿童心血管系统疾病

【自测摸底】

先天性心脏病患儿,胸部 X 线片示肺血少,提示
   A. 房间隔缺损　　B. 室间隔缺损
   C. 动脉导管未闭　　D. 肺动脉狭窄
   E. 主肺动脉间隔缺损

【名师精讲】

一、儿童心血管系统生理特点

(一) 胎儿-新生儿循环转换

1. 胎儿期与出生后血液循环比较(表 2-32)。

[答案] 7. B 8. B

表 2-32　胎儿期与出生后血液循环比较

比较要点	胎儿期	出生后
气体交换	由母体循环完成气体交换	由肺循环完成气体交换
血液特点	多为混合血，心、脑、上半身血氧含量高于下半身	静脉血和动脉血分开
解剖特点	卵圆孔、动脉导管、静脉导管开放	卵圆孔、动脉导管、静脉导管闭合
循环压力	肺动脉压与主动脉压相似，肺循环阻力高	肺动脉压下降，肺循环阻力低
心室负荷	右心室高负荷	左心室高负荷

2. 出生后血液循环的改变

（1）卵圆孔：当左心房压力超过右心房时，卵圆孔瓣膜即在功能上关闭，至生后 5~7 个月形成解剖学上关闭。

（2）动脉导管：约 80% 的足月儿在生后 10~15 小时在功能上关闭；约 80% 的婴儿在生后 3 个月内、95% 的婴儿在生后 1 年内形成解剖学上关闭。

（二）儿童心率、血压的特点

1. 心率　年龄越小，心率越快。出生后各年龄的心率见表 2-33。

表 2-33　出生后各年龄的心率

年龄	心率/(次·min^{-1})
新生儿	120~140
<1 岁	110~130
2~3 岁	100~120
4~7 岁	80~100
8~14 岁	70~90

2. 血压 随年龄增长，血压逐渐增加。

收缩压(mmHg)=(年龄×2)+80。

舒张压(mmHg)=收缩压×2/3。

新生儿收缩压平均为70mmHg。

目前多用百分位数值评价血压正常范围，凡收缩压和/或舒张压在第95百分位数以上者为高血压。

二、先天性心脏病概述

（一）先天性心脏病分类

先天性心脏病系胎儿时期心脏及大血管发育异常所致，是儿童最常见的心脏疾病。

根据左、右两侧及大血管之间有无分流存在，先天性心脏病可分为三类。

1. 左向右分流型(潜伏青紫型) 包括房间隔缺损、室间隔缺损、动脉导管未闭。

2. 右向左分流型(青紫型) 包括法洛四联症、大动脉错位。

3. 无分流型(无青紫型) 肺动脉狭窄、主动脉狭窄。

（二）先天性心脏病的特殊检查方法

1. 普通X线检查 常规拍摄正位片，必要时辅以心脏三位片。

2. 心电图。

3. 超声心动图 是一种无创检查技术，对先天性心脏病的诊断有很大帮助。

（三）几种常见先天性心脏病的临床表现、诊断与鉴别诊断

几种常见先天性心脏病的鉴别见表2-34。

表 2-34 几种常见先天性心脏病的鉴别

鉴别要点		房间隔缺损	室间隔缺损	动脉导管未闭	法洛四联症
分类		左向右分流型			右向左分流型
症状		①体循环血量减少→发育落后 ②肺循环血量增加→易患肺炎 ③出现肺动脉高压→青紫（艾森门格综合征）			发育落后、青紫、蹲踞、阵发性晕厥
心脏体征	杂音部位	第2、3肋间	第3、4肋间	第2肋间	第2~4肋间
	杂音性质	收缩期吹风样杂音	全收缩期杂音	连续性机器样杂音	喷射性收缩期杂音
	P_2	亢进，固定分裂	亢进	亢进	减低
	震颤	无	有	有	可有

续表

鉴别要点		房间隔缺损	室间隔缺损	动脉导管未闭	法洛四联症
X 线检查	房室增大	右心房、右心室大	左、右心室大，左心房可大	左心室大、左心房可大	右心室大，心尖上翘，呈靴形
	肺动脉段	凸出	凸出	凸出	凹陷
	肺野	充血	充血	充血	清晰
	肺门舞蹈	有	有	有	无
特有诊断线索		病情最轻；第二心音固定分裂	最多见	连续杂音；周围血管征；差异性青紫；用吲哚美辛可促使 90% 的动脉导管关闭	青紫、杵状指、蹲踞；一过性缺氧发作（一过性肺动脉痉挛）；血液黏稠（血细胞比容加大）；易并发脑脓肿、脑血栓、咯血

三、房间隔缺损

房间隔缺损（ASD）的发病率为5%～10%，女孩是男孩的2倍。

由于儿童时期症状多较轻，不少患者到成人时才发现。

根据解剖部位的不同，ASD可分为四型：①原发孔型（Ⅰ孔型），约占15%；②继发孔型（中央型），最常见，约占75%；③静脉窦型，约占5%，又分为上腔型和下腔型；④冠状静脉窦型，约占2%。

（一）病理生理

1. 正常血流动力学　上、下腔静脉血→右心房→右心室→肺动脉→肺循环→肺静脉→左心房→左心室→主动脉→体循环→上、下腔静脉血→右心房……

2. 房间隔缺损血流动力学　最主要的变化为右心房容量增加，既收纳上、下腔静脉的回流血，又收纳左心房的部分分流血。

（1）肺循环：右心房血量↑→右心室血量↑→肺动脉血量↑→肺循环血量↑→肺静脉血量↑。

（2）体循环：左心室血量↓→主动脉血量↓→体循环血量↓。

晚期可出现梗阻性（器质性）肺动脉高压，右心房压力可超过左心房，血液自右向左分流，出现持久青紫，即艾森门格综合征。

（二）临床表现

1. 症状　症状随缺损大小而有区别。

（1）缺损小：分流量小，可长期无自觉症状。

（2）大型缺损：因体循环血量减少而影响生长发育，患儿体格瘦小、乏力、多汗和活动后气促，易有反复呼吸道感染，但多数症状不明显。少数当剧哭、肺炎或心力衰竭时可出现暂时性青紫。

2. 体征 右心室流出道(肺动脉瓣)相对狭窄。胸骨左缘第2、3肋间可闻及2~3级收缩期杂音,呈喷射性;肺动脉瓣区第二心音亢进(P_2)并固定分裂(分裂不受呼吸影响)。

(三)诊断

1. X线检查 缺损小者可无变化。中等以上者心脏外形轻至中度增大,以右心房、右心室增大为主,肺动脉段明显凸出,肺叶充血明显,可有肺门"舞蹈",主动脉影缩小。

2. 心电图 典型表现为电轴右偏和不完全性右束支传导阻滞。

3. 超声心动图 右心房增大,右心室流出道增宽,室间隔与左心室后壁呈矛盾运动(右心室容量负荷过重所致)。

4. 心导管检查 一般不需要做。右心导管可发现右心房血氧含量高于上、下腔静脉。

(四)并发症

支气管肺炎、充血性心力衰竭与肺水肿、感染性心内膜炎等,晚期可出现梗阻性(器质性)肺动脉高压,出现持久青紫,即艾森门格综合征。

(五)治疗

<6mm的房间隔缺损,绝大多数在2岁内自然闭合;>8mm的房间隔缺损一般不会自然闭合。

1. 内科治疗 主要是防治各种并发症,如支气管肺炎、心力衰竭等。

2. 外科治疗 对房间隔缺损分流量大者,宜在3~5岁(学龄前期)时做选择性手术修补。

3. 介入治疗 通过介入性心导管术,放置双面蘑菇伞关闭房间隔缺损。

四、室间隔缺损

室间隔缺损(VSD)占我国先天性心脏病的50%，是儿童最常见的先天性心脏病。

(一)病理生理

1. 分型　按照缺损面积、心室间压差及肺小动脉阻力，室间隔缺损分为三种类型，各自特点见表2-35。

表2-35　室间隔缺损分类及特点

特点	小型室间隔缺损(Roger病)	中型室间隔缺损	大型室间隔缺损
缺损直径/mm	<5	5~10	>10
缺损面积/cm^2	<0.5	0.5~1.0	>1.0
分流大小	少	中等	大
症状	无或轻微	有	明显
肺血管	可无影响	有影响	肺动脉高压，艾森门格综合征

2. 血流动力学特点　室间隔缺损血流动力学变化最主要的是右心室容量增加，既收纳来自右心房的血液，又收纳左心室的部分分流血。具体变化如下：

(1) 肺循环：右心室血量↑→肺动脉血量↑→肺循环血量↑→肺静脉血量↑。

(2) 体循环：左心室血量↓→主动脉血量↓→体循环血量↓。

晚期可出现梗阻性(器质性)肺动脉高压，右心室压力可超过左心室，血液自右向左分流，出现持久青紫，即艾森门格综合征。

（二）临床表现

1. 症状 小型缺损可无明显症状。中到大型缺损可有生长发育落后，呼吸急促，多汗，吃奶费劲常要间歇，消瘦、苍白、乏力，易患呼吸道感染，甚至发生心力衰竭。

有时出现声音嘶哑（系扩张的肺动脉压迫喉返神经所致）。当剧烈哭吵、咳嗽或肺炎时，可出现暂时性青紫。形成永久性肺动脉高压时，患儿呈现持续性青紫，即艾森门格综合征。

2. 体征 胸骨左缘第3、4肋间可闻及3~4级粗糙的全收缩期杂音，向心前区广泛传导。肺动脉瓣区第二心音（P_2）亢进。

（三）诊断

1. X线检查 主动脉结变小，肺动脉段凸出，肺门“舞蹈”，左、右心室增大，以左心室增大为主，肺纹理增多、增粗明显。

2. 心电图 左心室及右心室肥厚，但以左心室肥厚为主；伴肺动脉高压时，则以右心室肥厚为主。

3. 超声心动图 为首选检查。左心房及左、右心室内径增大；室间隔中断；彩色多普勒超声发现右心室有湍流信号，呈五彩缤纷现象。

4. 心导管检查 右心室血氧含量高于上、下腔静脉及右心房。

（四）并发症

并发症与房间隔缺损相同，包括支气管肺炎、充血性心力衰竭与肺水肿、感染性心内膜炎等，晚期可出现梗阻性（器质性）肺动脉高压，出现持久青紫，即艾森门格综合征。

（五）治疗

室间隔缺损有自然闭合的可能，小型缺损75%在

2岁以内自然闭合。故对于临床无症状、心电图和X线检查无明显异常且肺动脉压力正常的小型室间隔缺损，不必急于手术，但需定期随访。

1. 内科治疗　主要是并发症的防治。

2. 外科治疗　宜于4~5岁（学龄前期）在体外循环心内直视下行修补手术。

3. 介入治疗。

五、动脉导管未闭

动脉导管未闭（PDA）指动脉导管异常持续开放导致的病理生理改变；占先天性心脏病的15%。一般分为三种类型：管型、漏斗型和窗型。

（一）病理生理

动脉导管未闭的血流动力学变化最主要的是主动脉和肺动脉之间存在特殊通道，主动脉的血分流至肺动脉。具体变化如下：

（1）肺循环：肺动脉血量↑→肺循环血量↑→肺静脉血量↑。

（2）体循环：左心房回心血量↑→左心室血量↑→主动脉血液分流→体循环血量↓。

晚期可出现梗阻性（器质性）肺动脉高压，肺动脉压力超过主动脉，血液自右向左分流，由于动脉导管位于主动脉降支，故分流血液主要进入主动脉降支，出现差异性青紫（下半身紫，上半身不紫），即艾森门格综合征。

（二）临床表现

1. 症状　轻者可无临床症状。导管较粗、分流量较大者，可出现消瘦、气急、咳嗽、乏力、多汗、心悸等，偶有声音嘶哑（扩张的肺动脉压迫喉返神经所致）。

2. 体征

（1）心脏杂音：胸骨左缘第2肋间闻及粗糙、响亮的连续性机器样杂音，占整个收缩期与舒张期。肺动脉瓣区第二心音(P_2)亢进。

(2) 差异性发绀:即下半身青紫,左上肢有轻度青紫,而右上肢正常。

(3) 周围血管征:脉压增宽,>10mmHg,如轻压指甲床或下唇内侧可见毛细血管搏动,扪及水冲脉,闻及股动脉枪击音。

(三)诊断

1. X线检查 主动脉结凸出,肺动脉段凸出,肺门“舞蹈”;左心房、左心室增大;肺纹理增多、增粗明显。

2. 心电图 分流量大者有左心室肥大,或左、右心室均肥大,但以左心室肥大为主。

3. 超声心动图 左心房和左心室内径增宽,主动脉内径增宽,左心房内径/主动脉根部内径>1.2。

4. 心导管检查 肺动脉血氧含量高于右心室。

(四)并发症

支气管肺炎、充血性心力衰竭与肺水肿、感染性心内膜炎等,晚期可出现梗阻性(器质性)肺动脉高压,出现持久青紫,即艾森门格综合征。

(五)治疗

1. 内科治疗 主要是防治并发症,如支气管肺炎、心力衰竭及感染性心内膜炎等。新生儿动脉导管未闭,可试用吲哚美辛治疗,以促使导管关闭。

2. 外科治疗 宜在学龄前选择手术结扎或切断导管即可治愈。如分流量大、症状重,可于任何年龄手术。

3. 介入治疗 经导管送入微型弹簧伞或蘑菇伞堵塞住动脉导管。

六、法洛四联症

法洛四联症(TOF)是存活婴儿中最常见的青紫型先天性心脏病,约占所有先天性心脏病的12%。法洛四联症由以下四种畸形组成:①右心室流出道狭窄(肺动脉狭窄);②室间隔缺损;③主动脉骑跨于左、右心室之上;④右心室肥大(继发性病变)。

以上四种畸形中以右心室流出道狭窄(肺动脉狭窄)最重要,是决定患儿病理生理改变、临床严重程度及预后的主要因素。

(一)病理生理

由于肺动脉狭窄,血液进入肺受阻,引起右心室代偿性肥厚。

肺动脉狭窄轻者,右心室压力仍低于左心室,故为左向右分流。

肺动脉狭窄严重者,右心室压力与左心室相似,此时右心室血流大部分进入骑跨的主动脉(右向左分流),因而出现青紫。

肺动脉狭窄越重,右向左分流越多,临床表现就越重。

(二)临床表现

1. 症状

(1) 青紫:是最早出现而且是主要表现。

(2) 蹲踞:使静脉回心血量减少,减轻心脏的负担。

(3) 阵发性缺氧发作:肺动脉狭窄→一过性痉挛→脑缺氧加重。多见于婴儿,常见诱因有吃奶、剧哭、情绪激动、感染、贫血等。严重者可出现突然晕厥、抽搐,甚至死亡。

2. 体征 生长发育一般均较迟缓,体检有青紫表现。

杵状指(趾):是由于长期缺氧,导致指(趾)末端毛细血管增生、扩张,局部软组织及骨组织也增生肥大,形成杵状指(趾)。

患儿心前区略隆起,胸骨左缘第 2~4 肋间可闻及 2~3 级喷射性收缩期杂音,P_2 减弱或消失。

（三）诊断

1. X线检查 心尖圆钝上翘，肺动脉段凹陷，构成“靴形”心影，肺门血管影减少，肺野清晰。

2. 心电图 电轴右偏，右心室肥大。

3. 超声心动图 可见“骑跨征”，即主动脉骑跨于左、右心室室间隔之上，主动脉内径增宽，主动脉口下的高位室间隔缺损，肺动脉狭窄。多普勒彩色血流显像可见右心室直接将血液注入骑跨的主动脉。

4. 实验室检查 血红蛋白增加，红细胞增加，血细胞比容升高，血液黏度增加（容易形成血栓）。

（四）并发症

1. 脑血栓 系因缺氧致红细胞增多、血液黏稠度增高、血流缓慢所致。

2. 脑脓肿 细菌性血栓。

3. 感染性心内膜炎。

（五）治疗

1. 内科治疗

（1）一般治疗：平时应鼓励患儿经常饮水，患儿腹泻时及时补液，防治脱水和感染。预防各种并发症。

（2）阵发性缺氧发作的治疗

1）发作轻者：将患儿下肢屈起，或使其取胸膝位即可缓解。

2）发作重者：立即吸氧；静脉注射普萘洛尔（心得安）或去氧肾上腺素（新福林）；必要时皮下注射吗啡；碳酸氢钠纠正酸中毒。

3）婴幼儿预防：普萘洛尔口服。

2. 外科治疗

（1）轻症：可考虑于5~9岁时行一期根治术，但临床症状明显者应在生后6~12个月行根治术。

（2）重症：也可先行姑息手术，待一般情况改善、肺血管发育好转后，再做根治术。

【仿真自测】

1. 房间隔缺损的特征性临床表现是
   A. 生长发育延迟、乏力
   B. 心前区可闻及粗糙收缩期杂音
   C. 有肺动脉高压时,可出现青紫
   D. 肺动脉瓣区第二心音亢进并固定性分裂
   E. 胸部X线片可见心房、心室扩大及肺门“舞蹈”
2. 我国最常见的先天性心脏病是
   A. 房间隔缺损　　B. 室间隔缺损
   C. 动脉导管未闭　　D. 法洛四联症
   E. 肺动脉瓣狭窄
3. 动脉导管未闭患者脉压增大的主要原因是
   A. 心脏存在异常通道
   B. 主动脉的血液分流至肺动脉
   C. 肺循环血流量明显增多
   D. 体循环血流量明显减少
   E. 收缩压明显升高

(4~7题共用题干)

女孩,5岁。自幼体弱,易患呼吸道感染。查体:心前区稍隆起,无震颤,胸骨左缘第2、3肋间闻及3/6级收缩期杂音,P_2亢进,S_2固定性分裂。

4. 最可能的诊断是
   A. 房间隔缺损　　B. 室间隔缺损
   C. 动脉导管未闭　　D. 法洛四联症
   E. 风湿性心脏病

[答案] 1. D　2. B　3. B　4. A

5. 最可能出现的心电图异常是
   A. PR 间期延长
   B. 左心室肥大
   C. 不完全性右束支传导阻滞
   D. T 波低平、倒置
   E. 左束支传导阻滞
6. 胸部 X 线片可见心影呈
   A. 靴形
   B. 梨形
   C. 普大型
   D. 球形
   E. 烧瓶形
7. 超声心动图检查可显示
   A. 左心房增大
   B. 左心室增大
   C. 主动脉增宽
   D. 心室壁矛盾运动
   E. 右心房、右心室增大,室间隔矛盾运动

(8~11 题共用题干)

女孩,3 岁。近 1 年来剧烈啼哭时出现青紫。查体:心前区隆起,胸骨左缘第 3、4 肋间可闻及 4/6 级收缩期杂音,可触及震颤。胸部 X 线片示左、右心室增大,肺血管影增多,肺动脉段凸出。

8. 最可能的诊断是
   A. 房间隔缺损
   B. 室间隔缺损
   C. 动脉导管未闭
   D. 法洛四联症
   E. 肺动脉瓣狭窄

[答案] 5. C 6. B 7. E 8. B

9. 其杂音产生的机制是
   A. 二尖瓣相对狭窄
   B. 三尖瓣相对狭窄
   C. 右心室流出道相对狭窄
   D. 主动脉瓣相对狭窄
   E. 血流通过缺损部位产生漩涡
10. 若同时在心尖区闻及较柔和的舒张期杂音，则提示
   A. 为 Roger 病
   B. 为大中型室间隔缺损
   C. 为中小型室间隔缺损
   D. 合并肺动脉高压
   E. 合并感染性心内膜炎
11. 为明确诊断，首选的检查项目是
   A. 心电图　B. 超声心动图
   C. 心脏 CT　D. 心脏 MRI
   E. 心导管造影

（12~15 题共用题干）

男孩，2 岁，体重 8.5kg。生后 6 个月出现唇绀，无肺炎病史。查体：杵状指，胸骨左缘第 3 肋间闻及 3/6 级收缩期杂音，肺动脉瓣区第二心音亢进。胸部 X 线片示两肺清晰透亮，心影呈靴形。

12. 最可能的诊断是
   A. 房间隔缺损　B. 室间隔缺损
   C. 动脉导管未闭　D. 法洛四联症
   E. 肺动脉瓣狭窄

［答案］9. E　10. B　11. B　12. D

13. 为明确诊断,首选的检查是
    A. 心电图　　B. 超声心动图
    C. 心脏 CT　　D. 心脏 MRI
    E. 心血管造影

14. 今天上午患儿在幼儿园和其他小朋友玩耍时突然晕厥,其原因是
    A. 血液黏稠　　B. 脑血栓形成
    C. 血流缓慢　　D. 肺动脉狭窄
    E. 漏斗部肌肉痉挛

15. 此时最有效的急救措施是
    A. 高流量吸氧　　B. 取胸膝位
    C. 肌内注射吗啡　　D. 静脉注射普萘洛尔
    E. 静脉滴注碳酸氢钠

第十三节 儿童泌尿系统疾病

【自测摸底】

男孩,4 岁。10 天前受凉感冒,服药后好转,3 天前眼睑水肿,伴尿少,今天烦躁不安,抽搐 2 次。查体:T 39℃,R 28 次/min,P 110 次/min,BP 150/110mmHg,心脏正常,肝未触及,神经系统检查无异常。最可能的诊断是急性肾炎合并

A. 高血压脑病　　B. 循环充血
C. 高热惊厥　　D. 低钙血症
E. 肾衰竭

[答案] 13. B 14. E 15. D

【名师精讲】

一、儿童泌尿系统解剖生理特点

（一）生理特点

1. 肾小球滤过率　出生时较低，2岁时达成人水平。

2. 肾小管重吸收　新生儿葡萄糖肾阈减低，易发生糖尿。生后10天内，排钾能力有限，应避免钾离子输入。

3. 浓缩、稀释功能　新生儿及婴幼儿尿浓缩功能低，入量不足时易脱水。稀释功能接近成人，但因GFR低，利尿速度慢，大量水负荷或输液过快时易水肿。

4. 酸碱平衡功能　新生儿及婴幼儿时期易发生酸中毒。

5. 内分泌功能　肾脏是重要的内分泌器官，产生肾素、前列腺素、促红细胞生成素（胎儿期合成较多）、$1,25\text{-(OH)}_2D_3$、激肽释放酶、利钠激素等。

（二）儿童排尿及尿液特点

1. 排尿时间及次数　93%的新生儿于生后24小时内排尿，99%在生后48小时内排尿。婴儿排尿次数较多，每天15~16次，为正常表现。学龄前和学龄儿与成人相仿（每天6~7次）。

2. 每日尿量　不同年龄儿童的尿量见表2-36。

表2-36　不同年龄儿童的尿量

单位：ml/24h

年龄	正常尿量	少尿	无尿
婴儿期	400~500	<200	<50
幼儿期	500~600	<200	<50
学龄前期	600~800	<300	<50
学龄期	800~1400	<400	<50

注：新生儿尿量<1.0ml/（kg·h）为少尿，尿量<0.5ml/（kg·h）为无尿。

3. 尿液的性质

(1) 尿色:正常情况下尿色呈淡黄色。

(2) 尿液酸碱度:新生儿尿呈酸性(含尿酸盐较多),婴幼儿尿接近中性或弱酸性。

(3) 尿比重和渗透压:新生儿尿比重较低(1.006~1.008),渗透压平均为240mmol/L。儿童尿渗透压通常为500~800mmol/L,尿比重通常为1.011~1.025。

(4) 尿蛋白:正常儿童尿中仅排泄微量蛋白质,排泄量≤100mg/(m^2·24h),定性检查为阴性。

阳性:尿蛋白量>150mg/24h,或>100mg/(m^2·24h),或>100mg/L。

(5) 尿细胞和管型:正常儿童新鲜尿沉渣镜检,红细胞<3/HP,白细胞<5/HP,管型无或偶见。12小时尿细胞计数(Addis计数):红细胞<50万个,白细胞<100万个,管型<5 000个为正常。

二、急性肾小球肾炎

急性肾小球肾炎简称急性肾炎,指一组由不同病原感染后引起的免疫反应性急性弥漫性肾小球炎性病变。多见于儿童和青少年,以5~14岁多见。

临床表现为急性起病,有前驱感染史,以血尿为主,伴不同程度的蛋白尿,可有水肿、高血压。

急性肾小球肾炎可分为急性链球菌感染后肾小球肾炎和急性非链球菌感染后肾小球肾炎。通常急性肾小球肾炎主要指前者。

(一)病因

致病菌:A群乙型(β)溶血性链球菌。

(二)病理生理

肾小球内皮细胞和系膜细胞增生,毛细血管管腔狭窄,滤过减少→少尿→体液潴留→水肿→高血压。

炎症时血流速度减慢,毛细血管通透性↑,红细胞被动漏出→血尿→蛋白尿。

体液只进不出→循环充血→血液稀释→贫血→可发生心力衰竭。

（三）临床表现

1. 前驱表现

（1）秋冬季：呼吸道感染常见。前驱期多为1~2周。

（2）夏秋季：皮肤感染常见。前驱期多为2~3周。

2. 典型表现

（1）水肿：70%的病例有水肿，常为最先出现的症状。初始于眼睑和颜面，多为轻度或中度水肿，非凹陷性，与肾病性水肿明显不同。

（2）尿量减少。

（3）血尿：100%的患儿有血尿，多为镜下血尿。

（4）蛋白尿。

（5）高血压：常在起病1~2周内发生。高血压明显时患儿可有头晕、头痛、恶心、呕吐和食欲减退等。

3. 严重表现　少数病例在疾病早期（病程1~2周内）发生，除上述典型表现外，有以下一项或多项严重表现：

（1）严重循环充血：表现为尿少加剧、持续少尿乃至无尿，心慌气促，频咳，烦躁，不能平卧，呼吸深大、发绀，两肺湿啰音，心率加快，可有奔马律和肝脏进行性增大。由高度水钠潴留引起，但水肿可轻可重。

（2）高血压脑病：表现剧烈头痛、恶心呕吐、复视或一过性失明，严重者甚至可发生惊厥、昏迷。血压常在（150~160）/（100~110）mmHg以上。

（3）急性肾功能不全：表现为少尿或无尿、水肿加剧、氮质血症、电解质紊乱及代谢性酸中毒。

（四）实验室检查

1. 血清补体测定　病程早期血清C3明显降低，6~8周恢复正常。超过8周不恢复者应考虑为其他肾小球疾病。

2. 抗链球菌溶血素O(ASO)多升高 早期使用青霉素或脓皮病引起者可不升高,3~6个月后恢复正常。抗链球菌溶血素O升高为链球菌感染的一项证据。

（五）诊断

诊断依据:

(1) 前驱感染史:皮肤或呼吸道链球菌感染史。

(2) 水肿、少尿、血尿、高血压等表现。

(3) 血清补体C3下降,血沉加快,伴或不伴ASO升高。

(4) 尿常规有血尿伴蛋白尿,并可见颗粒或透明管型。

（六）治疗

急性链球菌感染后肾炎为自限性疾病,无特异疗法,预后良好,主要是注意休息与饮食,对症治疗,观察护理,保护肾功能。

1. 一般治疗

(1) 休息:急性期卧床2~3周,至肉眼血尿消失、水肿减退、血压正常,可下床做轻微活动。血沉正常可上学,但应避免剧烈活动。尿Addis计数正常后可参加体育活动。

(2) 饮食:①水肿、高血压者限盐、限水,待肿退、血压正常后渐由低盐饮食过渡到普食;②有明显氮质血症时,限制蛋白质摄入并给予优质蛋白质(牛乳、鸡蛋、瘦肉和鲜鱼)0.5g/(kg·d)。

2. 抗感染治疗 给予青霉素10~14天,过敏者改用大环内酯类抗生素,以清除残余感染灶。

3. 对症治疗

(1) 利尿。酌情选用下列一种或多种利尿药:①氢氯噻嗪;②呋塞米。

(2) 降血压。酌情选用下列一种或多种药物:

①硝苯地平,常为首选药物,口服或舌下含服;②卡托普利。

4. 重症治疗

(1) 高血压脑病:降压,首选硝普钠。

(2) 严重循环充血:严格限制水钠摄入,应以使用利尿剂和血管扩张剂为主,尽快利尿降压。

(3) 急性肾功能不全:可透析。

三、肾病综合征

肾病综合征(NS)系由多种原因引起的以肾小球基底膜通透性增加,导致血浆蛋白质大量从尿中丢失的临床综合征。

临床上有四大特点:大量蛋白尿、低白蛋白血症、高脂血症、明显水肿(即“三高一低”)。

(一) 病理生理

肾小球基底膜通透性增加,拦不住蛋白质→大量蛋白尿→低白蛋白血症→严重水肿。

大量丢失免疫球蛋白(IgG↓)→易感染。

丢失载脂蛋白→胆固醇升高。

组织液不能回流→血液浓缩→血栓形成。

(二) 分类方法

1. 按病因分类　可分为原发性、继发性、先天性三类。其中原发性肾病综合征占90%。

2. 按病理分型　儿童以微小病变型肾病综合征最为常见,占80%~85%。

3. 按临床分型

(1) 单纯型肾病综合征:占80%以上(只有“三高一低”表现)。

(2) 肾炎型肾病综合征:占20%以下(“三高一低”+肾炎表现)。

4. 按糖皮质激素治疗反应分型　①激素敏感型肾病综合征;②激素耐药型肾病综合征;③激素依赖型肾病综合征;④复发与频复发肾病综合征。

（三）实验室检查

1. 尿液检查 大量尿蛋白，定性(+++)~(++++)，定量≥50mg/(kg·d)。肾炎型肾病可有血尿。

2. 血液检查 白蛋白<30g/L，总胆固醇>5.7mmol/L。

3. 血清蛋白电泳 白蛋白减少，α_2 和 β 球蛋白增加，γ 球蛋白比例减少。

4. 血清补体 单纯型肾病综合征血清补体 C3 一般正常，部分肾炎型肾病血清补体 C3 可持续降低。

5. 肾功能 少尿或肾炎型肾病综合征时可有氮质血症(血尿素氮>10.7mmol/L 或 30mg/dl)。

（四）诊断标准

1. 肾病综合征的诊断标准

(1) 大量蛋白尿：定性(+++)~(++++)，持续 2 周以上，定量≥50mg/(kg·d)，2 周内 3 次。

(2) 低白蛋白血症：血浆白蛋白<30g/L。

(3) 高脂血症：血浆总胆固醇>5.7mmol/L。

(4) 不同程度水肿：多呈凹陷性，可轻可重。

大量蛋白尿、低白蛋白血症为必备诊断条件。

2. 临床分型诊断(表 2-37)。

表 2-37 单纯型肾病综合征和肾炎型肾病综合征的鉴别

鉴别要点	单纯型肾病综合征	肾炎型肾病综合征
病理	微小病变型为主	非微小病变型为主
临床表现	凹陷性水肿；大量蛋白尿；低白蛋白血症；高脂血症("三高一低")	单纯型肾病综合征表现+以下一项或多项表现：①持续性血尿，2 周内 3 次以上离心尿沉渣检查 RBC>10/HP；②氮质血症，除外循环血量不足；③高血压，除外激素影响；④C3 反复或持续降低

（五）并发症

1. 感染　为最常见的并发症，以肺炎球菌感染为主。

2. 电解质紊乱与低血容量性休克　低钠血症、低钾血症和低钙血症（即“三低”），尤应警惕低钠血症及低血容量性休克。

3. 血栓形成　以肾静脉血栓形成最常见。典型表现有突发腰痛、肾区叩击痛、血尿甚至肉眼血尿、两侧下肢不对称肿胀和活动障碍、少尿甚至肾衰竭。

4. 急性肾衰竭。

5. 肾小管功能障碍。

（六）治疗

治疗原则：系统、规范、长期、个体化治疗。

治疗内容：一般治疗，对症治疗，降蛋白尿治疗，防复发治疗，防止肾脏病理慢性化发展与慢性并发症治疗。

基本方法：采用以糖皮质激素为主的综合治疗。

1. 一般治疗

（1）休息：严重水肿、高血压时需卧床休息，一般情况下正常活动，以防血栓形成。

（2）饮食：除严重水肿、高血压暂时限盐、限水外，不主张长期低盐或无盐饮食，以免出现低钠血症。蛋白质摄入量控制在1.5~2g/（kg·d），以优质蛋白质为主，注意补钙、维生素D及微量元素。

2. 糖皮质激素治疗　用药原则：初量足、维持久、减量慢、个体化。

（1）泼尼松口服：为诱导肾病综合征缓解的首选治疗。

（2）甲泼尼龙冲击疗法：适用于对激素治疗无效应和频复发的难治性肾病综合征。

(3) 泼尼松疗程:①短程(8周),易复发;②中程(6个月),多用于初治;③长程(9个月),多用于复发的治疗。国内提倡中长程治疗。

(4) 泼尼松分阶段治疗实施方法

1) 诱导缓解阶段:足量泼尼松2.0mg/(kg·d),最大剂量60mg/d,分3~4次口服,尿蛋白转阴后再巩固2周;尽可能早些改为清晨顿服,分次口服不宜超过2周;一般应用足量泼尼松最短不少于4周,最长不超过8周。

2) 巩固维持阶段:拖尾疗法,直至停药。

(5) 泼尼松疗效判断:足量激素治疗8周后进行疗效判断。

1) 激素敏感(完全效应):足量泼尼松治疗≤8周尿蛋白转阴。

2) 激素耐药(无效应):足量泼尼松治疗满8周尿蛋白仍阳性。

3) 激素依赖:对激素敏感,但减量或停药4周内复发,恢复用量或再次用药又缓解,并重复2次以上。

4) 肾病综合征复发(包括反复):激素正规治疗后,尿蛋白由阴转阳,并持续>2周。

5) 肾病综合征频复发:指病程中半年内复发≥2次,或1年内复发≥3次。

3. 免疫抑制剂的应用　适用于频复发、激素依赖、激素耐药者及不能耐受激素的病例。常和较小剂量激素并用。

常用药物:环磷酰胺(CTX)、环孢素A(CsA)、吗替麦考酚酯(MMF)、他克莫司(FK506)、雷公藤多苷、苯丁酸氮芥、硫唑嘌呤等。

【名师助记】

急性肾小球肾炎与肾病综合征的鉴别见表2-38。

表 2-38　急性肾小球肾炎与肾病综合征的鉴别

鉴别要点	急性肾小球肾炎	肾病综合征
病理	炎症	肾小球基底膜对血浆蛋白质通透性增高
典型临床表现	尿量减少（少尿）、水肿、高血压、血尿、蛋白尿	大量蛋白尿[尿蛋白≥50mg/(kg·d)；定性(+++)~(++++)]；低白蛋白血症(<30 g/L)；明显水肿；高脂血症(血浆总胆固醇>5.7mmol/L)
严重临床表现	严重循环衰竭；高血压脑病；急性肾功能不全	感染；血栓形成(肾静脉血栓形成)；低血容量性休克

【仿真自测】

1. 儿童肾小球滤过率达成人水平的时间为
   A. 半岁　B. 1 岁　C. 2 岁
   D. 3 岁　E. 5 岁
2. 急性肾小球肾炎在病程 1~2 周常发生的严重并发症是
   A. 休克
   B. 肉眼血尿
   C. 严重循环充血
   D. 大量蛋白尿
   E. 高钾血症

[答案] 1. C　2. C

3. 鉴别单纯型肾病综合征与肾炎型肾病综合征的指征不包括

A. 低白蛋白血症　B. 补体 C3 降低

C. 高血压　D. 氮质血症

E. 血尿

4. 男孩,5 岁。眼睑水肿 2 周。实验室检查:血红蛋白 97g/L,血白蛋白 27g/L,胆固醇 9.8mmol/L,C3 460mg/L,尿蛋白(+++),尿红细胞(+),尿比重 1.026。最可能的诊断是

A. 急进性肾炎　B. 慢性肾炎急性发作

C. 急性肾盂肾炎　D. 单纯型肾病综合征

E. 肾炎型肾病综合征

(5~7 题共用题干)

男孩,7 岁。晨起眼睑水肿伴尿少 1 周,肉眼血尿 1 天。病前 1 周有咽痛史。查体:T 38.2℃,BP 120/80mmHg,发育良好,双侧扁桃体一度肿大。外周血 Hb 112g/L。尿常规:Pro(-),RBC(+),WBC 1~3/HP。血 BUN 7.2mmol/L,血总蛋白 52g/L,白蛋白 32g/L,血胆固醇 4.6mmol/L。

5. 最可能的诊断是

A. 急性肾小球肾炎

B. 急性肾盂肾炎

C. 肾病综合征

D. 慢性肾炎急性发作

E. 慢性肾小球肾炎

6. 患儿入院后突发抽搐,测体温 38.5℃,血压 160/110mmHg,应考虑合并

A. 高热惊厥　B. 中毒性脑病

C. 高血压脑病　D. 脑栓塞

E. 严重循环充血

[答案] 3. A　4. E　5. A　6. C

7. 此时急救的首选药物是
   A. 硝普钠
   B. 呋塞米
   C. 地西泮
   D. 硝苯地平
   E. 苯妥英钠

（8~10 题共用题干）

男孩，7 岁。水肿 5 天。尿蛋白（++），尿红细胞 2/HP。血浆白蛋白 15g/L，血胆固醇 6.5mmol/L。

8. 该患儿最可能的诊断是
   A. 肾病综合征
   B. 急性肾小球肾炎
   C. 急性肾盂肾炎
   D. 间质性肾炎
   E. 慢性肾炎急性发作
9. 首选的治疗方案是
   A. 激素短程疗法
   B. 激素中长程疗法
   C. 甲泼尼龙冲击疗法
   D. 免疫抑制剂
   E. 激素+免疫抑制剂
10. 若采用上述方案治疗 4 周后，复查尿蛋白仍为（+），下一步的治疗应为
    A. 停用激素
    B. 加用细胞毒性药物
    C. 激素减量维持治疗
    D. 激素加量维持治疗
    E. 继续用原量维持治疗

［答案］7. A　8. A　9. B　10. E

第十四节 儿童血液系统疾病

【自测摸底】

男婴,1岁。面色苍白1个月,易疲乏,时而烦躁,食欲减退。查体:肝肋下3cm,质中,脾肋下1.5cm。血常规:Hb 86g/L, RBC 3.45×10^{12}/L, MCV 68fl, MCH 20pg, MCHC 0.26。最可能的诊断是

A. 叶酸缺乏性贫血

B. 再生障碍性贫血

C. 缺铁性贫血

D. 维生素 B_{12} 缺乏性贫血

E. 生理性贫血

【名师精讲】

一、儿童造血系统生理特点

(一)造血特点

1. 胚胎期造血 造血首先在卵黄囊出现,然后在肝、脾,最后在骨髓。

(1)中胚叶造血期:胎儿从胚胎3~6周开始造血,为卵黄囊造血。

(2)肝、脾造血期:从胚胎6~8周开始出现肝、脾造血(6周在肝、8周在脾)。

(3)骨髓造血期:胚胎第6周时开始出现骨髓,但至胎儿4个月时才开始造血,出生2~5周后骨髓成为唯一的造血场所。

2. 生后造血

(1)髓内造血:红骨髓造血。婴儿期所有骨髓均为红骨髓,全部参与造血,以满足生长发育的需要。

5~7岁开始,脂肪组织(黄髓)逐渐代替长骨的造血组织,至18岁后同成人一样,红骨髓仅限于肋骨、胸

骨、脊椎、骨盆、颅骨、锁骨和肩胛骨等扁骨以及长骨的干骺端。

(2) 髓外造血:出生后,尤其在婴儿期,当遇到各种感染性贫血或造血需要增加时,肝、脾恢复造血功能而出现肝、脾和淋巴结肿大,这是儿童造血器官的一种特殊反应,称为髓外造血。

(二) 血象特点

1. 红细胞数和血红蛋白 生理性贫血:生后2~3个月的婴儿,RBC降至$3.0\times10^{12}/L$,Hb降至100g/L左右,出现轻度贫血(自限性)。

原因:①生后呼吸建立,血氧含量增加,促红细胞生成素减少,骨髓造血功能暂时低下,网织红细胞减少;②红细胞寿命短,破坏较多(生理性溶血);③生长发育迅速,循环血量迅速增加。

2. 白细胞数与分类 出生时白细胞总数为$(15\sim20)\times10^{9}/L$,婴儿期维持在$10\times10^{9}/L$左右,8岁以后接近成人水平。

白细胞分类主要是中性粒细胞与淋巴细胞比例的变化。生后4~6天和4~6岁时两者比例约相等。

二、儿童贫血概述

(一) 贫血的定义与分度

1. 贫血的定义 贫血指外周血中单位容积内的红细胞数或血红蛋白量低于正常标准者。

(1) WHO资料:6~59个月Hb<110g/L、5~11岁Hb<115g/L、12~14岁Hb<120g/L者称为贫血。

(2) <6个月婴儿尚无统一标准,我国儿童血液学会议暂定:

新生儿Hb<145g/L、1~4个月Hb<90g/L、4~6个月Hb<100g/L者为贫血。

2. 贫血的分度 按血红蛋白量对儿童贫血进行分度(表2-39)。

表 2-39 儿童贫血分度

单位：g/L

	轻度	中度	重度	极重度
儿童	90~110	60~90	30~60	<30
新生儿	120~145	90~120	60~90	<60

【名师助记】

儿童贫血分度以 30 为差数。

（二）贫血的分类

1. 根据病因和发病机制分类(表 2-40)。

表 2-40 贫血按病因和发病机制分类

类型	病因	疾病
生成减少	骨髓造血功能障碍	再生障碍性贫血
	造血原料缺乏或利用障碍	巨幼细胞贫血、缺铁性贫血
	其他原因	慢性肾病、感染性贫血
破坏过多(溶血)	内源性(红细胞自身异常)	遗传性球形细胞增多症、阵发性睡眠性血红蛋白尿症(PNH)、葡糖-6-磷酸脱氢酶缺乏症
	外源性(红细胞外部异常)	新生儿溶血病、自身免疫性溶血性贫血
丢失过多(失血)		急性失血性贫血、慢性失血性贫血

2. 根据红细胞形态分类(表 2-41)。

表 2-41　贫血按红细胞形态分类

类型	MCV/fl	MCH/pg	MCHC/($g \cdot L^{-1}$)	常见疾病
大细胞性贫血	>94	>32	320~380	巨幼细胞贫血
正常细胞性贫血	80~94	28~32		再生障碍性贫血、急性失血性贫血
单纯小细胞性贫血	<80	<28		慢性肾病、慢性肝病
小细胞低色素性贫血	<80	<28	<320	缺铁性贫血、地中海贫血

注：MCV，平均红细胞体积；MCH，平均红细胞血红蛋白含量；MCHC，平均红细胞血红蛋白浓度。

三、缺铁性贫血

缺铁性贫血(IDA)是由于体内铁缺乏导致血红蛋白合成减少而引起的一种贫血。

临床上以小细胞低色素性贫血、血清铁蛋白减少和铁剂治疗有效为特点。

(一) 病因

1. 先天储铁不足　早产、双胎。
2. 铁摄入量不足　导致缺铁性贫血的主要原因。
3. 婴幼儿生长发育快，铁需要量增加。
4. 铁吸收障碍　慢性腹泻。
5. 铁丢失过多　慢性肠出血。

【名师助记】

儿童缺铁性贫血的常见病因是摄入不足，成人缺铁性贫血的常见病因是慢性失血。女性常见为月经过多，男性常见为痔疮。

（二）临床表现

1. 缺铁性贫血的病理生理过程 包括3个阶段。

(1) 铁减少期(ID):此阶段体内储存铁已减少,但供红细胞合成血红蛋白的铁尚未减少。

(2) 红细胞生成缺铁期(IDE):此期储存铁进一步耗竭,红细胞生成所需的铁亦不足,但循环中血红蛋白的量尚未减少。

(3) 缺铁性贫血期(IDA):此期出现小细胞低色素性贫血,并出现一些非血液系统表现。

2. 临床表现 婴幼儿发病率高,尤以6个月至2岁儿童最多见。

(1) 一般表现:皮肤、黏膜逐渐苍白。

(2) 髓外造血:肝、脾可轻度肿大,为髓外造血反应。

(3) 非造血系统症状:缺铁可影响肌红蛋白的合成,并可使含铁酶活性下降,出现非血液系统表现。①消化系统症状:异食癖、口腔炎、舌炎;②其他:反甲(匙状甲)。

（三）实验室检查

1. 血象 血常规:血红蛋白降低比红细胞减少明显,呈小细胞低色素性贫血;MCV↓、MCH↓、MCHC↓。血涂片:红细胞大小不等,以小细胞为多,中心淡染区扩大。

2. 骨髓象 增生活跃,以中、晚幼红细胞增生为主。粒细胞系、巨核细胞系一般无异常。

3. 铁代谢

(1) 血清铁蛋白(SF)↓、骨髓可染铁<15%:诊断铁减少期(ID)的敏感指标,灵敏反映贮铁减少。

(2) 红细胞游离原卟啉(FEP)↑:诊断红细胞生成缺铁期(IDE)的敏感指标,代表红细胞生成所需铁不足。

(3) 血清铁(SI)↓、总铁结合力(TIBC)↑、转铁蛋白饱和度(TS)↓:诊断缺铁性贫血期(IDA)的指标。

(四) 诊断

符合第①条和第②~⑧条中至少2条者,可诊断为缺铁性贫血:①有明确的缺铁病因;②贫血为小细胞低色素性;③血清铁蛋白<12μg/L;④红细胞游离原卟啉>0.9μmol/L;⑤血清铁<10.7μmol/L;⑥总铁结合力>62.7μmol/L,转铁蛋白饱和度<15%;⑦骨髓细胞外铁明显减少或消失[0~(+)],铁粒幼细胞<15%;⑧铁剂治疗有效,用铁剂治疗3周后,Hb上升至少20g/L以上。

(五) 治疗

1. 一般治疗　加强护理,避免感染,添加含铁丰富的食物。

2. 去因治疗　合理安排饮食,控制慢性失血,如驱除钩虫、手术治疗肠道畸形等。

3. 铁剂治疗　口服为主;选择二价铁(硫酸亚铁);于两餐之间服用,同时加服维生素C;勿与牛乳、茶、咖啡、抗酸药等同服;缺铁性贫血补给铁剂12~24小时后,细胞内含铁酶开始恢复;网织红细胞可评价疗效,通常治疗2~3天后上升,5~7天达高峰;血红蛋白1~2周后上升,3~4周达到正常;达正常水平后继续服铁剂6~8周,以补充储存铁。

4. 输红细胞　适应证:贫血严重,尤其是发生心力衰竭者;合并明显感染者;急需手术者。方法:Hb<60g/L者,输浓缩红细胞每次3~6ml/kg。

(六) 预防

1. 做好喂养指导,提倡母乳喂养;及时添加含铁丰富且吸收率高的辅食。牛乳喂养应加热,以减少因过敏引起的肠道失血。

2. 婴幼儿食品(牛乳制品、谷类制品等)可加入适量铁剂进行强化。

3. 早产儿、低体重儿宜自 2 个月左右即给予铁剂预防。

四、营养性巨幼细胞贫血

营养性巨幼细胞贫血是由于维生素 B_{12} 或/和叶酸缺乏所致的贫血。

(一)病因

1. 摄入量不足 单纯母乳喂养且未按时添加辅食、长期羊乳喂养的婴儿。

2. 需要量增加 新生儿、未成熟儿和婴儿因生长发育较快,对叶酸需要量增加。

3. 吸收不良 慢性腹泻、小肠病变等可影响维生素 B_{12} 或叶酸吸收而致缺乏。

4. 药物作用 长期服广谱抗生素者结肠内部分细菌被清除,因而影响叶酸的供应。

长期使用抗叶酸制剂(如甲氨蝶呤)及某些抗癫痫药(如苯妥英钠)等可导致叶酸缺乏。

5. 代谢障碍 偶见先天性叶酸代谢障碍。

(二)临床表现

1. 一般表现 多见于婴幼儿,以 6 个月至 2 岁儿童多见。患儿多呈虚胖,或伴颜面轻度水肿,毛发稀黄,严重者可有皮肤出血点或瘀斑。

2. 贫血表现 轻至中度贫血占大多数,面色蜡黄,睑结膜、口唇、指甲等处苍白,常伴肝脾大。

3. 精神、神经症状 是特征性临床表现。维生素 B_{12} 缺乏者神经系统症状显著,可出现表情呆滞、嗜睡,对外界反应迟钝,少哭不笑,智力发育、动作发育落后甚至退步。重症者出现肢体、躯干、头部和全身震颤,甚至抽搐、感觉障碍、共济失调、踝阵挛及巴宾斯基征阳性等。

4. 消化系统症状 食欲减退、腹泻、呕吐、舌炎等症状出现较早。

(三)实验室检查

1. 血象 呈大细胞性贫血,MCV>94fl,MCH>32pg。

2. 骨髓象　骨髓增生活跃，以红细胞系统增生明显，呈典型巨幼变。

3. 血清维生素 B_{12} 与叶酸测定　血清维生素 B_{12}<100ng/L 或叶酸<3μg/L。

（四）治疗

1. 补充维生素 B_{12}　对有明显神经系统症状者，应以补充维生素 B_{12} 为主。肌内注射维生素 B_{12}，100μg/次。单纯维生素 B_{12} 缺乏者不宜单用叶酸，以免加重神经系统症状。

2. 补充叶酸　口服叶酸 5mg，3 次/d。同时加服维生素 C，以促进叶酸利用。

3. 预防性补钾　早期补钾，因大量新生红细胞使细胞外钾转移至细胞内，可引起低血钾性婴儿猝死。

【仿真自测】

1. 儿童外周血细胞计数接近成人的细胞是
   A. 中性粒细胞　　B. 嗜酸性粒细胞
   C. 嗜碱性粒细胞　　D. 红细胞
   E. 血小板
2. 男孩，2 岁。血常规：Hb 45g/L，RBC 2.0×10^{12}/L。该患儿的贫血程度是
   A. 正常血象　　B. 轻度贫血
   C. 中度贫血　　D. 重度贫血
   E. 极重度贫血
3. 儿童缺铁性贫血最主要的病因是
   A. 铁吸收障碍　　B. 铁丢失过多
   C. 先天储铁不足　　D. 铁摄入量不足
   E. 生长发育过快

［答案］1. E　2. D　3. D

4. 营养性缺铁性贫血的治疗措施中,铁剂需用至
   A. 临床症状消失
   B. Hb 恢复正常
   C. Hb 恢复正常后 6~8 周
   D. Ret 恢复正常
   E. RBC 计数恢复正常
5. 女婴,1 岁。牛乳喂养,面色苍黄 3 个月。Hb 80g/L, RBC 2.5×10^{12}/L, MCV 96fl, MCH 35pg,网织红细胞 0.012,WBC 和 Plt 正常。最可能的诊断是
   A. 营养性缺铁性贫血
   B. 营养性巨幼细胞贫血
   C. 地中海贫血
   D. 溶血性贫血
   E. 再生障碍性贫血
6. 女婴,10 个月。反应呆滞伴面色发黄 2 个月。生后母乳喂养,一直未添加辅食。查体:精神萎靡,面色黄白,舌有震颤,腹软,肝肋下 3cm,腱反射亢进,踝阵挛阳性。最佳的治疗药物是
   A. 铁剂
   B. 维生素 C
   C. 维生素 D
   D. 亚叶酸钙
   E. 维生素 B_{12}

(7~8 题共用备选答案)
   A. 兴奋、多动
   B. 腱反射减退
   C. 精神不集中,记忆力减退
   D. 感觉异常
   E. 智力及动作发育落后
7. 缺铁性贫血的神经系统表现是
8. 营养性巨幼细胞贫血的神经系统表现是

[答案] 4. C 5. B 6. E 7. C 8. E

（9～10题共用题干）
男婴，1岁。面色苍黄、不喜动2个月。生后母乳喂养，未添加辅食，母亲平时以素食为主。查体：面色苍黄，精神呆滞，智力发育落后于同龄儿童，头发稀疏淡黄，浅表淋巴结无肿大，心肺未见异常，肝肋下1cm，脾肋下0.5cm，肢体震颤，踝阵挛阳性。

9. 最可能的诊断是
   A. 营养性缺铁性贫血
   B. 营养性巨幼细胞贫血
   C. 溶血性贫血
   D. 地中海贫血
   E. 再生障碍性贫血

10. 在治疗初期，需谨防的电解质紊乱类型是
   A. 低钠血症　　B. 高钠血症
   C. 低钾血症　　D. 高钾血症
   E. 低钙血症

第十五节　儿童神经系统疾病

【自测摸底】

男婴，8个月。发热3小时，体温39.3℃。就诊过程中突然双眼上翻，肢体强直，持续半分钟后缓解。查体：咽充血，肺、心、腹及神经系统查体无异常。2个月前曾有同样发作。其表现考虑为
   A. 病毒性脑炎　　B. 热性惊厥
   C. 癫痫　　D. 结核性脑膜炎
   E. 中毒性脑病

［答案］9. B　10. C

【名师精讲】

一、儿童神经系统发育特点

（一）脑的发育

胎儿时期发育最早的是神经系统，尤其是脑的发育最迅速。新生儿脑重达成人脑重的25%左右，7岁时接近成人脑重。

出生时神经细胞数目已与成人接近，但其树突和轴突少而短。神经髓鞘的形成和发育不完善，神经纤维到4岁时才完成髓鞘化。脑的耗氧量为全身耗氧量的50%，而成人则为20%。

（二）脊髓的发育

脊髓在出生时已具备功能，脊髓随年龄增长而加长、增重。

脊髓下端在胎儿期位于第2腰椎下缘，4岁时上移至第1腰椎，做腰椎穿刺定位时应注意。

（三）神经反射

1. 儿童出生时具有某些原始反射，如觅食、吸吮、拥抱、握持等反射，随着年龄的增长，以上原始反射自然消失，消失的时间分别为3~6个月、4~7个月、2个月、3~4个月时。

2. 新生儿和婴儿肌腱反射较弱，提睾反射、腹壁反射不易引出，至1岁时才稳定。

3. 生后3~4个月前克尼格征（Kernig sign）可呈阳性，2岁以下儿童巴宾斯基征（Babinski sign）阳性属生理现象。

二、热性惊厥

热性惊厥是儿童时期最常见的惊厥性疾病，也是儿科常见的急症。

儿童期患病率为2%~5%，首次发作年龄多于生后6个月至5岁间，18~22个月为高峰期。绝大多数5岁后不再发作。

男孩稍多于女孩。患儿常有热性惊厥家庭史。

（一）临床表现

热性惊厥发生在热性疾病初期体温骤然升高（38~40℃或更高）时，70%以上与上呼吸道感染有关。其他伴发于出疹性疾病、中耳炎、下呼吸道感染等疾病，但绝不包括颅内感染和各种颅脑病变引起的急性惊厥。

一般热性惊厥具有以下特点：①多见于6个月至5岁儿童；②患儿体质较好；③惊厥多发生在病初体温骤升时，常见于上呼吸道感染；④惊厥呈全身性，次数少、时间短、恢复快，无任何神经系统异常表现，一般预后好；⑤发作期脑电图可见慢波活动增多或轻度不对称；⑥30%~50%的患儿以后发热时亦易发生惊厥，一般到学龄期不再发作。

单纯型热性惊厥与复杂型热性惊厥的鉴别见表2-42。

表2-42 单纯型热性惊厥与复杂型热性惊厥的鉴别

鉴别要点	单纯型热性惊厥	复杂型热性惊厥
占热性惊厥的比例	70%	30%
惊厥发作形式	全面性发作	局限性或不对称性
惊厥持续时间	短暂发作，大多<15分钟	长时间发作，≥15分钟
惊厥发作次数	一次热程中仅有1次	24小时内反复多次
惊厥持续状态	少有	较常见
神经系统异常	可阴性	可阳性

（二）治疗

1. 退热。

2. 止惊 地西泮为首选止惊药，可静脉注射、灌肠,不能肌内注射。苯巴比妥用于惊厥持续状态。

三、化脓性脑膜炎

化脓性脑膜炎(简称化脑)是由各种化脓性细菌引起的脑膜炎症,是儿童尤其是婴幼儿时期儿童常见的中枢神经系统感染性疾病。

(一)病因

病原菌随发病年龄而异。

(1) 新生儿和<2 个月婴儿:大肠埃希菌最多见,其次为变形杆菌、铜绿假单胞菌、金黄色葡萄球菌。

(2) 2 个月~12 岁儿童:以脑膜炎球菌、肺炎链球菌、流感嗜血杆菌为主。

(3) >12 岁儿童:以肺炎链球菌和脑膜炎球菌多见。

(二)临床表现

1. 起病形式

(1) 骤起发病:多系脑膜炎球菌感染所致的危重暴发型(迅速出现休克、皮肤出血点或瘀斑、意识障碍、DIC 等),若不及时治疗,可在 24 小时内死亡。

(2) 亚急性起病:多为流感嗜血杆菌或肺炎链球菌脑膜炎。

2. 临床表现 见表 2-43。

表 2-43 化脓性脑膜炎的临床表现

表现类型	典型临床表现	<3 个月幼婴及新生儿的表现
急性感染中毒与脑功能障碍症状	急性发热、意识障碍、反复惊厥;可能有休克	体温正常或降低;不吃、不哭、不动;微小惊厥
颅内压增高表现	头痛、呕吐、脑疝	尖叫、吐奶、前囟饱满紧张、颅缝分离
脑膜刺激征	颈项强直,克氏征、巴宾斯基征	不明显

3. 某些化脓性脑膜炎的特殊表现

（1）流行性脑脊髓膜炎：起病不久可出现皮肤瘀点和瘀斑，并迅速增多、扩大和融合，暴发型患儿可发生休克、DIC 和/或出现脑炎表现，此时意识障碍和惊厥更为明显，锥体束征阳性，重者发生脑疝。

（2）肺炎链球菌脑膜炎：40%～50% 的病例有肺炎、中耳炎、乳突炎、鼻窦炎、败血症或颅脑外伤等感染灶，病程迁延，易复发。

（3）金黄色葡萄球菌脑膜炎：常为金黄色葡萄球菌脓毒败血症的迁徙病灶之一，所以常有原发化脓病灶；病程中约半数出现皮疹；脑脊液呈脓样混浊，易凝固。

（三）实验室检查

1. 脑脊液检查　是确诊本病的重要依据。

腰椎穿刺方法：对有明显颅内压增高者，腰椎穿刺前可先快速静脉滴注甘露醇降低颅内压，半小时后选用带有内芯的腰椎穿刺针穿刺，以防腰椎穿刺后发生脑疝。

化脑患儿进行腰椎穿刺的禁忌证：①患儿有剧烈头痛、频繁呕吐、惊厥、血压升高等颅内压明显增高表现；②严重心肺功能不全或休克；③腰椎穿刺局部皮肤感染。

三种脑膜炎的脑脊液鉴别见表 2-44。

表 2-44　化脓性脑膜炎、结核性脑膜炎和病毒性脑膜炎的脑脊液鉴别

鉴别要点	化脓性脑膜炎	结核性脑膜炎	病毒性脑膜炎
外观	混浊甚至呈脓样（似米汤样）	毛玻璃样，静置后有薄膜	清亮
病原体	涂片革兰氏染色检查致病菌阳性率高	薄膜涂片抗酸染色可找到结核杆菌	无

续表

鉴别要点	化脓性脑膜炎	结核性脑膜炎	病毒性脑膜炎
细胞	白细胞总数显著增多，≥1 000×10^6/L，以中性粒细胞为主	白细胞总数<500×10^6/L，以淋巴细胞为主	0至数百×10^6/L，以淋巴细胞为主
蛋白质	升高，>1g/L	显著升高，1~3g/L	正常
糖和氯化物	同时降低	同时降低	正常

2. 其他

（1）血培养：对疑似者均应做血培养，以帮助寻找致病菌。

（2）皮肤瘀点、瘀斑涂片：是发现脑膜炎双球菌重要而简便的方法。

（3）外周血象：白细胞总数大多明显升高，以中性粒细胞为主。

（4）血清降钙素原：鉴别无菌性和细菌性脑膜炎特异和敏感的指标之一。血清降钙素原>0.5ng/ml提示细菌感染。

（四）并发症与后遗症

1. 硬脑膜下积液

（1）主要发生在1岁以下婴儿。

（2）肺炎链球菌和流感嗜血杆菌脑膜炎患儿多见。

（3）临床特点：①凡经有效治疗48~72小时后脑脊液检查有好转，但体温不退或体温下降后再升高者；②或一般症状好转后又出现意识障碍、惊厥者；③病程中出现进行性前囟饱满或前囟隆起、颅缝分离、头围增大或颅内压增高等症状者。

【名师助记】

硬脑膜下积液为常考的并发症，一句话概括是“好了好了又重了”。

（4）检查：最简便易行的检查是颅骨透照试验。确诊检查为硬脑膜下穿刺。正常婴儿硬脑膜下积液量不超过2ml，蛋白质定量低于400mg/L。硬脑膜下积液时，头颅CT显示硬脑膜下梭形低密度灶，硬脑膜下穿刺积液量>2ml、蛋白质含量>400mg/L。

2. 脑室管膜炎　多见于治疗被延误的革兰氏阴性杆菌感染者，常造成严重后遗症。患儿在治疗中发热不退、惊厥频繁、颈项强直进行性加重甚至角弓反张。CT检查可见脑室管膜强化、脑室扩大。

3. 脑积水　常见于治疗不当或延误治疗的患者，尤其多见于新生儿和小婴儿。发生脑积水后，患儿出现烦躁不安、嗜睡、呕吐、惊厥发作，头颅进行性增大，颅缝分离，前囟扩大饱满，头颅破壶音和头皮静脉扩张，头颅CT显示脑室系统扩大。

（五）治疗

1. 抗生素治疗

（1）用药原则：化脑预后严重，应力求用药24小时内杀灭脑脊液中的致病菌，故应选择对病原菌敏感且能以较高浓度透过血脑屏障的药物。

急性期静脉给药原则：早期、足量、足疗程、联合。

（2）病原菌明确前的抗生素选择：选用对肺炎链球菌、脑膜炎球菌和流感嗜血杆菌三种常见致病菌皆有效的抗生素。目前主张选用头孢曲松钠或头孢噻肟治疗。疗效不理想时可联合使用万古霉素。对β-内酰胺类药物过敏的患儿，可改用氯霉素。

（3）用药疗程：对肺炎链球菌和流感嗜血杆菌脑膜炎，其抗生素疗程应是静脉滴注有效抗生素10~14

天;脑膜炎球菌感染者,疗程为7天;金黄色葡萄球菌和革兰氏阴性杆菌脑膜炎者,疗程应在21天以上。若有并发症,还应适当延长疗程。平均疗程为2~3周。

(4) 停药指征:临床症状消失;热退1周以上;脑脊液细胞数$<20\times10^6$/L,均为淋巴细胞;蛋白质及糖含量恢复正常。

2. 并发症的治疗

(1) 硬脑膜下积液:积液多时应硬脑膜下穿刺放液,放液量每次、每侧不超过15ml。

(2) 脑室管膜炎:进行侧脑室穿刺引流,并注入抗生素。

(3) 抗利尿激素分泌失调综合征(脑性低钠血症):用3%盐水10ml/kg缓慢滴注,可将血钠提高10mmol/L。

(4) 脑积水:主要依赖手术治疗。

【仿真自测】

1. 生后3~4个月消失的暂时性反射是
   A. 拥抱反射　B. 觅食反射
   C. 迈步反射　D. 降落伞反射
   E. 握持反射
2. 儿童热性惊厥最常见的病因是
   A. 上呼吸道感染　B. 下呼吸道感染
   C. 颅内感染　D. 泌尿道感染
   E. 消化道感染

[答案] 1. E　2. A

3. 幼婴化脓性脑膜炎的体检需要特别注意的体征是
   A. 颈抵抗　　B. Kernig 征
   C. Brudzinski 征　　D. Babinski 征
   E. 前囟隆起
4. 男婴,8 个月。因发热 3 天、反复惊厥 3 次入院。既往无惊厥史。查体:体温 38.5℃,嗜睡,醒后烦躁不安,易激惹,前囟饱满,心率 120 次/min,心、肺、腹检查无异常。为明确诊断,最重要的检查是
   A. 血培养　　B. 头颅 CT
   C. 腰椎穿刺　　D. 头颅 B 超
   E. 脑电图
5. 患儿化脓性脑膜炎经正规合理治疗,一般症状好转后再次出现意识障碍、惊厥、前囟隆起,应考虑其原因为
   A. 药物疗程不够　　B. 药物产生耐药性
   C. 迟发型综合征　　D. 产生了并发症
   E. 水、电解质紊乱

(6~7 题共用题干)

女婴,1 岁。因发热 3 小时来院。在门诊就诊时突发惊厥,送入急诊室时惊厥尚未停止。

6. 紧急处理措施为
   A. 静脉滴注抗生素
   B. 迅速物理降温
   C. 静脉注射甘露醇
   D. 静脉注射地西泮
   E. 静脉注射葡萄糖酸钙

[答案] 3. E　4. C　5. D　6. D

7. 患儿惊厥停止后，立即宛如常人。查体：T 39.6℃，热性病容，一般情况好，咽部充血，心、肺、腹检查（-），脑膜刺激征（-）。最可能的诊断为
   A. 低钙惊厥
   B. 高热惊厥
   C. 癫痫发作
   D. 颅内感染
   E. 中毒性脑病

（8~10 题共用题干）

女婴，6 个月。发热、咳嗽 3 天，嗜睡、反复惊厥 1 天。查体：精神差，前囟隆起，双肺可闻及细小湿啰音，颈无抵抗，双侧 Babinski 征阳性。

8. 最不可能的诊断是
   A. 化脓性脑膜炎
   B. 病毒性脑膜炎
   C. 结核性脑膜炎
   D. 高热惊厥
   E. 中毒性脑病
9. 为明确诊断，首选的检查是
   A. 血常规
   B. 头颅 CT
   C. 头颅 MRI
   D. 腰椎穿刺
   E. 血培养
10. 若头孢曲松静脉滴注治疗 4 天后，患儿出现烦躁不安、惊厥次数增多、颅缝增大、头颅破壶音、两眼向下呈落日征，应考虑合并
    A. 硬膜下积液
    B. 硬脑膜外积液
    C. 脑水肿
    D. 脑积水
    E. 脑室管膜炎

［答案］7. B 8. D 9. D 10. D

第十六节 儿童内分泌系统疾病

【自测摸底】

（1~3 题共用备选答案）

A. 出生时 B. 生后 3~6 个月

C. 生后半年 D. 生后 6~9 个月

E. 生后 9~12 个月

1. 先天性甲状腺功能减退症出现典型症状的时间是
2. 苯丙酮尿症开始出现症状的时间是
3. 唐氏综合征出现症状的时间是

【名师精讲】

先天性甲状腺功能减退症

先天性甲状腺功能减退症简称先天性甲减，是由于多种先天性原因引起甲状腺激素合成不足而导致的临床综合征。

本病分为两类：

（1）散发性：系因先天性甲状腺发育不良、异位或甲状腺激素合成途径中酶缺陷所致。

（2）地方性：多见于甲状腺肿流行的山区，系由于该地区水、土和食物中缺乏碘所致。

（一）病因

1. 散发性先天性甲减 甲状腺不发育、发育不全或异位，是造成先天性甲减最主要的原因，约占 90%。

2. 地方性先天性甲减 多见于甲状腺肿流行的山区，多因孕妇饮食中缺乏碘，致使胎儿在胚胎期即因碘缺乏而导致甲状腺功能低下。

（二）临床表现

1. 新生儿期的表现 非特异性生理功能低下表现。①“三超”：过期产、巨大儿、生理性黄疸延迟；②“三少”：少吃、少哭、少动；③“五低”：体温低、哭声低、血压低、反应低、肌张力低。

2. 典型表现 常在出生6个月后出现。

(1) 特殊面容和体态:皮肤粗糙,面部黏液水肿;患儿身材矮小,舌大而宽厚,常伸出口外。

(2) 神经系统症状:智力发育低下。

(3) 生理功能低下:嗜睡,食欲减退,声音低哑;体温低而怕冷;肠蠕动慢,腹胀、便秘。

(4) 其他表现:腹部膨隆,常有脐疝。

(三) 辅助检查

1. 新生儿筛查 生后2~3天,新生儿干血滴纸片检测TSH浓度。TSH>15~20mU/L时,筛查阳性。再检测血清T_4和TSH以确诊。

2. 血清T_4、T_3、TSH测定 T_4降低、TSH明显升高即可确诊。

(四) 治疗

1. 治疗原则 早期确诊,早期治疗,终身服用甲状腺制剂。

2. 治疗药物 L-甲状腺素。起始剂量:①<6个月婴儿,8~10μg/(kg·d);②6~12个月婴儿,小剂量为5~8μg/(kg·d),大剂量为10~15μg/(kg·d)。每天服用1次即可。

【仿真自测】

1. 地方性甲状腺功能减退症的常见原因是
   A. 甲状腺发育不全
   B. 甲状腺激素合成障碍
   C. TSH缺乏
   D. TRH缺乏
   E. 孕妇饮食缺碘

[答案] 1. E

2. 新生儿甲状腺功能减退症常见于
   A. 早产儿　B. 过期产儿
   C. 足月儿　D. 小于胎龄儿
   E. 低出生体重儿
3. 男孩，4岁。表情呆滞，智力低下，怕冷，食欲差，头发干、黄、稀，颜面臃肿，呈睡容，鼻根扁平，眼距宽，舌体宽厚并常伸出口外，腹胀、便秘，四肢短。为协助诊断，首选的检查是
   A. 尿三氯化铁试验　B. 血清钙、磷测定
   C. 血清 T_3、T_4、TSH 测定　D. 染色体核型分析
   E. TRH 兴奋试验

（4~6题共用题干）
男婴，1个月。过期产儿，出生体重4 200g。生后即有腹胀、便秘、嗜睡、喂养困难、声音嘶哑、末梢循环差，至今仍有黄疸。外周血象正常。血培养阴性。血清 TSH 50mU/L。
4. 最可能的诊断是
   A. 苯丙酮尿症
   B. 唐氏综合征
   C. 先天性甲状腺功能减退症
   D. 新生儿败血症
   E. 先天性巨结肠
5. 本病最重要的病因是
   A. 碘缺乏　B. 甲状腺发育不良
   C. 母婴血型不合　D. 代谢酶缺乏
   E. 感染
6. 最主要的治疗措施是
   A. 饮食控制　B. 口服甲状腺素片
   C. 手术治疗　D. ^{131}I 治疗
   E. 放射治疗

［答案］2. B　3. C　4. C　5. B　6. B

69